LOS ABUELOS DEL MUNDO

Vivieron más de 110 años

MAYA RUIBARBO

"El secreto de la longevidad es… mantener la respiración"
Sophie Tucker

ÍNDICE

INTRODUCCIÓN

Se estima que para 2050, cuando la Tierra tenga una población estimada de 9.200 millones de habitantes, aumentará de forma significativa el número de personas que superen los 110 años de edad.

Hasta el momento, la persona que más ha vivido, de forma datada y comprobada, falleció a los 122 años. No todo el mundo podrá vivir tanto tiempo, pero sí está previsto que suba mucho el tanto por ciento de personas que lleguen a los 100 años y superen dicha edad para presumir de centenarios.

En 2050, los seres humanos que tengan por encima de los 65 años significarán un tercio de la población, y los mayores de 80 serán más de un 10% del total, mientras que un 4% llegarán a los 110 años.

Los expertos calculan que llegaremos, no solo a ser más viejos, sino también más urbanos y más cosmopolitas, una consecuencia de vivir más años, y podremos permitirnos entonces más experiencias.

Nuestro planeta acaba de rebasar la barrera de los 7.000 millones de habitantes. Según los últimos estudios, se estima que hacia 2050 la población mundial estará entre los 9.100 y los 9.200 millones de personas. Se trata de un crecimiento menor del esperado hace pocos años, ya que ha disminuido la natalidad más de lo previsto, al tiempo que ha aumentado la mortalidad por culpa de la aparición de ciertas enfermedades como el SIDA, con gran incidencia en los países subsaharianos. En cierto sentido, tal reducción es positiva, porque aunque el logro de que la gente viva más lo califican los profesionales de la medicina de "conquista social", también advierten de las dificultades que tal hecho va a conllevar, desde el punto de vista económico y, sobre todo, de la cobertura pública de la salud. Resumiendo, que en pocos años seremos unos cuantos más, y viviremos más tiempo, en unas condiciones de calidad de vida lo suficientemente buenas, e impensables hace poco tiempo atrás.

No hay que olvidar que todavía a principios del siglo XX la esperanza de vida en muchos de los países que hoy llamamos desarrollados era de 40 años, y quien superaba esa edad ya podía darse por satisfecho. Todavía en torno a las décadas de 1970 y 1980 "los viejos sí que eran viejos", según recordamos muchos de nosotros que ahora rondamos la cuarentena. Cuando evocamos a nuestros abuelos, los vemos encorvados al llegar a los 70, con claras señales de decadencia y en resumen, que reflejaban una edad avanzada en la mayoría de los casos. Si en cambio hacemos lo mismo con nuestros padres, la cosa cambia: muchos de ellos parecen 20 años más jóvenes, la vejez ha sido tan benigna con ellos que pueden permitirse actividades lúdicas y deportivas incluso más allá de los 80 años y, en fin, que para hacerse a la idea de que ya han entrado en la tercera edad hay que someter la imaginación a un tremendo esfuerzo.

Existe un grupo de gente que ha ido y va abriendo camino a los demás. Son los conocidos como **"abuelos del mundo"**, o **"supercentenarios"**. Los "súper" alcanzan los 110 años de edad y los rebasan con facilidad, y aún se quedan unos cuantos cumpleaños más con nosotros, para demostrarnos que es posible. La gran mayoría de los que les rodean están muy encariñados con ellos, sin excepción en todo el mundo, pues los supercentenarios comparten una primera característica común: **todos han desarrollado una gran personalidad, y han estado dispuestos sin rebozo a compartir con el mundo sus "truquillos" para vivir una larguísima vida.** Son esos consejos, dados desde la experiencia, los que se han recopilado en este libro, con la esperanza de que puedan ayudarnos al resto a mejorar nuestro estilo de vida y hacerlo más pleno, sano y fructífero. Si además logramos estirar unos cuantos años la estancia en la Tierra, en buen estado, bienvenido sea. Al final del libro te damos las conclusiones más relevantes extraídas de la experiencia conjunta de todas estas personas sobresalientes. Sobresalientes, no por su edad, que también, sino por su saber estar y sobre todo, por enseñarnos cómo vivir, con humor y valentía.

La lista de las tablas de las personas más longevas verificadas en el mundo se ordena por ordinales (primero, segundo, etcétera), como persona de mayor edad o el hombre o la mujer de más edad. En estas tablas, un supercentenario se considera 'verificado' si su reclamo ha sido validado por un organismo internacional que se ocupa específicamente de la investigación de la longevidad, como son el Grupo de Investigación en Gerontología (GRG) o el Libro Guinness de los Récords.

Expertos de todo el mundo estudian a las personas supercentenarias para averiguar las claves de su longevidad. Por ejemplo, el antiguo cartero japonés **Jiroemon Kimura** (capítulo 2) atribuía sus 116 años a una dieta consistente en comer sólo el 80% de lo que le pedía el cuerpo.

Su secreto, según declaró Kimura a la prensa local, fue el **HARA HACHI BU**, una tradición confuciana que consiste en algo así como comer sólo hasta que estás lleno al 80%. Pero, por desgracia para los que son más jóvenes que Kimura, es decir el resto de la humanidad, no todo es tan sencillo. Kimura fue el ser humano más viejo del planeta y una excepción masculina en la cumbre de los supercentenarios, los individuos con 110 años o más. Las otras 20 personas nacidas en el siglo XIX y que siguieron vivas con creces hasta el XXI fueron mujeres.

La persona más longeva cuya edad se ha verificado es la francesa **Jeanne Calment** (capítulo 1). Murió en 1997, con 122 años. Vivió toda su vida en la ciudad de Arlés y, según su relato, allí conoció al pintor Vincent van Gogh, que viajó al sur de Francia en busca de su luz y sus colores explosivos. "Era feo, estaba arrasado por el alcohol y frecuentaba los burdeles", recordaba Calment en sus últimas entrevistas, pese a que el pintor había muerto más de un siglo antes, en 1890. Cada día, la francesa bebía un vaso de oporto, se fumaba un cigarrillo y comía chocolate. "**Mantén siempre tu sentido del humor. A eso atribuyo mi larga vida. Creo que me moriré riendo**", decía.

A la muerte a los 116 años de edad de **Gertrude Weaver** (capítulo 5), en Estados Unidos, el 6 de abril de 2015, la sucedió **Jeralean Talley** (capítulo 36), también estadounidense, nacida el 23 de mayo 1899, como persona más vieja del mundo cuya edad podía ser documentada. Talley falleció el 17 de junio de 2015 y el cetro de los supercentenarios pasó entonces a **Susannah Mushatt Jones**, otra ciudadana de Estados Unidos. Porque la primera regla para llegar a ser supercentenario consiste sin dudarlo en **haber nacido mujer**. Son abrumadora mayorías las abuelas del mundo. Pero no se desespere si el destino quiso que fuera usted varón, aún puede lograrlo. A partir del fallecimiento a los 111 años de edad de Alexander Imich, otro ciudadano de los Estados Unidos, el cual aconteció el 8 de junio de 2014, fue **Sakari Momoi** (capítulo 24) de Japón, nacido el 5 de febrero 1903 y fallecido el 5 de julio de 2015, a los 112 años y 150 días, el hombre más longevo del mundo.

1. La mujer que se sentaba sobre su única arruga

Jeanne Calment

La persona más longeva cuya edad se ha verificado es la francesa Jeanne Calment. Murió en 1997, con 122 años. Vivió toda su vida en la ciudad de Arlés y, según su relato, allí **conoció al pintor Vincent van Gogh**, que viajó al sur de Francia para imitar su luz y colorido en sus inmortales lienzos. "Era feo, estaba arrasado por el alcohol y frecuentaba los burdeles", recordaba Calment de Van Gogh en sus últimas entrevistas, pese a que el pintor había muerto más de un siglo antes, en 1890.

Una de sus más famosas sentencias era conocida en todo su pueblo: "Nunca he tenido más que una arruga, y estoy sentada encima de ella". En una entrevista grabada en vídeo, cuando ya se marcha –en silla de ruedas empujada por una enfermera- dice en broma con una vitalidad pasmosa y voz fuerte y perfectamente inteligible: "¡De frente, marchen!".

Fue la suya la vida humana más larga inequívocamente documentada. De 1875 a 1997, 122 años y 164 días repletos de vitalidad. Calment siempre insistió en que había conocido a Vincent van Gogh cuando apenas tenía ella 12 o 13 años. De él dijo más tarde entre otros comentarios que era "muy feo, sin gracia, maleducado, enfermo –le llamaban loco".

Jeanne Louise Calment alcanzó la fama gracias a que su fecha de nacimiento, 21 de febrero de 1875, pudo confirmarse oficialmente en el registro civil de Arlés, la ciudad del sur de Francia donde nació y murió. Empezó a ser noticia en prensa a partir de 1985, cuando ya había cumplido los 110 años. La investigación posterior encontró documentación que corroboraba la edad de Calment más allá de cualquier duda razonable, en los registros de su ciudad natal. Se ha obtenido más evidencia de la larguísima vida de Calment que para cualquier otro supercentenario; su caso sirve como un arquetipo de la metodología para la verificación de las edades de las personas más viejas del mundo. Jeanne Calment, nacida un año antes de que Alexander Graham Bell patentase su teléfono y 14 años antes de que Gustavo Eiffel construyera su famosísima torre, murió el 4 de agosto de 1997 en una residencia en Arlés.

Jean-Marie Robine, un investigador de salud pública que es uno de las autores del principal libro sobre la señora Calment, anunció que la abuela del mundo se había encontrado con buena salud, aunque casi ciega y sorda, hasta el último mes de su vida.

Los franceses, que la consideraron la abuela de la humanidad mientras vivía, tienen sus propias teorías de por qué ella habría vivido tanto. Curiosamente, una de sus costumbres, que va contra todo lo que se recomienda en el campo de la dietética y en círculos políticamente correctos, era comer dos libras de chocolate a la semana, o lo que es lo mismo, **casi un kilo de chocolate a la semana**, qué barbaridad. **Cada día, la francesa se bebía un vaso de oporto, fumaba un cigarrillo y comía chocolate**. Y reía, reía mucho. "Mantén siempre tu sentido del humor. A eso atribuyo mi larga vida. Creo que me moriré riendo", decía.

Trataba su piel con aceite de oliva, montó en bicicleta hasta que pasaba de los cien y agárrense, solo dejó de fumar cinco años antes de su muerte, esto es, con 117 años.

Su padre, Nicolas Calment (28 de enero de 1831-22 de enero de 1931), fue un constructor de barcos, y su madre, Marguerite Guilles (20 de febrero de 1838-18 de septiembre de 1924), pertenecía a una familia de molineros. Cierto es que de todas formas heredó la longevidad de su familia, aunque con ella llegó a extremos. Su hermano, François, vivió hasta los 97; su padre, Nicolás, hasta cerca de cien años, y su madre, Margarita, hasta los 86. Jeanne fue la menor de al menos cuatro niños ya que el número exacto de los hermanos es incierto (Jeanne sólo sabía que tenía un hermano más aparte de François). También se registraron dos hermanas más, Antoine —fallecida a los cuatro años— y Marie —muerta en su primer año de vida—.

De todas formas, el investigador Robine considera que **su mayor fortaleza era la de permanecer imperturbable ante los vaivenes de la existencia**. Jeanne Calment no se inmutaba fácilmente, y solo en ocasiones excepcionales se trastornaba su quietud y el sosiego, el orden y concierto que regían su vida. Esta característica la comparte con muchos otros abuelos del mundo, que vivieron existencias apacibles sin grandes sobresaltos, salvo los naturalmente derivados del transcurrir del tiempo. En una entrevista telefónica con el New York Times, Robine precisó aún más sus apreciaciones: "Opino que ella era alguien que, hablando tanto en lo relativo a su constitución como a su biología, era **inmune al estrés**". Inmunc al estrés. La cualidad biológica que todos querríamos. Calment confirmó este hecho al declarar que uno de sus principios era: "Si no puedes hacer algo para solucionarlo, no te preocupes por ello".

Aparte de por su edad, se hizo todavía más famosa por sus **ingeniosas ocurrencias**. Alguna de sus frases podría rivalizar sin problemas con las del genial Groucho Marx. Había asistido a la aparición de inventos como la bombilla eléctrica, el avión, el teléfono o el cine. Tenía 37 años cuando se produjo la revolución soviética de 1917 y 64 cuando Adolf Hitler inició la II Guerra Mundial. Jeanne Calment nació en Arlés el 21 de febrero de 1875. Su padre, armador, era rico, igual que su primo Fernand Calment, propietario de los grandes almacenes de la localidad, con quien se casó a los 21 años.

Se casó a los 21 años con su primo segundo, Fernand Calment, en 1896, quién había nacido en 1868 y murió en 1942, cuatro años antes de festejar su 50 aniversario de bodas. También sobrevivió a la hija de ambos, Yvonne, que murió en 1934, y a su nieto, Frédéric, muerto en 1963 en un accidente automovilístico. La anciana se habituó entonces a la soledad y siguió residiendo en su apartamento y paseando en bicicleta.

Su marido era nieto de su tío abuelo, de ahí el mismo apellido. Poseía una próspera tienda en Arles, de modo que nunca pasaron dificultades económicas, y ella nunca necesitó trabajar para ayudar al sostenimiento de la familia. Jugaba al tenis, aprendió a patinar, montar en bicicleta y nadar. También disfrutaba al tomar parte en las batidas de caza que su marido organizaba. Además estudió piano y disfrutaba acudiendo a la ópera. Practicó esgrima hasta la edad de 85 y manejaba su bicicleta hasta la edad de 100.

Poseía esa característica vital propia de los abuelos del mundo: practicaba y gozaba con muchas actividades y aficiones, mantenía siempre el interés por la vida.

Su esposo tenía 46 años cuando estalló la Primera Guerra Mundial, de modo que fue considerado demasiado viejo para el servicio militar. Su negocio sobrevivió a la depresión económica posterior. Sin embargo, un postre que contenía cerezas estropeadas acabó con su vida cuando tenía alrededor de 73 ó 74 años, pero no con la de su mujer, en 1942.

La pareja como ya se ha comentado había tenido una hija, Yvonne, que a su vez se casó con el coronel Joseph Billot y le dio a Jeanne Calment un único nieto, Frederic Billot, en 1926. Ocho años más tarde, en 1934 y a los 35 años, Yvonne murió de neumonía, y la señora Calment crió a su nieto en la casa familiar. El niño llegó a médico en la edad adulta y murió antes que ella, en un accidente de automóvil en la década de los sesenta del siglo pasado.

Calment, como hemos dicho, montó en bicicleta hasta que fue centenaria, y recorrió todo Arles para agradecer a la gente que la felicitaba por su cumpleaños ese año.

A la edad de 110 años su creciente fragilidad hizo que se trasladase a una residencia. "Se quejaba de la comida en este centro, que decía que era similar a la comida para bebés", dijo el señor Robine en la entrevista al New York Times. "Decía que toda la comida sabía igual".

Cuando tenía 115 años, se cayó y fracturó dos huesos, y su memoria empezó a fallar. Pero retuvo su mordaz sentido del humor. **"¡Cuando llegues a los 117, a ver si tú lo recuerdas todo!"**, le bufó a un entrevistador en 1992. Y cuando alguien se estaba despidiendo de ella tras una visita, se le ocurrió decirle con muy poco tacto: "Hasta el año que viene, tal vez". La respuesta lapidaria no tardó en llegar: "¡No veo por qué no! No me parece que estés tan mal".

Cuando cumplió 122 años, su sordera había aumentado tanto que era difícil comunicarse con ella.

La señora Calment no dejó herederos. Vistas las circunstancias, todos murieron antes que ella. Incluido André Francois Raffray, un abogado que 32 años antes, cuando ella tenía 90, compró el apartamento en que Calment había vivido hasta entonces. El contrato, llamado de contingencia, implicaba que él tendría que pagar a la señora 2.500 francos al mes. Para hacernos una idea, y a ojo de buen cubero, si tenemos en cuenta el efecto de la inflación y el cambio de moneda al euro, eso significaría en aquella época que Calment recibía unos 3.250 euros al mes en concepto de cobro por alquiler. Se suponía que la contrapartida para el pobre señor Raffray era que recibiría en propiedad el apartamento cuando ella muriera. Como se podrá suponer, eso nunca ocurrió, pues él falleció casi tres años antes que ella, a la edad de 77. En ese momento ya le había pagado a Calment más del doble del valor de mercado del apartamento. Un negocio ruinoso. Aún peor, su familia todavía estaba pagando la renta cuando ella murió.

> **"En la vida, a veces uno hace malos tratos", comentó Jeanne Calment. Cabe suponer que se refería al realizado por su inquilino.**

No había resentimiento ninguno, sin embargo. La viuda del señor Raffray, Huguette, dijo al conocer la noticia de la muerte de la abuela del mundo: "Era una personalidad. Mi marido tuvo muy buena relación con la señora Calment".

Tenía ya más de cien años cuando optó por trasladarse a un asilo. Había perdido la vista y gran parte del oído, pero no la memoria. Concedía entrevistas hasta casi el final de su vida. Aún más, **cuando tenía 114 años hizo una breve aparición en la película *Vincent and me*, donde se interpretaba a sí misma**, de modo que logró también, además de sus otros títulos, el de actriz más anciana conocida en la historia. Se rodó asimismo un documental en Francia sobre su vida, *Más allá de los 120 años con Jeanne Calment*, en 1995. Y un año después, en 1996, la residencia de ancianos que se había convertido en su hogar lanzó el CD *Time's Mistress (La señora del tiempo)* en su honor, donde Calment contaba **su percepción de la vida, combinada con mezclas de ritmos modernos y rap**.

Cada uno de sus cumpleaños era un acontecimiento, seguido por periodistas de todo el mundo. Su desaparición causó consternación en Francia.

La señora Jeanne Louise Calment (21 de febrero de 1875 - 4 de agosto de 1997) vivió 122 años, 5 meses y 13 días (44.724 días en total). Fue la última persona viviente conocida que haya nacido en la década de 1870. El alcalde de Arles comentó ese mismo día en que ocurrió el deceso: "Ella era Jeanne la de Arlés, alguien cuya foto recorrió el mundo. Pero sobre todo, era la memoria viviente de nuestra ciudad".

En 1985, la visión de Calment se deterioró y, mientras cocinaba, causó un pequeño incendio en su apartamento lo que motivó su traslado por voluntad propia a un hogar de ancianos luego de vivir por su cuenta 110 años. Su notoriedad internacional se intensificó en 1988, cuando la conmemoración del centenario de la visita de **Vincent van Gogh** a Arlés le brindó la ocasión de ser entrevistada por los periodistas. Fue entonces cuando comentó que en el momento en que se había encontrado con van Gogh 100 años antes, cuando era una niña de apenas 13 años de edad y él concurrió al taller de tejido de su tío para comprar unas lonas, lo notó "sucio, mal vestido, desagradable, muy feo, descortés, grosero y enfermo". Calment también recordó la venta de lápices de colores para Van Gogh y la construcción de la **Torre Eiffel**. A la edad de 114 años, apareció brevemente en la película de 1990 ***Vincent and Me*** como ella misma, convirtiéndose en la persona de mayor edad en haber actuado en un **filme**.

> **Una película documental sobre su vida, titulada *Beyond 120 Años* with Jeanne Calment, se estrenó en 1995. En 1996 se presentó *Time's Mistress*, el CD de cuatro pistas de Calment hablando sobre un fondo de rap.**

En su 122º cumpleaños, el 21 de febrero de 1997, se anunció que no haría más apariciones públicas ya que su salud se había deteriorado seriamente. Falleció el 4 de agosto de ese mismo año debido a causas naturales y sus restos fueron inhumados en el cementerio de Trinquetaille.

Tanto antes como después de la muerte de Calment, se llevaron a cabo varios reclamos por parte de otras personas que admitieron haber superado su edad pero ninguna fue comprobada. Uno de los casos más reconocidos fue el de Shirali Muslimov (aparentemente nacido el 19 de marzo de

1800-2 de septiembre de 1963) de **Azerbaiyán**, que vivió (según quienes lo respaldaban) 163 años y 167 días. Otros casos muy discutidos de longevidad extrema se refieren a Tuti Yusupova (supuestamente nacido el 1 de julio de 1880 y fallecido el 28 de marzo de 2015) de **Uzbekistán** o Antisa Khvichava (capítulo 18) (supuestamente nacida el 8 de julio de 1880 y fallecida el 30 de septiembre de 2012) de **Georgia**, ambos presuntamente con más de 130 años. Debido a que sus edades no fueron comprobadas, Calment continúa siendo la portadora del título de la "persona más longeva comprobada".

Después de una entrevista en 1988, **a la edad de 113, Calment recibió el título de la "persona viva más antigua del mundo" otorgado por el Libro Guinness de los Récords**. Sin embargo, en 1989, el título le fue retirado y otorgado a Carrie C. White (capítulo 19) de **Florida**, que decía haber nacido un año antes que Calment, aunque luego se demostró que fue una reclamación de edad falsa, al investigarse un censo posterior. A la muerte de White, el 14 de febrero de 1991, Calment se convirtió (¡de nuevo!) en la persona más antigua del mundo apenas una semana antes de cumplir 116 años.

El 17 de octubre de 1995, cuando contaba con 120 años y 238 días, pasó a **convertirse en la persona verificada más longeva de toda la historia**, según el Guinness, superando a Shigechiyo Izumi de **Japón**, cuya edad (120 años y 237 días en el momento de su muerte en 1986, el día del 111º cumpleaños de Calment) resultó ser falsa tras las pertinentes investigaciones realizadas años después. Descartados los casos de Izumi y White, Calment fue la segunda persona documentada hasta ese momento en haber alcanzado la edad de 115 años luego de Augusta Holtz. También es la **única persona que vivió indiscutiblemente 120 años (y más)**.

Calment tiene el récord de ser la persona más anciana durante el mayor período de tiempo —casi nueve años y siete meses, a partir de la muerte de Florence Knapp el 11 de enero de 1988 hasta su propia muerte el 4 de agosto de 1997—. Batió el récord de longevidad confirmada (el anterior lo sustentaba Anna Eliza Williams, que murió a la edad de 114 años y 208 días, en 1987) por casi ocho años. Romper la anterior marca de edad por tanto tiempo es en sí mismo otro récord. Antes de Calment, la única persona que superó la marca de longevidad confirmada por más de un año fue Delina Filkins, que fue la primera en alcanzar los 113 años, en 1928. Filkins sobrepasó el anterior récord de longevidad confirmada por algo más de dos años.

Tras la muerte de Calment, el 4 de agosto de 1997 a las 10:45 horas **CET**, Marie-Louise Meilleur (ver capítulo 16 de este libro), de entonces 116 años, se convirtió en la persona más longeva del mundo. Además de ser la persona verificada más vieja de la historia y la última en haber conocido a Vincent van Gogh, Calment fue la última persona viva documentada nacida en la década de 1870.

Como se ha dicho, llevaba una vida de lo más activa. **Practicó** esgrima **hasta los 85 años y siguió montando en bicicleta hasta los 100. Dejó de fumar a los 120, luego de tener problemas para guiarse los cigarros a la boca debido a sus cataratas. Otras versiones aseguran que le daba apuro seguir pidiendo lumbre para sus cigarrillos al quedar ciega. Fumaba desde los 21 años dos cigarrillos diarios.**

Vivió por su cuenta hasta poco antes de su 110º cumpleaños, cuando se tomó la decisión de que debía ser trasladada a un hogar de ancianos después de que un accidente en la cocina (estaban agravándose sus problemas visuales) originara un pequeño incendio en su apartamento. Sin embargo, todavía Calment estaba en buena forma y era capaz de caminar hasta que se fracturó el **fémur** en una caída a la edad de 114 años y 11 meses, lo que requirió una cirugía. Después de su operación, necesitó utilizar una silla de ruedas. **Pesaba 45 kilogramos** (99 libras) en 1994. Poco antes de su cumpleaños 116, enfermó de gripe pero logró reponerse.

> **La propia Calment atribuyó su longevidad y su estado increíblemente saludable para su edad al** aceite de oliva, **el cual vertía en todos sus alimentos y lo utilizaba para frotarse la piel, así como a una dieta de** vino de Oporto **y la ingesta de casi un kilo de chocolate semanal.**

Sus mejores momentos

Trato en desventaja... para Raffray

En 1965, a la edad de 90 años, sin herederos naturales, Jeanne Calment firmó un acuerdo, común en Francia, para vender su condominio sin perder la propiedad, al abogado François Raffray. Este tipo de acuerdos permiten al propietario original obtener recursos por un tiempo hasta su muerte. Raffray, entonces de 47 años, acordó pagar una suma mensual hasta que ella muriera. Al momento del acuerdo, el apartamento valía el equivalente a 10 años de renta. Desafortunadamente para el abogado, Jeanne no sólo sobrevivió treinta años más, sino que vivió más tiempo que él, ya que Raffray falleció en 1995, a la edad de 77 años. Su viuda debió seguir pagando hasta la muerte de Jeanne Louise casi 3 años más tarde.

Salto a la fama mundial

En 1985, a la edad de 110 años, Calment fue internada en una casa para ancianos. Pero no fue hasta 1988 que ganó reconocimiento mundial gracias al centenario de Vincent van Gogh. Diversos reporteros de todo el mundo visitaron Arlés y fue entonces cuando tuvo la oportunidad de contar la anécdota de cómo lo conoció. Cuando tenía 14 años, Van Gogh visitó la tienda de su padre. Para Jeanne, Van Gogh era un tipo sucio, desagradable y mal vestido. Jeanne Louise también afirmó haber asistido al funeral de Victor Hugo.

Videoteca: Jeanne Calment http://es.youtube.com/watch?v=cB_yllnaryg&feature=related

Bajo los reflectores

A los 114 años, apareció brevemente en la película *"Vincent and me"*, interpretándose a sí misma y convirtiéndose también en la actriz más anciana conocida en la historia. Un documental francés sobre su vida, *Más allá de los 120 años con Jeanne Calment*, fue lanzado en 1995. En 1996, el asilo donde vivía lanzó un CD en su honor. *Time's Mistress* presentaba sus pensamientos combinados con mezclas de ritmos modernos y rap.

Videoteca: 'Jeanne Calment is 114 in clip from Vicent and me' http://es.youtube.com/watch?v=_ADIZoNQP78&feature=related

Fumando más de un siglo

Jeanne Louise dejó de fumar a los 117 años, porque tenía problemas para llevarse el cigarrillo a la boca. Otras versiones aseguran que al quedar ciega le daba pena pedir lumbre para sus cigarrillos.

Establecimiento del récord

Después de la entrevista de 1988, a la edad de 113, Calment recibió el título de la persona más anciana del mundo por el libro Guinness de los Récords. Dicha publicación la mencionó por vez primera en la sección de "nuevas entradas" al final del libro en 1989. Sin embargo, en ese mismo año, el título le fue retirado y se le otorgó a Carrie C. White, de Florida, quién afirmaba haber nacido en 1874, a pesar de que esto fue disputado por diversas investigaciones posteriores.

A la muerte de White, en febrero de 1991, la tímida y débil Jeanne Louise, de 116 años, fue reconocida como la persona más anciana con vida. El 17 de octubre de 1995, a la edad de 120 años y 238 días, se convirtió en el récord Guinness a la persona con más edad jamás documentada, sobrepasando con seguridad al japonés Shigechiyo Izumi, quién alguna vez reclamó el título con serias dudas sobre su veracidad.

Descontando los cuestionables casos de Shigechiyo Izumi y Carrie C. White, Calment es la primera persona cuya llegada a las edades de 115, 116, 117, 118, 119, 120, 121 y 122 años ha sido registrada con certeza. Es la única persona que, con certeza documental y sin ninguna duda médica de por medio, ha superado los 120 años.

Después de su muerte, el 4 de agosto de 1997, Marie-Louise Meilleur, de Canadá, se convirtió en la persona más anciana reconocida en el mundo.

Estado de salud

La remarcable salud de Jeanne Calment fue determinante en el establecimiento de su récord. A los 85 practicaba esgrima, a los 100 montaba su bicicleta. Su traslado a un asilo de ancianos sólo tuvo lugar después de su aniversario número 110. La razón: un pequeño incendio registrado en su apartamento cuando estaba cocinando. A pesar de todo, siguió conservándose en buena forma y pudo caminar por sí misma hasta que tuvo una caída a la edad de 114 años y 11 meses. Jeanne sobrevivió a una operación en la cadera, en enero de 1990, convirtiéndose así en **la persona verificada más vieja sometida a una cirugía**. A pesar de que después de ello estuvo confinada a una silla de ruedas, se mantuvo activa y parlanchina, recibiendo visitas constantes hasta su aniversario 122, cuando se declaró que su estado de salud había declinado y necesitaba de privacidad. Jean-Marie Robine, director de uno de los principales centro de salud europeos, dijo que esta privacidad fue una especie de "permiso para morir", pues toda la atención puesta en ella se esfumó. Jeanne Calment murió cinco meses después.

Citas

"J'ai été oubliée par le Bon Dieu!" ("El Señor se ha olvidado de mí")
"Disfruté todo lo que pude. Viví de una manera recta, transparente y no me arrepiento. Soy muy afortunada"
"El vino: estoy enamorada de él"
"Tengo una sola arruga y estoy sentada sobre ella"
"Uno muy corto" - Respuesta a la pregunta sobre qué futuro esperaba, a los 120 años.
"Veo poco, escucho mal, no puedo sentir nada, pero todo está bien" - En su cumpleaños número 120.

Cuando le preguntaron el secreto de su longevidad dijo:

"Que siempre me lo tomo todo con calma, por eso me llamo Calment"

2. El hombre que siempre se quedaba con hambre al comer

Jiroemon Kimura

El japonés Jiroemon Kimura, reconocido por el Libro Guinness de los Récords como la persona más anciana del mundo, falleció el 12 de junio de 2013 a los 116 años por causas naturales, informaron responsables del municipio de Kyotango, localidad en el oeste del país donde residía. Kimura falleció en el hospital de esa localidad de la prefectura de Kioto, en la que vivió durante casi toda su vida. Permanecía allí ingresado desde el pasado 11 de mayo. Tras su fallecimiento, **Misao Okawa** (capítulo 4), una mujer japonesa de 115 años residente en Osaka (oeste), se convirtió en la persona más anciana del mundo, según informaron las oficinas del Libro Guinness en Japón.

Kimura nació en el seno de una familia de agricultores el 19 de abril de 1897, en lo que por ese entonces aún era la antigua provincia de Tango. Fue reconocido como el hombre más anciano del mundo por el Libro Guinness en abril de 2011. En diciembre de 2012 se le reconoció como la persona más anciana del planeta tras el fallecimiento de la estadounidense **Dina Manfredini**, a los 115 años. Pocos días después, el 28 de diciembre de 2012, batió un nuevo récord, el de varón que más tiempo ha vivido, al superar al estadounidense de origen danés **Christian Mortensen** (capítulo 21), que falleció en 1998 a los 115 años y 252 días. Sin embargo, el récord está lejos del establecido por la francesa **Jeanne Louise Calment** (capítulo 1), que falleció en 1997 a los 122 años y 164 días y que es la persona que más ha vivido de la que se tiene constancia.

Según la autobiografía de Kimura, tras terminar la primaria trabajó primero en una oficina postal de su ciudad y después se trasladó a Corea para trabajar como funcionario de comunicaciones para el Gobierno de Japón, que colonizó la península coreana entre 1910 y 1945.

> **Cuando le preguntaron en una entrevista por el secreto de su longevidad, respondió: "No lo sé exactamente, tal vez gracias al sol sobre mi cabeza, siempre estoy mirando hacia arriba, a los cielos, así soy yo".**

El japonés Jiroemon Kimura murió en 2013 con 116 años y 54 días, la mayor edad registrada nunca para un varón. Aseguraba que "el secreto para una vida sana y larga es comer en pequeñas cantidades", pero, además, estuvo trabajando hasta los 90 y siempre mantuvo una vida activa. Hasta su último año de vida se levantó todos los días para leer el periódico, ver la televisión y charlar con sus amigos y familiares.

> **Tras retornar a Japón y jubilarse como empleado de correos, el hombre dedicó buena parte de su tiempo a trabajar en su huerto hasta poco antes de cumplir los 100 años.**

Hasta unos meses antes de su fallecimiento siguió realizando **tres comidas diarias, con una dieta en la que abundaba el arroz aguado, las batatas o la calabaza.** El anciano, que había visto nacer poco antes de su deceso a su decimoquinto tataranieto, tenía además siete hijos —de los que solo vivían cinco—, 14 nietos y 25 bisnietos. Kimura, que vivía con la mujer de uno de sus nietos, de 60 años, comenzó a sufrir diversos achaques a finales del año pasado que le obligaron a ingresar en el hospital en varias ocasiones. Ya postrado en una cama en su domicilio, el 19 de abril de 2013 celebró su 116 cumpleaños y contó ese día con la felicitación del primer ministro japonés, Shinzo Abe, que le envió una grabación con un mensaje para darle la enhorabuena por su aniversario.

Kimura nunca llegó a fumar. Nos legó su lema: **"Come ligero y vive mucho".**

Sus mejores momentos

La jardinería, fuente de salud

Kimura, tras retirarse de su trabajo como empleado de correos, trabajó en su huerto hasta superar la barrera de los cien años. La jardinería siempre se ha considerado fuente de salud, si practicada como afición y con precauciones, pues muchos horticultores y jardineros sufren de artritis a avanzada edad, debido a la humedad existente en el entorno.

Tres comidas diarias

Otra circunstancia que comparten muchos supercentenarios es la regularidad de horarios a la hora de comer y dormir. Kimura hacía sin falta sus tres comidas diarias a la misma hora. Y en ellas abundaba una dieta vegetariana, con el arroz, las batatas y la calabaza como ingredientes favoritos.

Abundante familia

Aunque algunos de los más famosos abuelos del mundo, como Calment, tuvieron la desgracia de perder a todos sus descendientes antes que ellos, en muchos otros casos los supercentenarios como el de Kimura han gozado de la dicha de ver nacer a sucesivas generaciones de su familia y vivir rodeados por ellos. Kimura acababa de ser testigo de la llegada al mundo de su decimoquinto tataranieto, y tenía además cinco hijos vivos, 14 nietos, y 25 bisnietos. Una densa red familiar que le sirvió de soporte y ánimo a lo largo de su prolongada existencia.

Videoteca: Jiroemon Kimura

Cuando le preguntaron el secreto de su longevidad dijo algo así:
''Come solo hasta que estés lleno al 80%, entonces para''

3. Shhhh... el secreto que guardan los de Okinawa

Llegó en 2013 la noticia de la muerte de **Jiroemon Kimura** (capítulo 2), **la persona más anciana del mundo** (y el hombre que más ha vivido de la historia con documentos oficiales que lo confirmen). Tenía 116 años cuando murió. Su predecesora en el "cargo", Misao Okawa (ver capítulo 4) falleció el 1 de abril de 2015 con 115 años. Por sus nombres es fácil saber en qué se parecen: ambos eran japoneses. Algo que no es de extrañar, ya que **el país del sol naciente tiene la mayor proporción de personas centenarias del mundo**.

Las islas de Okinawa, al sur de Japón, es la región del mundo con un mayor porcentaje de personas centenarias. Y en concreto, el pueblo de Ogimi es el municipio con la población más envejecida del mundo. En realidad, en poco más de una calle se han llegado a concentrar más de una docena de ancianos centenarios.

Japón, uno de los países con mayor esperanza de vida del mundo, cuenta con cerca de 30 millones de habitantes por encima de los 65 años, un 24,1 % del total de su población. Científicos de todo el mundo se han interesado por **el secreto de la longevidad de los japoneses y, en concreto, por su dieta**, quizás el elemento que más diferencia del resto del mundo los hábitos de vida de esta región.

Las investigaciones en la región de Okinawa se iniciaron en 1975, de la mano del **Okinawa Centenarian Study**, que ha venido estudiando la evolución y costumbres de los habitantes de estas islas japonesas. El doctor Makoto Suzuki fue el primer científico que se dio cuenta de que lo que estaba ocurriendo en esa zona de Japón no era algo común, ni siquiera en un país en el que la longevidad es de por sí elevada. Los habitantes de Okinawa, **además de tener la esperanza de vida más alta del mundo, tienen un estado de salud extraordinario**: son flacos, tienen aspecto juvenil, mucha energía y una incidencia muy baja de enfermedades cardiovasculares y cáncer, incluido el de estómago, muy común entre el resto de japoneses.

Los puntos fuertes del régimen alimenticio de los okinawenses, según el doctor Craig Willcox, son las siguientes: "Comen de media tres raciones de **pescado** a la semana, muchos **cereales** integrales, **verduras y soja**, más **tofu y algas kombu** [un tipo de alga parda que destaca por su alto contenido en yodo] que nadie en el mundo, y **calamares y pulpo**, que son ricos en taurina, algo que podría explicar sus bajas tasas de colesterol y presión sanguínea".

Los vegetales que toman los okinawenses son de particular interés. Consumen un tipo de **batata** morada rica en flavonoides, carotenoides, vitamina E y licopeno, y una especie de **pepinos amargos**, que en Okinawa llaman goya (su nombre técnico es *Momordica charantia*, y se puede encontrar en otras partes del mundo con nombres tan dispares como melón amargo, cundeamor chino o tomaco) que parecen ser útiles para reducir el azúcar en sangre.

La baja ingestión de calorías también se apunta como una de las responsables de la longevidad extrema observada **en la región japonesa de Okinawa**, donde viven 740 personas centenarias en una población de 1,3 millones de habitantes, según el Ministerio de Salud de Japón. Es la **proporción de centenarios más alta del planeta**.

4. La vida es "corta", así que mejor come "cosas deliciosas"

Misao Okawa

El 1 de abril de 2015 murió la que era entonces la persona viviente más anciana del mundo, Misao Okawa. Falleció por causas naturales a los 117 años y 27 días, según comunicó la residencia donde había estado residiendo en los últimos tiempos. Había nacido el 5 de marzo de 1898.

Según fuentes de esta residencia, Okawa empezó a comer menos en sus últimos días y se preocupaba por su salud.

La muerte de Okawa ocurrió menos de un mes después de que celebrase su cumpleaños, rodeada por su hijo mayor, de 92 años, y la familia de este, así como de los medios de comunicación locales.

Cuando se le preguntó a la supercentenaria si 117 años de vida le habían parecido un periodo largo o corto, ella contestó: "Corto".

Nacida como hemos dicho en 1898, Okawa ayudó a su familia en el negocio textil que poseían hasta que llegó a cumplir 21 años y se casó. Tuvo tres hijos, tres nietos y seis bisnietos.

Obtuvo el título de persona más vieja del mundo, concedido por el Libro Guinness de los Récords, en 2013. Como la mayoría de los supercentenarios, Okawa recomendó a los que quisieran seguir sus pasos que "comieran **cosas deliciosas**", las cuales en su caso consistían en **fideos ramen, guiso estofado de carne, y carne picada con arroz**. Ante esto, ya se ve que Okawa no era estrictamente vegetariana.

Los fideos ramen son un plato de fideos chinos que evolucionó para adaptarse al paladar japonés. Constituye una comida muy habitual en el Japón de hoy día. La receta más básica consiste en fideos de ramen hervidos, hechos de harina de trigo, que se sirven en un caldo condimentado con salsa de soja y que lleva encima unas cuantas lonchas finas de carne asada de cerdo y hortalizas verdes.

Por su parte, la carne picada es de ternera, y se prepara cocinando como acompañamiento cebollas, patatas y diversas especias, además de otros ingredientes optativos, dependiendo de la región del mundo.

Misao Okawa también aconsejó que quien quisiera vivir tanto como ella debería gustar del sushi, hacer tres comidas principales al día, y dormir al menos ocho horas a diario.

Textualmente dijo a los periodistas: **"Come y duerme y vivirás largo tiempo. Pero tienes que aprender a relajarte"**. La anciana aseguró que siempre había comido bien –con una dieta muy rica en sushi– y todos los días de su vida había dormido las ocho horas reglamentarias sin interrupción.

> **El director de la residencia de la tercera edad donde vivió la supercentenaria sus últimos 18 años confirmó sus palabras: "La señora Okawa come sin falta tres comidas sustanciosas al día y se asegura de dormir como mínimo ocho horas cada noche".**

Además, agregó, "insiste en que **su comida favorita es el sushi**, particularmente el del tipo mackerel basado en vinagre y arroz al vapor, y lo toma sin falta al menos una vez al mes".

Cuando ella nació, la Reina Victoria de Inglaterra se hallaba aún en el trono, así que conviene prestar oído atento a las recomendaciones que nos deja.

Sus mejores momentos

Come "delicioso"

Comer lo que a uno le guste, sin sacrificios excesivos. No hace falta volverse estrictamente vegetariano. Sin excesos, pero sin padecer porque uno se priva de sus platos favoritos. Nada impide que pueda disfrutar de estos de vez en cuando. En el justo medio, como predicó Aristóteles, está la clave.

La vida siempre es "corta"

Por mucho que vivas, la vida siempre es corta para la gran mayoría de nosotros. Primero discurre lánguidamente en la niñez y la adolescencia, pero a partir de la treintena se va acelerando y cuando ya sobrepasamos los 50 años, los meses fluyen a más y más velocidad. Solo hay que preguntarle a alguien que haya llegado a sexagenario, y muy frecuentemente confesará también aquello tan manido de "los años vuelan". Pero cuando se entra en la tercera edad, con frecuencia, muchas personas eligen ralentizar la vida de nuevo. Ya han cumplido sus objetivos laborales, han criado a sus hijos, y ahora pueden permitirse vivir de nuevo más lento. Muchos movimientos Nueva Era llaman a este tipo de existencia, más relajada y adaptada al presente, "vivir en flujo", siguiendo la corriente de la existencia, como un arroyo tranquilo y con remansos. Pero siempre hacia delante, siempre avanzando, puesto que la vida nunca se detiene.

Citas

"117 años de vida me ha parecido un periodo corto".

Videoteca: Misao Okawa

https://www.youtube.com/watch?v=jdmgNaZ6u8o

https://www.youtube.com/watch?v=ykMbvMLBIRg

Cuando le preguntaron el secreto de su longevidad dijo:

''*Coman cosas deliciosas*''

5. La superabuela que adoraba hacerse la manicura

Gertrude Weaver

Durante solo cinco días ostentó el título de la persona más anciana del mundo. Gertrude Weaver murió a la edad de 116 años y 276 días el 6 de abril de 2015. Al igual que la persona que la sucedió en el título, **Sakari Momoi** (ver capítulo 24 de este libro), **atribuía su longevidad al ejercicio, así como a tener un corazón compasivo por los demás**. También la sucesora de Weaver, **Jeralean Talley** (capítulo 36), hizo hincapié en cumplir la Regla de Oro: trata a los demás como quieres que te traten a ti. Todas estas supercentenarias mantuvieron además durante la mayor parte de su existencia una vida activa, que es la que recomiendan.

Weaver sucedió a **Misao Okawa** (capítulo 4) en lo alto del podio de los supercentenarios. Había nacido el cuatro de julio de 1898, y murió 116 años más tarde de muerte natural, debido a las complicaciones derivadas de una neumonía.

Vino al mundo en el Condado de Lafayette del estado norteamericano de Arkansas, siendo hija de Charles Gaines (nacido en mayo de 1861) y Ophelia Jeffreys (nacida en diciembre de 1866), que eran aparceros afroamericanos. Se casó el **18 de julio** de 1915 y tuvo cuatro hijos. En el momento de su cumpleaños número 116, un hijo, Joe, seguía vivo a la edad de 93 años y cumplió 94 años el día posterior de la muerte de su madre.

Tras romperse la cadera a la edad de 104 años, se trasladó a una residencia de ancianos, Silver Oaks Health and Rehabilitation, en Candem (Arkansas). Con rehabilitación, se recuperó de su fractura y regresó a su casa con la ayuda de su nieta. A la edad de 109 años, regresó a la residencia,

Su salud se mantuvo increíblemente bien hasta casi el final. Empezó a declinar desde su cumpleaños 115, pero seguía dejando su habitación para comer y participar en actividades de la residencia. Weaver no sufría ninguna enfermedad crónica, ni grave ni leve, dormía bien y no fumaba ni bebía.

Le contó a la agencia de noticias Associated Press que había tres factores que habían contribuido a su longevidad: **"Confiar en Dios, trabajar duro y querer a todo el mundo"**. Weaver añadió un cuarto factor cuando habló con periodistas de la prestigiosa revista Time: **"Haz lo que tu puedas, y si no podemos, no podemos"**. Es decir, esforzarse al máximo, pero no tratar de cambiar aquello que no depende de ti o no se puede cambiar. Aceptar lo inevitable es uno de los consejos que dan los psicólogos para reducir el nivel de estrés.

Durante la celebración de su cumpleaños 116, el Grupo de Investigación Gerontológica (Gerontology Research Group) anunció que habían verificado la edad de Weaver, de modo que a partir de ese momento se convirtió oficialmente en la estadounidense más anciana y le fue presentada una placa con el título de estadounidense más anciana inscrita en ella. Además recibió una carta del presidente **Barack Obama** felicitándola, y el alcalde de Camden declaró el día de su cumpleaños como *El día de Gertrude*.

El 6 de abril de 2015, Weaver murió da edad de 116 años y 276 días en la residencia donde residía. Era la última persona viva nacida en **1898**.

La sucedió como persona viva más vieja del mundo **Jeralean Talley** de Michigan, a la que seguían muy de cerca **Susannah Mushatt Jones**, de la ciudad de Nueva York, y **Emma Morano** de Italia. Todas estas mujeres tenían en 2015 nada menos que 115 años de edad.

Weaver disfrutaba haciéndose la manicura, estudiando la Biblia y bailando sentada en su silla de ruedas.

Consideraba que el secreto de su larga vida consistía en practicar la amabilidad hacia los demás: **"Trata bien a la gente** y sé amable con ellos de la misma manera que quieras que ellos sean amables contigo".

Sus mejores momentos

La Regla de Oro de las supercentenarias

Tres abuelas del mundo que han ido ocupando sucesivamente la posición de persona más vieja del mundo recomiendan lo mismo: es la doctrina del karma, de la Biblia y de los más sabios hombres que ha dado el mundo. "Trata a los demás como te gustaría que te trataran a ti". No tiene desperdicio y, visto lo visto, al parecer no solo sirve para tener una vida apacible y en armonía con nuestros vecinos, también ayuda a alargar la vida.

Vida activa

En esto coinciden una gran mayoría de superabuelos. No solo mantuvieron vivos sus intereses durante más de un siglo, sino que gustaron y gustan de practicar las más variadas aficiones y 'caprichos', disfrutando mientras lo hacen. Muchos se demostraron buenos deportistas. También disfrutaban de una vida social plena, relacionándose con otras personas y hallando placer en la compañía agradable, en charlar, reír, y en las animadas reuniones.

Videoteca: Gertrude Weaver   https://www.youtube.com/watch?v=-qnRD7SZfao

Cuando le preguntaron el secreto de su longevidad dijo:

"Cualquier comida que se me venga a la cabeza podría ser buena para mi estómago"

https://www.youtube.com/watch?v=RcDHvwTZ6Jc

6. Caña de azúcar y cataratas del Niágara para un emigrante español

Salustiano Sánchez

Salustiano Sánchez, el hombre más viejo del mundo durante parte del año 2013, era un español natural de El Tejado de Béjar (Salamanca), que en los años veinte emigró a Estados Unidos. El 25 de julio de 2013 el Guinness World Records había declarado que Sánchez, un ex minero que se buscó primero la vida en Cuba cuando joven y luego pasó a EE. UU., sustituía como hombre más longevo del planeta al japonés **Jiroemon Kimura** (capítulo 2), que había fallecido hacía más de un mes, el 12 de junio, a los 116 años.

Cuando heredó el título Salustiano Sánchez tenía 112 años y residía en Grand Island (Nueva York). A escasos kilómetros de las Cataratas del Niágara, la ciudad se encuentra completamente en la isla Grand Island, en el río Niágara, el cual es frontera natural entre Canadá y Estados Unidos. Allí pasó Salustiano buena parte de su existencia, al abrigo de las mundialmente famosas cataratas, y allí falleció asimismo el 13 de septiembre de 2013, pocos meses después de convertirse en el varón más longevo del planeta.

Sánchez, nacido el 8 de junio de 1901, emigró con 17 años a Cuba donde trabajó durante un par de años en la zafra o recolección de la caña de azúcar. Luego pasó a EE. UU., donde trabajó de minero en Lynch (Kentucky).

A principios de los años 1930 se instaló en Niagara Falls (Nueva York) donde se casó en 1934 con Pearl Chiasera, fallecida en 1988 y con la que tuvo tres hijos, que le dieron siete nietos, quince bisnietos y cinco tataranietos. Sánchez fue miembro del club español de Niagara Falls y en sus últimos años seguía muy activo.

Sánchez Blázquez explicó, en declaraciones a Guinness World Records, que su longevidad se debía a la dosis diaria de un plátano y de analgésicos, que calmaban los dolores que padecía. Tomaba varias pastillas –de cuatro a seis- de Anacin cada día, lo que le significaba ingerir una mezcla de estimulantes (cafeína) con salicilato (aspirina).

Su nombre completo era Salustiano Sánchez Blázquez, el hijo de Serafín Sánchez Izquierdo y Baldomera Blázquez Sánchez. Nacido el 8 de junio de 1901, Salustiano comparte cumpleaños con famosos como Kanye West, Javier Mascherano y el también español José Antonio Camacho.

A los 17 años se trasladó a Cuba con un grupo de amigos y su hermano mayor Pedro para trabajar en los campos azucareros. Salustiano y sus amigos tomaron la decisión de emigrar a Cuba durante un juego de cartas un día en su pueblo natal salmantino de El Tejado de Béjar. De modo que dicho y hecho. En 1918 Salustiano, su hermano, y tres amigos llegaron al puerto, pero tuvieron que esperar un mes para embarcar en un barco y cruzar el Atlántico.

Del grupo de cinco que se fueron a Cuba, solo Salustiano y su amigo Sabino siguieron dos años después hasta los Estados Unidos, el resto del grupo se volvió a España. Salustiano y Sabino entraron en los Estados Unidos por la isla de Ellis en agosto de 1920. Era justo la época en que esa entrada para inmigrantes empezaba a hacerse famosa. Porque aunque solo 26.867 personas entraron en 1910, un año después de la llegada de Salustiano, en 1921, el número se había multiplicado hasta superar al medio millón de personas.

Ambos emigrantes españoles trabajaron en las minas de carbón de la ciudad de Lynch, en el estado de Kentucky. Pero en 1926 los dos fueron separados y nunca volvieron a verse.

Tras varios años de trabajo en la mina, a comienzos de la década de 1930 se mudó a la orilla este de las cataratas del Niágara, donde residió el resto de sus días. Trabajó para la constructora Scrufari y la Unión de Carburos y se jubiló tras 30 años de servicio.

Su hijo, John, y su hija, Irene, le sobrevivieron. Sánchez Blázquez tenía, además, siete nietos, quince bisnietos y cinco tataranietos, una gran familia a su alrededor. Después de la muerte de su mujer en 1988, se fue a vivir con su hija Irene hasta el año 2007, cuando se mudó a una residencia en Grand Island. Allí falleció por causas naturales el 13 de septiembre de 2013 a la edad de 112 años y 97 días.

El héroe de Salustiano cuando era niño fue nada más y nada menos que el inmortal personaje de Miguel de Cervantes, Don Quijote. **Las aventuras de don Quijote** fueron las que inspiraron a Salustiano para lanzarse a recorrer mundo. Como curiosidad, todavía a fecha de hoy conserva parientes españoles que mantienen una casa al lado de la finca donde estuvo la de los padres de Salustiano, en El Tejado de Béjar.

Era miembro del Club Español de las Cataratas del Niágara y fue condecorado por el gobernador de Kentucky, Steven Beshear, como 'Coronel Kentucky', una de las más altas distinciones que conceden las autoridades de Kentucky por logros de notable relevancia.

Era una rareza en el grupo de abuelos del mundo, donde predominan de forma abrumadora las mujeres (en un 90% de los casos). Salustiano llegó al selecto club con una partida de nacimiento que lo confirmaba como el único varón del mundo nacido en 1901. Aportó además documentos del censo, papeles de Inmigración, su certificado de matrimonio e informes antiguos, todo lo cual corroboraba su afirmación de haber logrado una doble gesta: ¡ser hombre y supercentenario!

> **En sus propias palabras, debía su larga vida a las frutas y verduras, y particularmente al plátano. Salustiano se comía sin falta un plátano al día.**

Sánchez Blázquez disfrutó hasta los últimos tiempos de su vida plantando legumbres, cultivando flores, haciendo crucigramas y entreteniéndose con juegos nocturnos de cartas. Pero además destacó a lo largo de su existencia como un **virtuoso de la dulzaina** (un instrumento tradicional de viento de lengüeta doble de la familia del oboe). Al intentar destacar su afición en el Libro Guinness de los Récords, los norteamericanos ni siquiera sabían cómo escribir el nombre del instrumento. El caso es que para Salustiano la dulzaina constituyó no solo un pasatiempo y *hobby*, sino también una fuente de ingresos adicional en ocasiones. En su pueblo salmantino ya ganaba un dinero ocasional tocándola en las celebraciones locales y en las bodas.

El superabuelo, como era habitual para la mayoría en la época en que creció, solo pudo asistir a la escuela hasta la edad de 10 años. Se consideraba a sí mismo un autodidacta.

Cuando lo nombraron el hombre más anciano del mundo, se mostró humilde, y consideró que "no había hecho nada especial, por vivir más que otros hombres". Tras su muerte un italiano, **Arturo Licata**, se convirtió en el hombre más viejo del planeta, con 111 años.

Sus mejores momentos

Don Quijote en el Niágara

Siguiendo la estela de su héroe Don Quijote, el inmortal personal de Miguel de Cervantes, Salustiano Sánchez recorrió mundo cuando joven, desempeñando los más duros oficios. Fue en Estados Unidos donde encontró al fin al amor de su vida, su mujer Pearl, y un hogar permanente a la sombra de las mundialmente famosas cataratas. Pero nunca olvidó sus raíces: era miembro del Club Español de las Cataratas del Niágara. Sus parientes mantienen hasta hoy en la provincia de Salamanca fincas próximas a las que ocuparon los padres de Salustiano.

Con la dulzaina por compañera

De joven en su pueblo ya ganaba para sus gastos tocando este instrumento de viento en fiestas, romerías y bodas. La dulzaina fue una de sus grandes pasiones en la vida, que le acompañó a lo largo de los años. Además, como muchos otros superabuelos, le encantaban varios otros entretenimientos. No perdonaba su partida de cartas por la noche, y hacer crucigramas le entretuvo hasta en sus últimos años. La jardinería y horticultura también le gustaban, y mucho después de cumplido el siglo de edad todavía cultivaba legumbres y flores.

Videoteca: Salustiano Sánchez Blázquez https://www.youtube.com/watch?v=VQcNQV_toc0

Dosis diaria de plátano y analgésicos

Esta era la curiosa combinación sin que la que Salustiano no podía pasar ni un solo día. Todos los días una banana sin falta. Y para los dolores que padecía ya de muy mayor, tomaba varias pastillas de Anacin a diario. Anacin es una mezcla de cafeína y aspirina, que se convirtió en el Santo Grial de Salustiano, dándole vitalidad y quitándole las molestias de la edad.

Videoteca: Las cadenas de televisión mundiales anuncian la muerte de Sánchez Blázquez https://www.youtube.com/watch?v=SEihskBJisk

Citas

"Gracias a mi dosis diaria de plátano y analgésicos llegué hasta aquí"
"No sé de haber hecho nada especial, por vivir más que otros hombres"
"Frutas, verduras, y mi banana a diario"

Cuando le preguntaron el secreto de su longevidad dijo:

"Me como sin falta un plátano al día"

7. Enemiga número 1 de la comida basura

Besse Cooper

Esta superabuela destacó porque a los 116 años, además de ostentar el honor de ser la persona más vieja del mundo, se manifestó como la más enconada enemiga de la comida basura.

Besse Cooper vivió sus últimos años en una residencia de ancianos del estado norteamericano de Georgia. Rechazaba la mala alimentación y en su país le pusieron su nombre a un puente.

Esta abuela del mundo era una enemiga de la comida rápida, también llamada 'comida basura', y decía que por eso la muerte era tan lenta en cazarla a ella. Besse Cooper falleció el 4 de diciembre de 2012 a los 116 años y 100 días en una residencia de ancianos de Monroe, un pueblo del estado de **Georgia,** en el sureste de Estados Unidos. Había pasado mucho tiempo desde su nacimiento, y el mundo había cambiado de siglo dos veces.

El **Premio Guinness de los Récords** le había dado su título de longevidad un año antes, en 2011, cuando la señora Cooper tenía 115 años. **Ella explicó que había vivido tanto porque nunca había metido las narices en los asuntos de los demás y porque siempre había comido bien**: "Yo no tomo comida basura".

Besse Cooper se casó en 1924 con un hombre llamado Luther. Tuvieron cuatro hijos. Esta reina de la vejez tenía 12 nietos y más de una docena de bisnietos y de tataranietos.

En su último día de vida, el 4 de diciembre de 2012, a la señora Cooper le arreglaron el pelo por la mañana. Luego vio un vídeo navideño. Más tarde empezó a tener problemas de respiración. Le pusieron oxígeno en su habitación y se murió tranquilamente a las dos de la tarde. Había nacido en el siglo XIX.

La persona más vieja del mundo nació en el estado de Tennessee en el año 1896, concretamente el 26 de agosto de ese año, pero se mudó al vecino estado de Georgia durante la **Primera Guerra Mundial** para buscar trabajo de profesora. En su cumpleaños número 115 un músico tocó para ella la canción TENNESSEE WALTZ (VALS DE TENNESSEE). Ese día Besse Cooper se comió dos trozos pequeños de tarta.

En la historia de la humanidad solo se conocen ocho casos de personas que hayan vivido hasta los 116 años, y el récord de resistencia a la muerte es de una mujer francesa que murió en 1997 a los 122 años, **Jeanne Calment** (capítulo 1) y **contaba que había llegado a cruzarse por la calle con Vincent van Gogh.** Recordaba que el pintor era un tipo "muy feo". Un año antes de fallecer Jeanne Calment grabó un disco de rap.

Besse Cooper no conoció al pintor que se cortó una oreja a sí mismo ni fue rimadora de hip-hop, pero para compensar **en Estados Unidos, muy orgullosos de su superabuela, le pusieron su nombre a un puente**.

Además, fue una campeona interrumpida de la vejez. Le dieron su título en enero de 2011 y en mayo el Libro Guinness descubrió que una mujer brasileña llamada **María Gomes Valentí** era 48 días más vieja que ella. La señora Gomes se murió un mes después y Cooper volvió a lo más alto del podio de los ancianos.

La mujer más vieja del mundo que la sucedió tenía 115 años, y vivió solo 13 días más que Cooper. Se llamaba **Dina Manfredini** y también era de Estados Unidos.

Sus mejores momentos

Dio nombre a un puente

La superabuela Besse Cooper fue un personaje singular del que sus compatriotas estadounidenses estuvieron muy orgullosos. Como muestra de su aprecio por ella al haber logrado superar los 116 años le pusieron su nombre a un puente.

Videoteca: El puente de Besse Cooper https://www.youtube.com/watch?v=Vdp39FGU6mQ

Se arregló el pelo, vio un vídeo navideño y se murió tranquilamente

Su último día de vida lo pasó arreglándose el pelo, luego vio un vídeo navideño. Más tarde empezó a tener problemas para respirar y hacia las dos de la tarde se murió tranquilamente.

No ser cotilla mantiene joven

Su secreto para mantenerse joven resultó muy peculiar: no meter las narices en los asuntos de los demás, y atenerse a sus propias cuitas. Es una forma distinta de aplicar el principio de caridad hacia el prójimo que ya otros supercentenarios pusieron en práctica.

Videoteca: Besse Cooper https://www.youtube.com/watch?v=VkWv_mfb0Y8

Perdido y recuperado el título

Logró por primera vez el título de persona más anciana del mundo en 2011. Pero le surgió una rival que aseguraba ser 48 días más vieja que ella. La brasileña María Gomes Valentí ganó la contienda, pero se murió un mes después. De modo que al final Jesse Cooper vivió más tiempo, pues una vez recuperado lo alto del podio, lo mantuvo hasta finales de 2012.

Saltarse los principios en su cumpleaños

Aunque era una declarada enemiga de la comida basura, en su cumpleaños número 115 se zampó doble ración de tarta para festejar la ocasión. Todos pecamos alguna vez.

Murió el mismo día que otra mujer récord Guinness

El mismo día que falleció Besse Cooper murió también la mujer más alta del mundo (2.36 metros de altura), la china Yao Defen, a causa de un tumor cancerígeno. Con lo cual el mundo perdió dos destacadas Premios Guinness en una sola jornada.

Videoteca: Triste coincidencia https://www.youtube.com/watch?v=9dC65C3K1bs

Citas

"Yo no tomo comida basura"
"Tuvo una vida larga y buena, y se fue tranquila. Sus mejores años fueron su década de los 80" – Su hijo, al morir ella.
"Solo me preocupo de mis propios negocios, y no como basura"

Cuando le preguntaron el secreto de su longevidad dijo:

''He vivido tanto porque nunca he metido las narices en los asuntos de los demás''

8. Cortejada por el futuro primer ministro

Julie Winnefred Bertrand

Julie Winnefred Bertrand, la mujer que desde diciembre de 2006 ostentaba el récord de la mujer de más edad del mundo, falleció el 18 de enero de 2007 a los 115 años. Bertrand, que nació el 16 de septiembre de 1891 en la ciudad quebequesa de Coaticook (Canadá), murió en las primeras horas del 18 de enero en el asilo de Montreal en el que vivía desde hacía 35 años.

El óbito fue anunciado por su sobrino, André Bertrand, de 73 años de edad, quien dijo que su tía murió mientras dormía.

Bertrand se había convertido en la mujer más anciana del mundo tras la muerte a finales del año anterior (2006) de la estadounidense **Elizabeth Bolden** (capítulo 19), que había nacido el 15 de agosto de 1890. Murió a la edad de 117 años y 230 días.

Nunca llegó a convertirse en la persona de más edad del planeta, porque coincidió en el tiempo con **Emiliano Mercado del Toro** (capítulo 23), que era casi un mes más viejo. En 2004, cuando había alcanzado los 113 años, la supercentenaria contó que **"tengo bastante buena salud, me visto yo misma a diario, hago que me arreglen el pelo cada 15 días, y disfruto tomando un vaso de vino en ocasiones especiales"**.

Al final de su vida, sin embargo, su actividad decayó sensiblemente, y los últimos informes relataban que se pasaba la mayor parte del tiempo durmiendo.

Tras convertirse en la mujer más vieja del mundo, el principal periódico de Canadá, THE GLOBE AND MAIL, señaló que en su juventud Bertrand fue cortejada por el abogado Louis St. Laurent, quien más tarde se convertiría en primer ministro.

Pero Bertrand, la sexta hija del fabricante de arneses Napoleón Bertrand, nunca se casó y trabajó la mayor parte de su vida en una tienda de su localidad natal.

Un prometedor amor de juventud

El amor no llegó a buen puerto, pero a Julie Winnefred Bertrand le quedó un bonito y halagador recuerdo que atesoró el resto de su larguísima vida. ¡Su otrora pretendiente llegó a ser con el tiempo primer ministro canadiense! La superabuela sin embargo nunca llegó a casarse.

Muy activa siempre… y también coqueta

Trabajó en una tienda la mayor parte de su vida, y nunca descuidó el arreglo de su pelo. Ella misma se vestía a diario hasta edad muy avanzada. No es la única supercentenaria que se preocupaba de su aspecto y, en concreto, de la peluquería. Varias otras de sus compañeras también dedicaron una atención especial a este apartado.

El vino, que no falte en las conmemoraciones

La superabuela confesó que disfrutaba, al igual que Jeanne Calment y otros abuelos del mundo, de una copita de vino de vez en cuando. ¿Será al final el vino el Santo Grial del que tanto se habla?

Dormir cada vez más

En los últimos tiempos de su vida, esta veterana de la edad se acogió a los brazos de Morfeo, y rara vez estaba despierta mucho tiempo.

Videoteca: La noticia de su muerte http://tvanouvelles.ca/video/602123158001

Citas

"Me hago arreglar mi peinado cada dos semanas"

Cuando le preguntaron el secreto de su longevidad dijo:

"Disfruto tomando un vaso de vino en ocasiones especiales"

9. Leche de burra y vasito de vino a diario

María Esther de Capovilla

María Esther Heredia de Capovilla, ecuatoriana de 116 años, era la mujer más vieja del mundo en 2006. El 14 de septiembre de ese año hubiera cumplido 117 años, pero murió antes, el 27 de agosto, en Guayaquil, Ecuador, como consecuencia de una neumonía. María obtuvo el récord Guinness de la mujer con más edad en 2005. El récord pasó a continuación a la estadounidense **Elizabeth Bolden** (capítulo 19), de 116 años, que lo mantendría hasta finales de ese mismo año.

María Esther de Capovilla tuvo 5 hijos, 11 nietos, 20 bisnietos y 5 tataranietos. Vivió 116 años y 347 días en total, desde el 14 de septiembre de 1889 al 27 de agosto de 2006.

Hasta el día de hoy, tiene el honor de ser la **persona sudamericana más longeva de toda la historia**.

> **Hasta un año antes de su muerte, María era capaz de ver la televisión, leer el periódico o incluso de pasear sola con la ayuda de un bastón. Pero a partir de ese momento comenzó a empeorar.**

El secreto de la larguísima vida de esta ecuatoriana, según sus familiares, era **la gran cantidad de leche de burra que bebía al día y el vaso de vino que se tomaba todas las noches al cenar**.

Según su nuera Maruja, el día de su muerte María Esther fue ingresada en una clínica para ser tratada por una neumonía, pero falleció. La enterraron en Guayaquil. Hilda Capovilla, hija de María Esther, comentó que una nieta de la anciana y la empleada que la atendía estaban junto a ella en la madrugada del domingo cuando falleció en la clínica. Agregó que, por los resultados de las radiografías, "estábamos seguros de que podría resistir, pero lamentablemente se nos fue".

María Esther Heredia, que nació en la preciosa localidad costera de Guayaquil el 14 de septiembre de 1889, habitaba en un elegante barrio de la ciudad porteña, en el oeste de Ecuador.

A pesar de que María Esther Heredia procedía de una familia acaudalada, conservaba su sencillez de toda la vida, afirmó su hija, quien recordó que a su madre le gustaban las fiestas y los paseos. La anciana era independiente en sus actividades y no tenía ninguna dolencia grave de salud. Cuando el año pasado le informaron de que había ingresado en el Libro Guinness de los Récords, los familiares aseguraron que el secreto de su larga vida era "la leche de burra" que consumía en una hacienda de una tía suya.

Asimismo, "**el vino**", que con su primer esposo, el austríaco Antonio Capovilla Oliva, solía degustar con moderación y que influyó en la dieta de Heredia.

Hasta que el Guinness confirmó la asombrosa edad de la superabuela ecuatoriana, no se sabía por ejemplo con certeza en qué año se había tomado instantánea en la que aparece María con su esposo austríaco Antonio y sus dos hijas, Enma e Irma. Y tampoco se conocía con exactitud cuántos años tenía aquella elegante y educada señora, pero lo que todos tenían por seguro era que hacía ya mucho que había cumplido el siglo. **A la propia superabuela jamás se le pasó por la mente que sería declarada la mujer más longeva del planeta, y la primera vez que se lo comunicaron, en diciembre del 2005, no quiso creerlo** y renegó del título que le había notificado Guinness. Para la anciana ecuatoriana ese reconocimiento "no podía ser" porque sencillamente no se sentía la mujer más vieja del mundo, dijo su hija.

Que María Capovilla era un fenómeno de la naturaleza lo demuestra el hecho de que **se recuperara milagrosamente de una infección estomacal al poco de cumplir los 100 años**. Su salud se debilitó hasta el extremo de que un cura le administró la extremaunción. Eran tiempos convulsos en Europa, con la caída del muro de Berlín y el derrumbe del comunismo. Lo que parece que no decayó de nuevo fue la salud de María que, dieciséis años después, seguía tirando.

Las fechas no mienten. María Esther de Capovilla nació el 14 de septiembre de 1889 en Guayaquil, Ecuador. Murió el 27 de agosto de 2006, a la edad de 116 años y 347 días en la misma ciudad donde había nacido. La causa de su muerte se diagnosticó como neumonía. Adquirió renombre internacional por convertirse en la persona más anciana del mundo desde el 29 de mayo de 2004 hasta el 27 de agosto de 2006. Nunca hubo un sudamericano o sudamericana en los anales oficiales con más edad que ella. Su esposo, Antonio Capovilla, vivió entre 1864 y 1949, y falleció a la edad de 85 años. La pareja estuvo casada de 1917 a 1949. Como se ve por las fechas, él era mucho mayor que ella, tenía 25 años a la fecha de su nacimiento. Pero el enlace resultó largo y feliz.

El nombre completo de esta abuela del mundo era nada menos que María Esther Heredia Lecaro de Capovilla, aunque se la conocía en todo el mundo simplemente como María Capovilla.

Era la hija de un coronel, y vivió su vida entre los de su clase, la élite de la alta burguesía. Como se esperaba de su estatus social, asistió a clases de arte y participó en iniciativas de beneficencia. Nunca fumó o bebió licores fuertes. En el año 1917 se casó con un militar, como lo había sido su padre, y marinero. Antonio Capovilla, como su apellido indica, provenía de una familia con ancestros italianos, pero había nacido en 1864 en la localidad de Pola, que entonces formaba parte del Imperio austrohúngaro, y que en el momento presente ha cambiado de denominación, pasando a llamarse Pula, y a pertenecer al estado de Croacia. Capovilla llegó a Chile en 1894 y luego pasó a Ecuador en 1910. Tras la muerte de su primera esposa, se casó con María. Tuvieron cinco hijos, de los cuales tres sobrevivieron a su longeva madre: Hilda, con 81 años en el momento del fallecimiento de María Capovilla; Irma, con 80, y un varón, Aníbal, con 78. La superabuela dejó además una familia mucho más extensa, de 12 nietos, veinte bisnietos y dos tataranietos.

Había llegado a centenaria, y entonces casi sobrevino el desastre. La muerte la rondó de cerca cuando cumplió los 100 años, y se creyó necesario proceder a darle la extremaunción. Como por milagro, sobrevino una asombrosa recuperación, teniendo en cuenta la ya avanzada edad de la paciente, y María recuperó su salud y nunca volvió a perderla hasta el momento de su muerte. En diciembre de 2005, **a la edad de 116 años, María disfrutaba de un buen estado excepcional y veía la televisión, leía el periódico, y hasta caminaba sin ayuda de un bastón**, aunque con una asistente de la mano. Solo en los dos últimos de su vida tuvo que permanecer esta supercentenaria confinada en casa, y compartió su hogar con su hija mayor Hilda y su yerno. Por cierto que en una entrevista concedida a los medios de comunicación, Capovilla había expresado su descontento porque los tiempos cambian, y ahora las mujeres se permiten cortejar a los hombres, y no a la inversa como había sido siempre en su época.

La salud de esta elegante mujer, sin embargo, comenzó a declinar hacia marzo de 2006, y para su disgusto ya no pudo seguir leyendo el periódico, uno de sus mayores goces diarios desde siempre. Dejó de hablar casi por completo y tampoco era capaz de caminar como antaño, salvo cuando la ayudaban otras dos personas. Aun así, todavía podía sentarse en su silla y abanicarse ella sola. Iba saliendo adelante hasta que un inesperado brote de neumonía le causó la muerte en la última semana de agosto de 2006, solamente 18 días antes de que hubiera podido celebrar su cumpleaños número 117. **Su vida se extendió a lo largo de tres siglos y vio sucederse en el cargo de máximo autoridad de su país a 33 presidentes ecuatorianos elegidos democráticamente**.

Cuando Capovilla obtuvo el título de Persona Más Anciana del Mundo, concedido por los Récords del Mundo Guinness el 9 de diciembre de 2005, desbancó sin pretenderlo a **Hendrikje van Andel-Schipper** (capítulo 10) de los Países Bajos, a la que se había considerado la más longeva desde el 29 de mayo de 2004 al 30 de agosto de 2005, y a **Elizabeth Bolden** (capítulo 19) de los Estados Unidos, que ocupó el trono desde el 30 de agosto de 2005 hasta el 9 de diciembre del mismo año. Pero María llegó, vio y venció, incluso a su pesar, pues nunca había tenido intención ni deseo de tomar parte en tan peculiar competición, ya ni hablemos de ganarla.

Los responsables de los Guinness dejaron bien claro que "María Esther de Capovilla había batido todas las probabilidades, no solo por el hecho de vivir hasta pasados los 116 años, sino por conservar los registros que lo prueban". Una portavoz de la mundialmente conocida organización incluso especificó admirada que "en la mayoría de los casos lo más difícil para los candidatos a superabuelos consiste en aportar pruebas que confirmen sus aseveraciones acerca de su edad". Y sin embargo con María no existió tal inconveniente. Allí estaban, desde el principio, recopilados todos los documentos que la convertían de forma inmediata desde aquel momento en la abuela del mundo. El 12 de abril de 2006 se agregó de forma oficial el nombre de Capovilla a la página web de los Guinness.

No solamente eso. Cuando murió a la edad de 116 años y 347 días, Capovilla ocupó el quinto lugar en la lista de personas documentadas que más tiempo hayan vivido.

A su muerte, su sucesora fue una vieja conocida. Elizabeth Bolden, que había visto cómo María le arrebataba su título por sopresa a finales de 2005, lo recuperó más de ocho meses más tarde. Logró así otro curioso galardón, el de convertirse en la segunda persona del planeta que recuperaba lo más alto del podio de la longevidad tras haberlo perdido. ¿Adivinan quién fue la primera en pasar por ese insólito trago? Nada menos que nuestra sin par francesa, la fascinante **Jeanne Calment**, que tanto nos maravilló en el capítulo primero de esta obra.

María Capovilla nació en 1889, el mismo año que Charlie Chaplin y Adolf Hitler. Se casó en 1917, el año en que Estados Unidos entraba en la Primera Guerra Mundial, y enviudó en 1949. Tenía 22 años cuando el Titanic se hundió, y 79 años cuando los astronautas norteamericanos pusieron el pie por primera vez sobre la Luna. Murió en el amanecer de un domingo, después de haber visto pasar tantos acontecimientos históricos como una enciclopedia. 116 años y todavía sus familiares contaban con que viviese mucho más, visto su relativamente bueno estado de salud. El fallecimiento de su miembro más anciano supuso un fuerte impacto emocional para los seres queridos de María, cuando ya esperaban ilusionados la fiesta de su cumpleaños número 117. Esta vez sí, la abuelita se les había ido para siempre, después del susto del centenario que ya se ha relatado en líneas anteriores.

Capovilla nació en el seno de una familia bien de Ecuador, cuyos **ancestros se remontaban a los conquistadores españoles**.

Disfrutaba pintando, bordando, con la danza y los paseos. Tocaba el piano y bailaba el vals en las fiestas, según contó su familia. Fue en su juventud cuando comenzó a beber leche fresca de los burros que poseía su tía en su granja, una costumbre que mantendría a lo largo de su larguísima existencia y a la que atribuiría mucho más tarde su increíble longevidad. Para beber su santo grial, esa preciada leche de burra, visitaba una cercana plantación, donde bebería tanto la leche de burra como la de vaca que constituía una parte indispensable de su dieta. Ambas leches frescas, recién salidas de las ubres de los animales. Nunca se dio al vicio del tabaco, hacía comidas regulares todos los días en pequeñas dosis y sin exceso, y asimismo bebía con moderación. Nunca fue aficionada a los licores fuertes, "solo una pequeña taza de vino para acompañar el almuerzo y nada más", aseguró su hija Irma. María era también fervientemente religiosa, y comulgaba sin falta cada viernes, contaban sus íntimos.

Se casó con Antonio Capovilla, un militar y marinero austríaco, en 1917, y tuvieron cinco hijos. Enviudó en 1949. Sus últimos 20 años de vida los pasó con su hija mayor y su yerno. Irma, su hija, confesaba "lo admirable de su condición una vez que ella ha alcanzado su edad y no solo eso, sino también la buena forma y excelente salud en que se halla". María

Sentada en un sofá y agitando con languidez un abanico en su aristocrática y estilizada mano, con pulso firme para defenderse del calor tropical, Capovilla recibía en ocasiones con aire entre perplejo y desconcertado a algún representante de los medios de comunicación que deseaba conocer en persona a la superabuela. Cuando Irma, entonces de 79 años, se inclinaba y susurraba al oído de su madre que venían a conocerla porque ella era la persona más anciana del mundo. María se limitaba entonces a menear la cabeza y sonreír.

Según su hija, esa calmada disposición podría haber contribuido al secreto de su longevidad. "Siempre ha tenido un carácter tan tranquilo, no sufre por nada y se toma las cosas con mucha calma, y así ha sido durante toda su vida".

La religión constituyó otra constante en su vida. Capovilla recitaba sus oraciones a diario, comulgaba cada viernes y siempre tomaba parte en las comidas familiares. Disfrutaba de manera particular de las lentejas y el pollo a la hora de la comida, que se comía sin ayuda con un tenedor y un cuchillo con los que partía los manjares en pequeños bocados.

Por la noche tomaba café con leche caliente y pan con queso o jamón. María Capovilla confesaba que **no podía pasar sin tomar algo dulce**: gelatina, helado o pastel.

Hasta casi el final de su vida le gustaba ver la televisión y leer los titulares de los periódicos, con cierta dificultad, pero sin gafas. Los últimos años los pasó confinada en su casa. Una asistenta le ayudaba a caminar por su hogar sin la ayuda de un bastón o de una silla de ruedas. Gradualmente se fue volviendo menos comunicativa, a la fuerza, pues su oído empeoraba y su memoria había empezado a fallarle. Aun así, recordaba todavía muchas cosas, pero no todas. Poseía un alto grado de lucidez, pero con fallos.

Por ejemplo, en una ocasión, sus hijas Irma e Hilda mostraron a Capovilla un retrato de su padre. Tras mirar fijamente a la imagen por un instante, la superabuela reconoció al que había sido su marido.

"Es Antonio Capovilla", dijo.

"Me hallaba yo en la plantación Josefina y trajeron a un amigo", recordó, explicando en voz baja cómo le presentaron al hombre con el que iba a casarse y crear su gran familia. La finca Josefina era de su tía.

Sus mejores momentos

Una recuperación milagrosa

Al cumplir los cien años, se le desató un problema serio de estómago, con riesgo de muerte. El riesgo era tal, que se creyó necesario administrarle la extremaunción. Pero María recobró milagrosamente la salud y ya no volvió a dar más sustos a su familia hasta 16 años más tarde, cuando falleció de una neumonía.

33 presidentes pasando ante sus ojos

Nacida en el XIX, su vida se extendió a lo largo de tres siglos, y vio sucederse en la presidencia de su país, Ecuador, a nada menos que a 33 presidentes. Le gustaba mantenerse al tanto de la actualidad y leía a diario el periódico (con dificultad, pero ¡sin gafas!). Como es lógico, desde su feliz juventud, consideraba que la sociedad y de forma particular los jóvenes habían degenerado bastante, incluso en la moda, con esa manía actual de mostrar las rodillas. Era capaz de recordar a los 116 años fragmentos de canciones de su niñez, y la oración que rezaba cada día pidiendo el socorro espiritual en su día a día.

Bordados, pintura, valses y paseos

Cuando ya era la persona más anciana del mundo, Capovilla explicó en una entrevista que era vegetariana, que no había nada que le gustara comer especialmente, que aún a su avanzada edad todavía le gustaba bailar (y de hecho bordó una danza magistral ante la cámara), que las manualidades le encantaban, que su danza favorita era sin duda el vals. "Las costumbres eran mejores en mi época", declaraba convencida.

Videoteca: Entrevista a la persona más vieja del mundo en 2006 https://www.youtube.com/watch?v=q_m1L6HjJXA

Renegando del Guinness

Mientras que entre muchos otros abuelos del mundo casi se ha llegado a las manos – metafóricamente hablando, se sobreentiende- por hacerse con el codiciado honor de ser el más veterano del planeta, María Capovilla reaccionó con incredulidad y cierto disgusto al conocer la noticia, y no quiso creerla. Al fin y al cabo, desde cierto punto de vista ser la de más edad no es precisamente algo atractivo. Normalmente te queda el consuelo de que hay alguien que todavía tiene unos añitos más y se halla más avanzado en la fase de envejecimiento y decrepitud, de modo que puedes compararte favorablemente con él o ella. Pero al convertirte en la más anciana a escala mundial, dicho consuelo, por bien conservada que estés como era el caso de Capovilla, desaparece. Ya no hay con quien compararse a tu favor, porque todos te siguen a gran distancia. Es la soledad del vencedor absoluto. Tal vez esto explique la reacción de María Esther frente a su logro Guinness.

La traicionera neumonía

Esta enfermedad se ha llevado por delante a varios de los abuelos del mundo que habían resistido muchos otros embates durante más de un siglo sin que se resintiera su salud. En el caso de Capovilla, se recuperó de una forma casi milagrosa de una dolencia de estómago que le sobrevino al poco de cumplir cien años. En aquella ocasión estuvo tan grave que un sacerdote llegó a administrarle la extremaunción.

Citas

"¿Cómo voy a ser la más vieja del mundo? No puede ser" – Comentario que hizo a sus parientes tras conocer el título Guinness obtenido.
"Disfruté todo lo que pude. Viví de una manera recta, transparente y no me arrepiento. Soy muy afortunada"

Cuando le preguntaron el secreto de su longevidad sus parientes dijeron dijo:

"Leche de burra en cantidad, todos los días" https://www.youtube.com/watch?v=WbXpF7hDcfM

10. Fanática del club de fútbol Ajax

Hendrikje van Andel-Schipper

La holandesa Hendrikje van Andel-Schipper, considerada por el Libro Guinness de los Récords como la persona más vieja del mundo, murió el 30 de agosto de 2005 a los 115 años, según un portavoz de la residencia de ancianos donde vivía. Van Andel falleció tranquilamente en la cama mientras dormía.

Van Andel, conocida como HENNY, vivió en Hoogeveen desde la Segunda Guerra Mundial hasta que se trasladó a la residencia de Westerkim a los 106 años de edad. No tenía hijos ni familiares cercanos y su marido, Dick van Andel, murió de cáncer en 1959. Fanática del club de fútbol Ajax, nació en 1890 y celebró su 115 cumpleaños el 29 de junio de 2005.

Una anciana que **no mostraba trazas de Alzheimer**, con problemas en la vista y que necesitaba ayuda para oír, pero aparte de eso, en un estado sorprendentemente bueno incluso para una persona mucho más joven. Su mente siguió alerta y viva hasta el final. Era sociable y animada. Le encantaba que la visitasen y tratar con otras personas. Le hizo especial ilusión visitar a la reina Beatriz de Holanda en el palacio real. "Fue muy emocionante y su majestad se mostró tan amable conmigo... Resultó todo un honor", comentó. La reina le pareció "una mujer muy agradable y sencilla, tan dulce".

> **Todos los días sin falta se tomaba una ración de arenque crudo. "El arenque y un zumo de naranja a diario es lo que me mantiene viva", sostenía.**

Al morir donó su cuerpo a la ciencia. Los investigadores estudiaron su sangre. Encontraron que en torno a dos tercios de sus glóbulos blanco o leucocitos se habían originado a partir de dos células madre solamente, cuando lo normal en un ser humano es tener un millar de células madre creando los leucocitos. Este hallazgo implica que las células madre van desapareciendo a medida que el cuerpo envejece, y que existe un límite marcado de antemano para la duración de la vida humana.

Pero también implica que podría resultar posible el guardar las células madre de un individuo durante su niñez o juventud, mantenerlas vivas y en buen estado fuera del cuerpo, y volver a inyectárselas mucho más tarde, para alargar su vida.

Los científicos hallaron además un cierto número de mutaciones en los glóbulos blancos de la sangre de Andel-Schipper, todos ellos inocuos, pero que podrían significar que la abuela del mundo gozaba de un **sistema superior al del resto de nosotros para reparar o suprimir las células que sufrían de peligrosas y potencialmente dañinas mutaciones**. Esas mutaciones en ocasiones pueden ocasionar cáncer.

El siguiente paso es comparar el genoma de estos superabuelos que evitaron el Alzheimer con el de otras personas que sí padecieron la enfermedad, para determinar qué factores genéticos los diferencian.

Su marca en longevidad fue reconocida por el Libro Guinness de los Récords. El portavoz del Guinness, Sam Knights, indicó que el honor de ser la persona viva más vieja del planeta entero pasaba a continuación de su muerte a una estadounidense de Tennessee, **Elizabeth Bolden** (capítulo 19), de 115 años. El hombre más anciano en el momento de morir Van Andel era el puertorriqueño **Emiliano Mercado del Toro** (capítulo 23), de 114 años.

Hendrikje "Henny" van Andel-Schipper, de apellido de soltera Schipper, vivió del 29 de junio de 1890 al 30 de agosto de 2005, y mantiene el récord de ser la persona que más edad ha alcanzado nunca oficialmente en los Países Bajos. Con su longevidad rompió la marca de la anterior superabuela de su país, que fue **Catharina van Dam** el 26 de septiembre de 2003. Henny se convirtió en la más longeva de la historia de su país el 16 de febrero de 2001, a la edad de 110 años y 232 días. Aún hoy en día figura como una de las 40 personas que ha alcanzado una edad más avanzada de todos los tiempos.

Van Andel-Schipper nació con el nombre de Hendrikje Schipper en **Smilde**, una pequeña aldea en una de las provincias más verdes de Holanda, Drente (en neerlandés, **Drenthe**). Vino al mundo en un parto prematuro y se dudaba que sobreviviera. No obstante, gracias a los continuos y persistentes cuidados de su abuela durante las primeras cuatro semanas de su vida, salió adelante. A la edad de 5 años, en su primer día de escuela, se puso de nuevo enferma, y tuvo que dejar de asistir a las clases por consejo del médico local. Su padre, que precisamente dirigía la escuela local, la enseñó a leer y escribir.

Amó el teatro desde muy pequeña, pero su madre puso objeciones a que se dedicase a una carrera artística, de modo que en su lugar se convirtió en profesora de costura.

La futura supercentenaria vivió con sus padres hasta que tuvo 47 años. Pero a la edad de 46 años había conocido a su futuro marido, Dick van Andel, que trabajaba en Amsterdam. De modo que dejó la casa de sus padres a la edad de 47 años y se casó con Van Andel, que era un inspector de Hacienda divorciado, a los 49 años en 1939. Tomó entonces el nombre compuesto de Van Andel-Schipper (algo habitual en los Países Bajos). Durante la Segunda Guerra Mundial, el matrimonio se mudó a Hoogeven y pasó por ciertas penalidades mientras duró la ocupación alemana del país. **Henny tuvo que vender sus joyas para pagar por comida con que alimentarse**. Su marido falleció de cáncer en 1959.

A ella misma le diagnosticaron cáncer de pecho al cumplir el siglo de vida, y en ese mismo año 1990 pasó por una operación de mastectomía. Vivió luego por su cuenta hasta que se mudó a una residencia de la tercera edad, pero fue cuando ya tenía 105 años.

Se convirtió en la mujer más anciana de Europa a la muerte de María Teresa Fumarola Ligorio en mayo de 2003, y la persona europea de más edad cuando falleció **Joan Riudavets** (capítulo 15) en marzo de 2004. Con el deceso de Charlotte Bekner a principios de mayo de 2004, la sucedió como la segunda persona con más años del planeta, por detrás de Ramona Trinidad Iglesias-Jordán. Esta murió a finales de mayo, y aparentemente la dejaba como la reina del trono de los supercentenarios. Irrumpió en escena sin embargo la ecuatoriana **María Esther de Capovilla** (capítulo 9) y Henny, pese a sus bien llevados 114 años, se quedó sin el título, aunque en un primer momento se le reconoció porque aún no se había confirmado oficialmente la documentación aportada por Capovilla, algo que sí se hizo después. Era la primera vez desde la década de los 80 del siglo pasado que un supercentenario no subía a lo alto del podio pese a tener 114 años. Y eso a pesar de que durante el año siguiente, la superabuela holandesa siguió batiendo marcas y superó en edad a previas poseedoras del título, entre ellos a Mitoyo Kawate, **Ramona Trinidad Iglesias-Jordán** (capítulo 11), Eva Morris, Marie Brémont y Maud Farris-Luse.

En su 115 cumpleaños en 2005 recibió la visita de la nuera de la reina holandesa, y de una delegación del club de fútbol Ajax, del que era ferviente hincha. La última vez que el equipo del Ajax había visitado a su entonces más longeva seguidora, ella se les había quejado de que los otros habitantes de la residencia de ancianos eran unos "paletos que no entendían de fútbol". Van Andel-Schipper se había hecho seguidora del club Ajax Amsterdam nada menos que 80 años antes, desde que asistió a uno de sus encuentros.

Murió tranquilamente el 30 de agosto de 2005, dos meses después de su 115 cumpleaños. Cuando tenía 82 años, había acordado legar su cuerpo a la ciencia para investigación (ver al respecto el capítulo 27 de este libro). La autopsia practicada por la universidad de Groningen reveló que había muerto de un cáncer gástrico, con un tumor en su estómago del tamaño de un puño pequeño. Hasta el final, permaneció en completa posesión de sus facultades mentales, pero cada vez se sentía más débil físicamente. Pocos días antes de fallecer, le confesó con su acostumbrada simpatía al director de la residencia, Johan Beijering: **"Ha sido muy agradable, pero el señor de arriba dice que es hora de irme"**.

Sus mejores momentos

Hincha de fútbol

De nuevo nos encontramos con que los abuelos del mundo se caracterizan por mantener un vivo interés por la vida a través de sus muchas aficiones. En este caso, Van Andel era seguidora ferviente de un club de fútbol, el Ajax. Incluso aunque se había quedado sola en el mundo, puesto que no tenía hijos y su marido ya había fallecido hacía largo tiempo, ella se mantuvo activa.

Videoteca: Van Andel en la CNN https://www.youtube.com/watch?v=ToO0SZzn980

Una dieta de arenques y zumo de naranja

Fue la receta que dio la superabuela cuando se le preguntó cuál creía ella que era el secreto de su larga vida. El pescado, con su alto contenido en Omega 3, y el zumo, concentrado de vitamina C, le proporcionaron los medios para superar en edad a todos sus contemporáneos del siglo diecinueve.

Donó su cuerpo a la ciencia

Al morir donó su cuerpo a la ciencia. Los investigadores estudiaron su sangre. Encontraron que sus células madres habían ido desapareciendo hasta quedar solo dos, que generaban el resto. Asimismo hallaron un cierto número de mutaciones benéficas en sus leucocitos, que probablemente la protegían de mutaciones dañinas y, en consecuencia, del cáncer.

Videoteca: El secreto de la longevidad en la sangre de una mujer de 115 años
https://www.youtube.com/watch?v=0VhF1KpzFPg

Cuando le preguntaron el secreto de su longevidad dijo:

'Un arenque al día sin falta''

11. Las comidas, siempre con cerveza

Ramona Trinidad Iglesias Jordán

Ramona Trinidad Iglesias Jordán había nacido en 1889 en San Juan, la capital de Puerto Rico, y era la mayor de once hermanos, también muy longevos. Falleció en su patria el 1 de junio de 2004, a los 114 años.

En el momento de su muerte ocupaba el trono de la persona más vieja del planeta. Ramona Trinidad Iglesias Jordán falleció un sábado de 2004 en la residencia de ancianos MI CASITA de Río Piedras, un suburbio de San Juan, a causa de un paro cardiaco, según anunció al mundo uno de sus sobrinos que vivía entonces en El Paso (Tejas).

Iglesias Jordán nació el 31 de agosto de 1889 en San Juan y, según el libro GUINNESS de los récords, era la persona más vieja del mundo, con 114 años. Iglesias Jordán murió en el hogar MI CASITA de San Juan, donde residió durante sus últimos 11 años de vida y donde recibía las visitas de sus sobrinos Jorge Iglesias y Roberto Torres Iglesias. Antes de su fallecimiento, la anciana estuvo ingresada una semana en el Hospital Pavía de Santurce por una pulmonía, pero había sido dada de alta, según precisó el diario VOCERO en su edición de Internet.

El reconocimiento como persona más vieja del mundo lo recibió el 29 de marzo de 2004 con 114 años y 211 días, después de que su familia presentara al GUINNESS un certificado de nacimiento, otro de bautismo y registros de censos, que confirmaron la edad de la boricua. Iglesias Jordán arrebató el título a **Charlotte Benkner**, que nació el 16 de noviembre de 1889 en North Lima (Chicago).

Ramona fue una mujer "obstinada y persistente", según ha declarado una persona vinculada a la familia y que describió a la fallecida como una persona a la que apenas alteraba cualquier acontecimiento y que no era dada a discutir.

Uno de los secretos de doña Ramona, como se la conocía, era "una cervecita en las comidas". Doña Ramona nació cuando Puerto Rico todavía formaba parte del imperio español (y cuando España, aunque ya muy golpeada por los sucesivos reveses históricos, todavía se consideraba imperio).

Vino al mundo en el mismo año en que nació Charles Chaplin y la torre Eiffel fue abierta al público, 1889.

Uno de los secretos de la longevidad de doña Ramona confirma la proclividad de la mayoría de los supercentenarios hacia el alcohol sin excesos. La superabuela no perdonaba una cerveza con cada comida.

> **"Incluso cuando tenía más de cien años, cada vez que la llevaba a un restaurante, ella siempre pedía una cerveza pequeña con la comida. Era lo primero que pedía", reveló René Matos, sobrino nieto de doña Ramona.**

La cerveza ayudaba, pero no lo era todo. El segundo gran secreto de su longevidad también lo compartía con otros superabuelos:

"Tenía una vida muy tranquila y fácil. Fácil en el sentido de que no tenía mucho por qué preocuparse".

Ese dato también es de René Matos, quien lo único que lamentó es que su tía abuela no llegara a los 115 años, como él esperaba.

Iglesias Jordán era la mayor de 11 hermanos, de los que aún vivían cuando murió Isabel y Gladys, de 94 y 89 años, respectivamente. Según cuenta el VOCERO, "todo parece indicar que su longevidad se debe a su genética ya que otra de sus hermanas, Concepción, vivió 103 años". Esta mujer pudo caminar hasta los 109 años y en el momento de fallecer sólo estaba aquejada de bronquitis, así como de pérdida de audición y visión, aunque esto no le impedía reconocer a sus familiares más cercanos.

Sus mejores momentos

Una cervecita sin falta

Su sobrino nieto contaba de doña Ramona que no fallaba: cuando iban juntos a un restaurante, y hablamos de incluso cuando ella ya había sobrepasado el siglo de edad, lo primero era pedir una cerveza. Esta supercentenaria tenía un factor común con muchos otros abuelos del mundo: de vez en cuando se daba una alegría moderada con el alcohol, sin llegar a caer en excesos. Pocos son los supercentenarios que se declararon abstemios; la mayoría se tomaba una copita de vez en cuando.

Vida fácil y tranquila

Otra característica de los supercentenarios es que muchos tuvieron una vida relativamente estable y sin grandes sobresaltos, salvo los derivados lógicamente del paso del tiempo, con su cuota de nacimientos y defunciones. Esto no significa que no tuvieran que trabajar duro en muchas ocasiones, pero se trató de décadas enteras en el mismo lugar, entre la misma gente, y con unas costumbres bien definidas. Fueron además personas que rara vez sintieron necesidad de preocuparse por plazos, o fechas límite, por ejemplo. El estrés no pudo hacer mella en ellos. Y como en el caso de doña Ramona, eso facilitó su extraordinario buen estado de salud, que mantuvieron hasta el final.

Cuando le preguntaron el secreto de su longevidad dijo:

"Una cervecita en las comidas"

12. La centenaria que engañó a los Guinness

Kamato Hongo

Kamato Hongo, japonesa nacida el 16 de septiembre de 1887, celebró su nuevo título de decana de la humanidad en marzo de 2002. A sus 114 años no había perdido el gusto por los pequeños placeres de la vida: **el pescado crudo, el té verde y hasta una gotita de alcohol en ocasiones especiales**. *EL LIBRO DE LOS RÉCORDS* Guinness la nombró decana de la humanidad tras el fallecimiento de la estadounidense Maude Farris-Luse a los 115 años y 56 días.

 La señora Hongo se crió en una granja y vivió en la localidad japonesa de Kagoshima con una de sus hijas durante sus últimos años. Tuvo algunas dificultades para andar, pero se conservó con buena salud la mayor parte de su vida, como la gran mayoría de superabuelos. Destacó entre ellos, sin embargo, por una peculiaridad, según declaró a la televisión en su momento su hija, Shizue Kurauchi, de 77 años: **"Duerme durante dos días seguidos y después permanece despierta otros dos"**.

 Japón, donde la esperanza de vida es la más alta del mundo, era también en ese año 2002 el país natal del hombre de más edad, **Yukichi Chuganji**, que celebraba por aquel entonces sus 113 años. Y que aunque en ese momento no lo sabía, era en realidad la persona más vieja del mundo oficialmente reconocida. Murió sin conocer tal hecho.

Kamato Hongo vivió desde 1893 (o desde el 16 de septiembre de 1887, como creyó todo el mundo durante mucho tiempo) hasta el 31 de octubre de 2003. Fue una supercentenaria japonesa de lo más original. Se la consideró la persona viva más anciana del mundo de marzo de 2002 hasta su muerte. Sin embargo, el Libro Guinness de los Récords retiró su aceptación de que había ocupado lo más alto del podio de los supercentenarios en 2012, al rechazar las reivindicaciones y supuestas verificaciones anteriores de la edad de Hongo. Hongo fue registrada en su acta de nacimiento como Kamato Kimura alrededor de 1893 en la pequeña isla de Tokunoshima, también hogar de otro supercentenario, **Shigechiyo Izumi**. Hongo dio a luz a siete hijos (tres hijas y cuatro hijos) entre 1909 y 1933. Más tarde se mudó a Kagoshima en Kyushu, donde vivía con su hija.

El investigador belga Michel Poulain ha analizado los registros de ***koseki*** (registro familiar más antiguo del mundo, que mantiene el gobierno japonés desde hace un milenio). En lo relativo a

Kamato Hongo, determinó que ella tenía una hermana mayor nacida en 1887, un hermano mayor nacido en 1890 y que dado que no había ninguna referencia a una adopción, **Hongo tenía probablemente en realidad unos 110 años aproximadamente cuando murió, en lugar de 116**. Esto significa que Hongo probablemente nunca fue la persona más vieja del mundo o ni siquiera de Japón en su momento.

Y sin embargo Hongo fue considerada como la persona de mayor edad en Japón después de la muerte de **Denzo Ishisaki** en 1999 y alcanzó talla de celebridad. Su longevidad resultó ser un gran atractivo para el marketing, realizándose llaveros, tarjetas telefónicas y hasta sellos con su cara.

> **Era conocida en todo Japón precisamente por ese hábito suyo de dormir dos días consecutivos para luego permanecer despierta los dos siguientes. Durante sus últimos años, vivió con su nieto Tsuyoski Karauchi, quien aseguró a la BBC que dormir era uno de sus pasatiempos favoritos, incluso la alimentaban mientras dormía.**

La japonesa Kamato Hongo, cuando cumplió 115 años el 16 de septiembre de 2002, era considerada la mujer más vieja del mundo. Pero Kamato Hongo, que vivía en la ciudad de Kagoshima, no pudo permanecer despierta para su gran día. "Ha caído en un sueño profundo esta mañana, quizá por la cantidad de visitantes que han venido a verla", dijo su hija Shizue Kurauchi a la agencia de noticias de Kyodo.

> **Aunque no podía andar sin ayuda, a Hongo, además de dormir, le gustaba cuando estaba despierta 'cantar y bailar agarrada de las manos', dijeron las mismas fuentes.**

El alcalde de Kagoshima, Yoshinori Akasaki, entregó el día 5 de septiembre de 2002 a Hongo el diploma que acreditaba a la japonesa como la mujer más anciana del mundo. En Japón, concretamente en Fukuoka, vivía por aquel entonces también el hombre más viejo del mundo, Yukichi Chuganji, de 113 años. Fukuoka y Kagoshima están situadas en Kyushu, la isla principal situada más al sur de Japón.

Al consultarle sobre el secreto de la longevidad de su abuela Kamato Hongo, Karauchi dijo que ella creció en un buen ambiente y se alimentaba con productos locales saludables. Agregó que nunca fumó, pero sí **comenzó a beber cuando ya estaba en sus noventa y lo hizo durante sus dos últimas décadas de vida.** Hay que decir que los japoneses son los que tienen la mayor esperanza de vida del mundo, muchos lo atribuyen a la **dieta del país nipón basada en vegetales y pescados**. La misma señora Hongo, aunque no tenía la avanzada edad que se le presuponía, alcanzó a cumplir con holgura los 110 años.

Hongo propició la aparición de mucho *merchandising* (paños, llaveros, tarjetas de teléfono, etc.), que destacaba su longevidad. Apareció en la televisión japonesa en varias ocasiones. Pasó sus últimos tiempos en Kagoshima, Kyushu, y celebró su 116 cumpleaños el mes antes de morir a causa de neumonía.

Kyūshū ha sido el hogar de otros supercentenarios, entre ellos Yukichi Chuganji, que murió un mes antes de ella. En enero de 2007, otra isleña de Kyūshū, **Yone Minagawa**, alcanzó el título de la persona más anciana del mundo, y el también residente de Kyūshū **Tomoji Tanabe** tomó el título masculino. Es fácil entender por qué se llama a Kyūshū la **Isla de la Longevidad**.

Yukichi Chuganji, que vivió del 23 de marzo de 1889 al 28 de septiembre 2003, fue un supercentenario japonés, el hombre más viejo del mundo (y más tarde la persona más vieja del mundo) hasta su muerte a la edad de 114 años, 189 días. Fue criador de gusanos de seda y uno de los pocos hombres en conquistar el título de la persona más vieja del mundo, casi siempre dominado por mujeres, junto con **Emiliano Mercado del Toro** (2006-2007) (capítulo 23) y **Jiroemon Kimura** (2012-2013) (capítulo 2), pero Chuganji no fue reconocido como la persona más vieja del mundo durante su vida; en ese entonces, el caso de Kamato Hongo, también originaria de Kyushu, todavía estaba aceptado y considerado válido por el Grupo de Investigación de Gerontología y el Guinness World Records, quienes no retiraron la autenticidad previa del caso de Hongo hasta 2012.

Yukichi Chuganji vivió en la ciudad de Ogori, con su hija Kyoko de 74 años de edad, hasta su fallecimiento.

Chuganji era el tercer hombre verificado en la historia en llegar a los 114 años, después de Mathew Beard y Christian Mortensen. Murió como el hombre de más edad de Asia verificado de todos los tiempos, rompiendo el récord de 112 años y 191 días por casi 2 años establecido por Denzo Ishizaki, y continuó manteniendo el récord de un poco más de ocho años, hasta ser superado por **Jiroemon Kimura** (capítulo 2), el 26 de octubre de 2011. Después de su muerte, la mujer japonesa **Mitoyo Kawate** se convirtió en la persona viva más vieja, y el español **Joan Riudavets** (capítulo 15) en el hombre vivo más viejo.

Sus mejores momentos

Los pequeños placeres de la vida

Para Kamato Hongo consistían en el té verde, el pescado crudo y una copita de alcohol de vez en cuando. Comenzó a beber siendo ya muy mayor, de más de 90 años, y lo siguió haciendo durante sus dos últimas décadas de vida. Prácticamente todos los abuelos del mundo se permitían algún pequeño capricho de vez en cuando. Muchos psicólogos también le recomiendan esta peculiar terapia a sus pacientes: cada día, darse un pequeño lujo solo por el gusto de disfrutar. Eso nos permite recobrar el contacto con la felicidad y el bienestar que de otro modo, entre las prisas y el estrés cotidiano, podemos perder fácilmente.

Dormir y velar a tragos largos

Si uno alcanza la vejez extrema puede manifestar un rasgo que en Hongo era muy claro: los periodos de somnolencia se van alargando hasta cubrir varios días seguidos. Claro que para compensar, esta supercentenaria despertaba de sus hibernaciones y se pasaba después hasta 48 ó más horas despierta. Sabedores de esta costumbre, su familia hasta llegó a alimentarla mientras dormía.

Videoteca: Kamato Hongo (en inglés) https://www.youtube.com/watch?v=OfktKHaXmjA

Merchandising

La superabuela se convirtió en una celebridad en su país por su longevidad. El mercado se inundó de paños, llaveros, accesorios para móviles y demás *souvenirs* con su rostro. Los japoneses adoraban a la abuela del mundo, y aunque su edad a la postre resultó ser falsa, llegó a cumplir con comodidad los 110.

Mientras tanto, el auténtico abuelo del mundo, sin saberlo

Yukichi Chuganji se fue de este mundo en 2003 sin saber que había obtenido el título de persona más vieja del mundo. Los Guinness le concedieron el reconocimiento a título póstumo, tras haber descartado a Kamato Hongo, una celebridad en vida. Eso sí, murió como varón más longevo de Asia de todos los tiempos.

Citas

"Le gusta bailar y cantar agarrada de las manos" – Declaración de su familia cuando Hongo era ya muy anciana.

Cuando le preguntaron el secreto de su longevidad sus seres queridos contaron:

''Duerme durante dos días seguidos y permanece despierta otros dos''

13. "Mi secreto es el porridge; los hombres, que ni se me acerquen"

Jessie Gallan

El 2 de enero de 2015 no fue un día normal en la residencia escocesa Crosby House. Felicitaciones de cumpleaños llegadas de todos los puntos del globo inundaron la administración del establecimiento, ante la estupefacción de su destinataria. A sus 109 años, que cumplía ese día, Jessie Gallan se volvió viral en la red de redes, sin que ella entendiera muy bien lo que estaba pasando. Como contó la directora de la residencia Sandra Angus, "tuvimos a gente que nos telefoneaba desde los más remotos lugares de la Tierra para desearle lo mejor a Jessie, e incluso hubo personas que ese día se acercaron hasta nuestra puerta simplemente para saludarla". En medio del alborozo general, Jessie se convirtió en su cumpleaños en una sensación en Internet, pero ella mantuvo la calma y la serenidad, como había hecho siempre.

Tres meses más tarde, el 26 de marzo de 2015, a la edad de 109 años y 83 días, falleció la abuela de Escocia, a la que nadie de su tierra superaba en edad. Rozó la gloria de los supercentenarios, y no la alcanzó por apenas unos pocos meses.

Cuando era niña, Jessie dormía en la misma cama con sus cinco hermanas y un hermano, en su pequeña cabaña. Se alternaban las cabezas y los pies para caber todos los niños en el lecho. Así eran las cosas a principios del siglo XX en la Escocia rural: muchos hijos y vida humilde y laboriosa.

Más de un siglo más tarde, Jesse pasó sus últimos años en el hogar de ancianos Crosby House de Aberdeen, donde se convirtió en una de las residentes más populares.

Cada día acostumbraba a sentarse un rato para charlar con su mejor amiga y compañera de residencia, Sarah-Jane Main, y se mostraría interesada por todas las actividades que se desarrollaban en la institución.

Cuando, en su último cumpleaños, reveló sus secretos para lograr la longevidad, levantó una polvareda. Porque en primer lugar recomendaba el evitar todo contacto con hombres. A esto respondieron algunas voces airadas –con toda probabilidad masculinas- que si su madre hubiera seguido el mismo consejo, ella no estaría allí presumiendo de su larga vida. Lo de 'presumir' es un decir, porque si hubo algo que predominó en la vida de Jesse fue su saber estar.

En enero de 2015, los diarios acogieron entusiasmados las jugosas declaraciones de Jesse: "La mujer más vieja de Escocia, Jessie Gallan, ha celebrado su 109º cumpleaños y dice que sus dos secretos para una larga vida son comer mucha avena y evitar el contacto con los hombres".

> **La centenaria nunca se había casado y no tuvo hijos. Los hombres, según la citó el periódico británico** *Daily Mail*, **"sólo crean problemas, más de los que se merecen". Por tanto, continuó Jesse: "Me aseguré de hacer mucho ejercicio, comer cada mañana con placer un tazón de avena, y nunca casarme", añadió.**

De los recuerdos que compartió con los periodistas, destacó también su encuentro con la reina Isabel II y la reina madre durante su trabajo como asistente de cocina en un hotel de Aberdeen, la ciudad donde siguió viviendo en sus últimos tiempos en una residencia de ancianos.

Aunque no resulta muy habitual dentro de nuestras fronteras, *EL PORRIDGE* o las gachas de avena, plato favorito de Jesse, es un plato muy popular en el Reino Unido y en los países escandinavos, donde a la hora de cocinarlo puede hacerse de lo más austero, simplemente con añadirle a la avena agua y una pizca de sal, hasta las variantes más elaboradas y suntuosas, con fruta, canela, siropes o crema.

La centenaria Jessie Gallan, que nunca se casó, nació en una diminuta cabaña en el campo de Escocia, donde su familia cultivaba la tierra. Ante la falta de espacio, como ya hemos relatado, sus cinco hermanas, un hermano y ella compartían un colchón relleno de paja. Tuvo una crianza humilde y apenas fue a la escuela. Ya a los 13 años tuvo que dejar su hogar y ponerse a trabajar. Se convirtió en lechera ordeñadora de vacas y se empleó en una granja como ayudante de cocina. Más tarde se mudó a la ciudad y trabajó en el hotel Lauriston de Ballater, que visitaban la reina y la reina madre cada año mientras ella estaba allí. La llegada de la soberana y de su madre era el acontecimiento estrella de cada temporada.

Decidida a progresar en la vida, tras diez años en el hotel lo dejó para trabajar en las mansiones más selectas de Aberdeen.

"Siempre trabajé duro y rara vez me he cogido días de descanso, desde que obtuve mi primer empleo a los 13 años". Mientras trabajaba, se sintió muy a gusto, afirmó: "Siempre he tenido buenos empleos con gente muy agradable". Y se mostró sorprendida por cuánto ha cambiado todo en un siglo: "Resulta sorprendente cuán diferente es ahora el mundo de aquel en el que yo crecí".

Para celebrar su cumpleaños el 2 de enero, Miss Gallan se tomó un sabroso almuerzo, seguido de una rebanada de pastel. Las personas que convivieron con ella en la residencia relataron que Jessie siempre tomaba parte en las actividades grupales, y que **le gustaba mucho hacer ejercicio físico**. "Acude sin falta a todos los conciertos y a la iglesia los domingos. Obviamente, como puede verse por su edad, ha llevado siempre un estilo de vida muy saludable".

Jesse Gallan se convirtió en la persona más anciana de Escocia a la muerte de **Clare Dawson**, de Glasgow, que ocurrió en junio de 2013. Dawson también falleció a las puertas del club de los supercentenarios, con 109 años. En enero de 2015 falleció la entonces persona más anciana de Gran Bretaña, **Ethel Lang**, con 114 años, de Bransley, South Yorkshire, que había nacido bajo el reinado de la reina Victoria.

"Adoro mi porridge. Lo he tomado toda mi vida". Las gachas de avena no faltaron nunca en la dieta de Jessie.

En su último cumpleaños, el personal de Crosby House reveló que Gallan era una señora muy independiente. Un trabajador veterano de la casa comentó: "Jessie es una mujer encantadora. Tiene aquí a su mejor amiga, Sarah Jane. Siempre están juntas".

> **Todos veían a Jesse dando vueltas por la residencia, en constante actividad. A la abuela escocesa le encantaba la música y la clase de ejercicio físico.**

Su salud se mantuvo hasta las dos últimas semanas de su vida. Murió pacíficamente en su cama, con su familia rodeándola, pocos días después.

Sus mejores momentos

Profundizando en el 'porridge'

El porridge o gachas de avena es un alimento rico en fibra y carbohidrato. Resulta ideal para comenzar con buen pie las frías jornadas invernales, dado que la avena da la suficiente energía para aguantar sin sentir los pinchazos del hambre hasta el mediodía. La verdad es que el porridge no resulta muy atractivo a primera vista. Se trata de una papilla blanquecina y con grumos, que admite múltiples variaciones. Los copos de avena pueden dejarse a remojo toda la noche, otras personas se decantan por una preparación rápida en el microondas. Lo mejor no obstante es usar un cazo y en pocos minutos obtendremos un porridge sano y nutritivo, al que podremos añadir unos toques de sabor. Un buen porridge lo podréis encontrar en algunos de los establecimientos más exclusivos de Europa. Los copos de avena los combinan con productos tan inusuales como queso, setas, espinacas o espárragos, o incluso frambuesas. El resultado, siempre exquisito.

Citas

"Adoro mi porridge. Lo he tomado toda mi vida"
"Resulta sorprendente cuán diferente es ahora el mundo de aquel en que yo crecí"
"Siempre he tenido buenos empleos con gente muy agradable"
"Me aseguré de hacer mucho ejercicio, comer cada mañana con placer un tazón de avena, y nunca casarme"

> Cuando le preguntaron el secreto de su longevidad dijo:
>
> *"Evitar el contacto con hombres: crean problemas, muchos más de lo que valen"*
> https://www.youtube.com/watch?v=H26keQo96ds

14. Conoció 7 guerras y 23 presidentes

Sarah Knauss

La norteamericana Sarah Clark Knauss, de 117 años, se convirtió en la nueva persona más vieja del mundo en 1998, título otorgado por el Libro Guinness de los récords. La anciana vivía en una residencia en la localidad estadounidense de Allentown (Pensilvania). Nacida el 24 de septiembre de 1880, en Luzerne County (Pensilvania), trabajó como costurera. A lo largo de su vida conoció siete guerras en las que estuvo implicada su patria, Estados Unidos, tres asesinatos de presidentes norteamericanos, el hundimiento del Titanic, el vuelo transatlántico de Lindbergh y la llegada del hombre a la Luna. Amante del chocolate, los dulces y las patatas fritas, aborrecía las verduras.

Su lema de vida lo resumía así: "Mantente ocupado, trabaja duro y no te preocupes de la edad".

Knauss sucedió como persona de más edad a Marie-Louise Meilleur, que era casi un mes mayor que ella. Sarah De Remer Knauss (Hollywood, Pensilvania, Estados Unidos, 24 de septiembre de 1880 – Allentown, Pensilvania, Estados Unidos, 30 de diciembre de 1999) fue una supercentenaria estadounidense.

Fue considerada la persona más vieja del mundo por la institución **Guinness World Records** desde el 16 de abril de 1998, fecha en la que murió a los 117 años de edad la canadiense **Marie-Louise Meilleur** (capítulo 16), y mantuvo la distinción hasta su propia muerte. A los 117 años de edad, también se convirtió en la persona de mayor edad en alcanzar el título de la persona más anciana del mundo. Knauss es la segunda persona verificada más longeva de la historia. La primera es Jeanne Calment (capítulo 1). Asimismo fue la última persona viva verificada en haber nacido antes de 1885.

Knauss vivió toda su vida en **Pensilvania**. Fue la hija nacida a Walter y Amelia Clark en la pequeña ciudad minera de corta vida de Hollywood y murió en Allentown. En 1901, se casó con Abraham Lincoln Knauss (**19 de diciembre de 1878 - 1 de marzo de 1965**). **Era costurera calificada, e hizo su propio vestido de novia, además de elaborar manteles y su propia ropa**. Según se dice, aprendió a coser cuando tenía 4 años de edad. Sarah, que tenía 28 años cuando **Henry Ford** introdujo el Ford Modelo T en 1908, vivió siete guerras de los **Estados**

Unidos y 23 presidentes de los **Estados Unidos**. Tenía 31 años en el momento del hundimiento del RMS Titanic en 1912 y 46 cuando Charles Lindbergh voló en solitario a través del Atlántico.

Knauss era gerente en una oficina de seguros. Cuando se casó se convirtió en ama de casa.

Su única hija, Kathryn Knauss Sullivan (17 de noviembre de 1903 - 21 de enero de 2005), dijo una vez acerca de la longevidad de su madre: "Ella es una persona muy tranquila y nada la desconcierta. Es por eso por lo que está viviendo tantos años."

En 1995, cuando se le preguntó a sus 115 años si ella disfrutaba de su larga vida, Sarah respondió con total naturalidad: " Disfruto de la vida porque tengo salud y aún puedo hacer cosas". **Sus pasatiempos eran ver golf en la televisión, coser y comer tortugas de chocolate con leche, anacardos, y patatas fritas.** " Sarah era una dama elegante y digna de todo el honor y la adulación que ha recibido", dijo Joseph Hess, un administrador de las dependencias de la Fundación Hogar Phoebe-Devitt donde vivía Knauss.

Sarah Knauss **murió el día 30 de diciembre de 1999, 33 horas antes de comenzar el año 2000, a la edad de 119 años y 97 días, en Allentown, por causas naturales**.

A los 116 años de edad, fue reconocida como la nueva plusmarquista nacional de longevidad de los **Estados Unidos**. Hasta entonces se había creído que tal título le correspondía a Carrie C. White (al parecer 1874-1991) (capítulo 19). Carrie había sido internada desde que sufrió una crisis nerviosa en 1909, por aquella época se estaba divorciando. Su documentación se consideraba impecable, pero una investigación reciente ha determinado que Carrie White podría haber tenido 21 años cuando fue internada en lugar de los 35 que pretendía. Eso significaría que en el momento de su muerte tendría 102 años en vez de 116. Si su reivindicación de que tenía 116 años fuera cierta, Carrie White hubiera sido la octava persona más anciana de la historia. No obstante, ahora se cree que el registro debería haber estado en manos de Lucy Hannah (1875-1993) (capítulo 19), quién murió a los 117 años y 248 días en el año 1993. En cualquier caso, y fuera cual fuera la verdad en el caso de White, Sarah **Knauss extendió el récord de longevidad de los** Estados Unidos **a 119 años**. Knauss fue también la segunda persona plenamente validada en la historia en llegar a 118 años y 119 años (siendo la primera Calment en 1993 y 1994 , respectivamente).

Desde su muerte, del senador estatal **Charlie Dent**, que había asistido a su 115 cumpleaños en**1995**, dijo que "la señora Knauss era una mujer extraordinaria que empujó los límites exteriores de la longevidad. Esta es una ocasión triste, pero ciertamente tuvo una vida destacable."

Más de 14 años después de su muerte, su récord como la persona más longeva de los **Estados Unidos** aún no se había superado; de hecho, **desde la muerte de Knauss,** y a fecha de 2015, **ninguna otra persona en el mundo ha alcanzado la edad de 119 años**. A lo largo de sus 119 años, Sarah Knauss nunca dejó de asombrarse ante el genio humano para concebir nuevas formas de hacer daño, pero también para curar, explorar y sobrevivir. Lloró cuando le dijeron que al Titanic se lo había tragado el mar, y se animó cuando los jóvenes americanos regresaron a casa tras las dos guerras mundiales. Con la boca abierta contempló el primer paseo del hombre sobre la luna.

Al fallecer, Knauss lo hizo dulcemente sentada en su silla favorita, a falta de 33 horas para entrar en otro siglo. Pero Knauss ya había cumplido: era más anciana que la torre Eiffel y el puente de Brooklyn. Mantuvo el ánimo a lo largo de incontables batallas, triunfos y derrotas, alegrías y tristezas, que se sucedieron al correr de los años.

Su tataranieta Kristina Patton la describió como "una de las más generosas y bien intencionadas personas que uno podría conocer nunca". Agregó que la superabuela "tenía sentido del humor y siempre sonreía cuando alguien iba a visitarla".

Knauss, que ya tenía 20 años cuando arrancaba el siglo XX, murió de causas naturales a las tres de la tarde del 30 de diciembre de 1999. La directora de la residencia donde vivía, la Phoebe-Devitt Homes Foundation, contó que había muerto tranquilamente en su habitación, sin estar enferma. Había recibido justo antes algunos visitantes que pasaron a verla, y cuando la enfermera regresó, ella murió sin ruido ni sufrimiento.

Llevó una reposada y larguísima vida como ama de casa y antes como directora de una oficina de seguros. Adoraba el campo de Pensilvania con pasión y disfrutaba viviendo en Allenton, donde se convirtió en la celebridad local en sus últimos años.

Knauss fue testigo de los cambios históricos del siglo veinte. Vivió para ver a su país, Estados Unidos, inmerso en siete guerras, y fue testigo del vuelo solitario de Charles Lindbergh a través del Atlántico. Cumplidos 28 años, contempló la presentación del modelo T por Henry Ford, y ya era una anciana de 88 cuando Neil Amstrong caminó sobre la luna.

Pero lo que a Sarah Knauss más le interesaba era su familia. Los acontecimientos históricos solo constituían un trasfondo secundario al nacimiento de su hija, de su nieto, de tres bisnietas, de cinco tataranietos y de un retataranieto o chozno.

Su tataranieta contaba que Knauss "hablaba sobre los lugares donde había estado y las cosas que había visto ocurrir". No obstante, se lo tomaba como algo natural. Por ejemplo, recordaba que **cuando ella era pequeña estaban erigiendo la famosa Estatua de la Libertad**, pero una efemérides mucho más importante para ella era el nacimiento de su hija.

Cuando el Libro Guinness de los Records la declaró la persona más anciana del planeta, tras la muerte de Marie-Louise Febronie Meilleur de de Quebec a los 117 años, la superabuela estadounidense se volvió el centro de atención mundial.

Claro que también le encontraba la gracia a lo de ser centenaria: Knauss cobró durante 53 años los cheques de la Seguridad Social y obtuvo a lo largo de todo ese periodo sustanciosos descuentos en las entradas de cine. "Le parecía hasta gracioso vivir tanto", contó su hija de 96 años, Kathryn Sullivan, en una entrevista en 1997. "Bromeaba y se reía sobre cuánto tiempo más le quedaría de vida".

Lo que más disfrutaba la abuela del mundo era ser capaz de ser cosas por su familia.

> **"Era una modista competente que se hacía a sí misma todas sus ropas y repasó los dobladillos de la ropa de todos los miembros de la familia hasta hace pocos días", contó Patton. "Le encantaba cuidar de nosotros".**

La persona más vieja del mundo celebró su último cumpleaños el 24 de septiembre de 1999. La señora Sarah Knauss celebró su cumpleaños en Phoebe Home en Allentown, Pensilvania, con un **viaje a un establecimiento de estilismo, un medallón de cangrejo, y unos**

cuantos bocados a un riquísimo helado y a varias tortugas de chocolate. Otra vez el chocolate que surgía en la vida de los supercentenarios, ¿será una señal? Cuando se le preguntó si había pedido un deseo cuando sopló las velas colocadas en el pastel de fresa, vainilla y chocolate, Knauss hizo una pausa antes de contestar: "No". Después de todo, tras celebrar 119 cumpleaños, ya empieza a ser difícil pedir deseos sin repetirse.

Ese último cumpleaños lo pasó Knauss de forma más tranquila que el de hacía dos años, justo cuando se había convertido en una estrella al ser nombrada la americana de más edad. En aquella ocasión las cámaras de televisión la rodeaban para captar cada uno de sus movimientos. En cambio, su hija Kitty dispuso que el cumpleaños número 119 de Knauss se celebrara en la intimidad de familiares, unos pocos amigos y algunos compañeros residentes de Phoebe House. Pero eso no redujo un ápice la ilusión que el día le producía a Sarah. Al fin y al cabo, era entonces la persona de más edad entre una población mundial de seis mil millones de habitantes de la Tierra. Casi nada. Se despertó emocionada a las 6.30 horas de la mañana, tres horas antes de lo habitual.

El comedor de la residencia se engalanó para la ocasión con pancartas que hacían alusión al cumpleaños de Knauss.

"¿Me podría ayudar alguien a bajar de la cama?", le pidió a la ayudante enfermera en esa jornada tan especial. Tantas ganas tenía de comenzar el día que ella misma movió las piernas para descender del lecho. Un rato después, la superabuela incluso se tomó a broma su edad con otros residentes: **"¿Ciento diecinueve años? Por favor, no puedo tener 119 años".**

Pero sí que los tenía. Knauss había nacido antes de la invención de la calculadora, la cámara de cine, la anestesia local, la estilográfica y el submarino. Cuando Knauss decía que había nacido en la década de los 80, se refería a 1880. Impresionante.

Sullivan deseaba que su madre tomase más carne de cangrejo antes de lanzarse sobre los dulces en su cumpleaños, pero nadie iba a decirle a su progenitora, y menos su 'pequeña' hija de 95 años, qué hacer en su día especial. De modo que se tomó más nata montada. Hasta en sus últimos años mantuvo una excelente salud para su increíble edad. Siguió levantándose de la cama cada día y participando en actividades diversas. Le encantaban especialmente aquellas que tenían que ver con niños. "Adoraba ver a los niños jugar", contó la directora de la residencia en la que se alojaba, la Phoebe-Devitt Homes Foundation. Esta directora, Marcella Moyer Schick, fue precisamente la que alertó a los Guinness sobre Knauss y aportó la documentación requerida para demostrar que esta mujer era la más superabuela de todos.

Los niños de la guardería First Step sentían lo mismo por Sarah Knauss y le cantaron el cumpleaños feliz y otras canciones aquel jueves. Knauss vestía un elegante vestido color marfil y junto con los medallones de cangrejo, tomó puré de patatas, maíz y ensalada de col.

Pero lo que centró la atención de la golosa superabuela fue el helado y las tortugas de chocolate. El pastel de hacía dos años portaba 117 velitas, pero en el último ya se habían rendido ante la profusión de años, y sustituyeron las candelas por los números uno, uno y nueve. Según explicó el director de actividades de la residencia, no les quedaba más remedio. Si hubieran puesto tantas velas, hubieran emitido un montón de humo, y posiblemente la alarma de incendios del establecimiento se habría disparado. Inconvenientes de la longevidad.

El fallecido marido de Knauss, Abraham, fue registrador de la propiedad del condado de Lehigh en el estado norteamericano de Pensilvania, razón por la cual Knauss recibió durante cuatro décadas una pensión mensual después de que él muriese.

Knauss residió en la institución Phoebe Home, una residencia de ancianos, durante sus últimos nueve años, desde que cumplió los 110. Allí se mudó también su hija. El nieto de Sarah tenía durante el último cumpleaños de la supercentenaria más de 70 años, su bisnieta se aproximaba al medio siglo, su tataranieta a la treintena, y su retataranieto ya tenía cuatro años. De modo que había tres generaciones cobrando pensiones de la Seguridad Social dentro de la misma familia. Una pesadilla para los artífices del Estado del bienestar si hubiera más familias tan longevas como la de Knauss.

El oído de Knauss se deterioró en su última época y usaba una silla de ruedas para desplazarse. La conocida revista Life dedicó un reportaje a las seis generaciones de la familia Knauss. Nacida Sarah Clark, la abuela del mundo hacía ya más de un siglo que se mudó del condado Luzerne a Bethlehem (Belén), una población cercana dentro del mismo estado de Pensilvania. Sarah no hablaba mucho, pero la enfermera que la ayudaba estaba impresionada por su compostura. "Mantenía **una actitud de vive y deja vivir**", dijo entonces, "se mostraba siempre serena, muy amable, muy agradecida por todo lo que hacías por ella".

Knauss se volvía loca por el chocolate, como ya hemos visto, y gozaba contemplando los pájaros que trinaban en el entorno de su residencia. **Cuando ya era muy mayor aún veía la tele, y sobre todo su canal favorito, de teletienda**.

Por unas pocas horas la supercentenaria se perdía su entrada en su tercer siglo. Cuando el siglo XX empezaba, Knauss tenía ya 20 años de edad. Al XXI no llegó por los pelos. Un dato impresionante: cuando la Segunda Guerra Mundial empezaba, Knauss ya tenía casi la edad de jubilación. Por la época de la Guerra del Vietnam, que acabó en 1972, era octogenaria.

Fue una conmoción cuando murió, para toda su familia. "Ella siempre estaba aquí, con nosotros". Era la primera muerte en la familia de seis generaciones vivas en 31 años.

Cuando Sarah Knauss nació, el presidente de los Estados Unidos era Rutherford B. Hayes, la nación solo tenía 38 estados, y la Estatua de la Libertad aún no se divisaba a la entrada del puerto de Nueva York. Knauss fue testigo del asesinato de tres presidentes norteamericanos, de las dos guerras mundiales, la llegada de la era atómica, y el aterrizaje de los astronautas en la luna. **Doce décadas de vida repletas de sucesos. EE. UU. todavía se lamía las heridas de su guerra civil cuando esta superabuela nació**.

Knauss logró evitar la enfermedad hasta en sus últimos momentos, y murió tranquilamente durmiendo. Su único achaque había sido la pérdida de la audición y aunque sí que había sufrido un declive en su salud, se encontraba relativamente muy bien para la edad que tenía. Durante su último mes de vida había necesitado una bombona de oxígeno, pero le había sido retirada en el momento de su muerte.

Joe Hess, el administrador de la residencia de ancianos, recordó cómo hacía años Knauss asistió a las sesiones de estudio de la biblia que él impartía en la institución.

"Me quedé sin aliento al ver a la persona más vieja de la Tierra sentada en la primera fila", dijo. "Sarah era una elegante mujer digna de todos los elogios que recibía, vamos a echarla mucho de menos".

Knauss empezó siendo la mujer de más edad de Pensilvania, luego de Estados Unidos, y finalmente del mundo entero, gracias a la investigación llevada a cabo por la investigadora local Edith Rodgers Moyer.

El duodécimo censo de los Estados Unidos, completado en 1900, lista a Sarah Clark como residente en Bethlehem Sur nacida en 1880. Un certificado de matrimonio de la iglesia de la Natividad en Bethlehem confirmó su edad. El matrimonio con Abraham Lincoln Knauss duró 64 años.

Un voluntario de la residencia, John E. Brunner, contó que Knauss acudió al peluquero como hacía cada semana, poco antes de morir. Llevaba un vestido a la moda y su encantadora sonrisa, y el cabello arreglado en un moño francés, que era su favorito. "Me quedé asombrado **de lo joven que parecía para su edad, me sentí como un quinceañero**; le deseé feliz Año Nuevo y ella me devolvió la felicitación".

La mayoría de la gente que la conocía se quedaba maravillada de la apariencia juvenil de Knauss. El mismo Brunner, jubilado, confesó que se sentía "como un jovenzuelo" cuando se cruzaba con ella.

Marjorie Dent, una vecina, recuerda que cuando Sarah era nonagenaria la invitó en una ocasión a tomar el té a su casa. La madre de Dent, Mildred Wieder, vivía con ella en aquel momento.

Con sorpresa descubrieron que Sarah y Mildred había asistido a la misma escuela elemental en Bethlehem.

"Apareció elegantemente vestida y con un elaborado peinado", recuerda Marjorie Dent. "Me impresionó".

La familia Knauss atribuía la longevidad de Sarah a su calmada forma de ser y a su costumbre de aceptar la vida como viene. En muy raras ocasiones se enfadaba la superabuela.

"Tenía buen humor y era una de esas personas adorables con las que todo el mundo quería estar, buena compañía", dijo su nieto Bob Butz, que tenía entonces 75 años.

Aunque vivió a lo largo de todo el siglo XX, con sus avances desde el advenimiento del automóvil hasta el viaje espacial, Knauss permaneció fiel a los valores del siglo XIX de valerse por uno mismo y mantener la lealtad a la familia por encima de todo.

Pertenecía a una rama de la iglesia episcopal (anglicana) en Allentown y acudía regularmente al templo local.

> **Aunque nunca tuvo un trabajo a tiempo completo, era una excelente modista que tejía colchas a mano, manteles de ganchillo, y se hacía sus propias ropas. Cosió su propio y magnífico vestido de novia, cuando era apenas una quinceañera. Y siguió cosiendo hasta que hubo sobrepasado el siglo de edad, proveyendo muchas de las prendas que constituían el guardarropa de su hija.**

Las colchas y edredones de Knauss, hechas de viejos vestidos cortados para conformar parches cuadrados que luego se unían, sobreviven hasta el día de hoy como tesoros familiares. Sarah cosió su última colcha cuando ya tenía 107 años de edad. "Poseía la mágica cualidad de crear preciosas labores de aguja", aseguró su bisnieta Margaret Butz Dennis. Esta bisnieta era enfermera en el hospital Lehigh Valley. No pudo dejar de reconocer que resultaría "increíble" tener la oportunidad de ser testigo de todas las cosas que ocurrieron en los 43.530 días que vivió la superabuela.

Knauss nació en una ciudad minera llamada curiosamente Hollywood en el condado de Luzerne. Su padre, Walter Clark, era ingeniero de minas y más tarde se convirtió en superintendente de una compañía minera al sur de Bethlehem. Ahí empezó una larga trayectoria. Baste decir que ya era bisabuela cuando el presidente Kennedy fue asesinado en 1963.

Conocida adicta al chocolate, consumía una dosis diaria hasta su muerte. ¿A quién nos recuerda eso? Justo. A la única mujer que le superó en edad, la francesa Calment (ver capítulo 1 de este libro).

Un año antes de morir la superabuela, su hija, Kitty Sullivan, de 95 años, dejó de conducir y se mudó junto con su madre. El nieto de Sarah, Robert Butz, tenía entonces 73 años y llevaba cobrando su pensión de la Seguridad Social durante casi una década. Pero eso no era nada. Su madre recibía la paga mensual del Estado desde hacía 30 años, y su abuela 53.

Sarah Knauss daba las gracias a sus enfermeras cada vez que le ponían un jersey para abrigarla, o la arropaban, o la bañaban. Su vocecita era tan frágil y suave que costaba entenderla. Pero el personal tenía claro que cuando ella les decía "ooooooooooooooohhhhhhh", justo después de haberla atendido, eso significaba "gracias".

Era la gran favorita entre todos los residentes. Hasta sus 119 años conservó la coquetería. En una ocasión, una auxiliar de enfermera, Emmanual Njamfon, que se encontraba con ella en la cafetería del establecimiento, acababa de arreglar su pelo y le dijo al oído en voz muy alta para que la entendiese: "Estás preciosa, Sarah". La abuelita del mundo agachó ruborizada la cabeza sonriendo de oreja a oreja, encantada con el cumplido.

En una ocasión la llevaron en su silla de ruedas a una muestra de artesanía que se desarrollaba cerca del vestíbulo de la residencia. Allí le mostraron dos broches hechos a mano, y la supercentenaria preguntó cuánto costaban, y al enterarse que solo un dólar, se compró uno.

> **Lo de los dulces era ya pasión. Sarah rechazaba los purés de patatas y se lanzaba directamente sobre los helados que había de postre. Poquito a poquito, iba avanzando hasta no dejar nada en el plato. Luego se limpiaba la barbilla con la servilleta como una señora bien educada. A continuación seguía con el yogur y el pastel, que incluía más helado. Nunca la verías tocar el pollo, o las patatas, o las zanahorias cocidas.**

El colmo de la felicidad para la abuela del mundo eran las tortugas de chocolate. Su hija contaba que le dejaba tres en una pequeña mesa cercana, y que en media hora habían desaparecido siempre. "Cualquier otro estaría muerto", comentaba Kitty. "Pero el doctor nos dice que la dejemos tranquila".

Y funcionaba. Sarah se sentaba con gracia en su silla de ruedas y nunca se quejaba. Su familia creía que no sufría dolor. El personal sanitario opinaba por su parte que debía tener algún achaque, pero la supercentenaria nunca lo demostró. Solamente tomaba una medicina al día, un medicamento para el corazón. Sufría de anemia, y en alguna ocasión aislada tuvieron que hacerle transfusiones de sangre por ese motivo.

En vida, Knauss era la **cabeza de familia de seis generaciones**. Se daba la paradoja de que su bisnieta Kathy Jacoby, de 49 años, era también abuela, con una hija de 27 y un nieto de 3. El pequeñín de la familia, Bradley, se las veía y se las deseaba para distinguir a todas sus numerosas antepasadas.

A Sarah Kanuss la llamaba Gran Nana.

A la hija de Sarah, Kitty Sullivan, Gigi, una abreviatura de Gran Gran.

Lucy Butz, su bisabuela, era Nana.

Charlotte Patton, su abuela paterna, Mom Mom (dos veces mamá en inglés americano).

Kathy Jacoby, su abuela materna, era solamente Kathy. Según explicó ella misma, "ya no quedaban más nombres libres para llamarme a mí".

Jacoby visitaba a su bisabuela Sarah cada mes, aunque la supercentenaria no la reconocía. Eso pese a que había vivido con ella desde los 98 años hasta los 104. En aquella época Knauss hizo de canguro del hijo y la hija de Jacoby, sus tataranietos.

Su hija también la visitaba, pero la comunicación entre ambas era casi inexistente, debido a que Sarah estaba casi totalmente sorda y dormía prácticamente todo el tiempo. Pero en alguna ocasión su madre supercentenaria comentaría: "Llevas una blusa nueva". O si Kitty aprovechaba la visita para hacer labor de aguja, Sarah, una experta en ese terreno, elogiaría su maña: "Eso que haces es bonito". Y de ese modo Kitty sabría que su madre aún seguía allí con ella.

"El personal de la residencia le tenía muchísimo cariño a Sarah, como si fuera de sus propias familias", contó la portavoz Marcella Moyeer Schick a su muerte, "pasará mucho tiempo antes de que nos acostumbremos a que ya no está con nosotros". Sarah dejó a su hija, un nieto, tres bisnietas, cinco tataranietas y a Bradley, el retataranieto junto al que se retrató para una inmortal instantánea.

Sus mejores momentos

Amante del chocolate

Cual niña pequeña, Sarah Knauss adoraba el chocolate y los dulces. También las patatas fritas. Pero procuraba evitar a toda costa las verduras. Tal vez tenía mucha más razón en sus gustos de la que podríamos pensar. El chocolate, particularmente el negro, es rico en antioxidantes. Contiene flavonoides, sustancias naturales que se encuentran en las plantas y que en efecto podrían prevenir contra el envejecimiento. Se supone que los antioxidantes protegen nuestras células del daño causado por los radicales libres. El chocolate además protege el corazón: en un estudio realizado por investigadores británicos las personas que comían más chocolate tenían un 37% menos de riesgo de sufrir una enfermedad cardiaca que otros que no eran tan golosos. También hay un 20% menos de accidente cardiovascular. La manteca de cacao presente en el chocolate contiene ácido oleico, que es una grasa que también se encuentra en el aceite de oliva, y que puede aumentar el colesterol bueno (HDL). Comer chocolate puede ayudar a disminuir la tensión arterial. Incluso tal vez contribuya a mejorar la visión. Y lo que todos sabemos por experiencia, el chocolate suele ayudarte a mejorar tu estado de ánimo, al estimular las áreas del cerebro relacionadas con el placer. En los últimos tiempos están surgiendo crecientes evidencias de que podría ser de utilidad para prevenir el cáncer y desde luego, vistos los ejemplos de Jeanne Calment y Sarah Knauss, entre otros, tal vez contribuya de forma significativa a la longevidad.

La receta de las tortugas

Para hacer estos dulces que eran los favoritos de Knauss se necesitan nueces, caramelo, y chocolate derretido para cubrir. La salsa de caramelo se hace con una taza de azúcar blanca granulada (175 g), una pizca de sal, 1/4 de taza de agua (58 ml), 1/2 taza de crema de leche (nata) (150 g), 2 cucharadas de mantequilla (20 g) y 1/2 cucharadita de vainilla (2.5 g). En una cacerola se echan el azúcar, la sal y el agua y se calientan hasta que la mezcla toma un color ámbar claro. Luego se añade la crema de leche y la mantequilla, se remueve todo bien y se apaga el fuego. Se deja reposar y se agrega la vainilla. La salsa de caramelo puede guardarse en la nevera hasta dos semanas. También se puede aplicar sin enfriar. Una vez que se tiene listo el caramelo, se forman montoncitos con las nueces, procurando que tomen lo más posible la figura de tortuguitas. Se colocan los montones de nueces sobre papel encerado o de aluminio, y se les vierte encima el caramelo. A continuación se agrega el chocolate para cubrirlas, y que figure como caparazón de las tortugas. Si se quiere además pueden regarse de grageas de colores para adornar el postre. Por último –pero no es necesario- se meten en la nevera unos minutos para que se enfríe antes el chocolate. Y ya están listas las tortuguitas de chocolate para disfrutar, o también se pueden guardar en cajitas o bolsitas y regalar.

Videoteca: Sarah Knauss (en inglés) https://www.youtube.com/watch?v=yj4VbkuP_rg

Toda la vida con la aguja en la mano

Se contaba que Sarah Knauss aprendió a coser cuando tenía solamente 4 años de edad. Nunca abandonaría la aguja por el resto de su larguísima vida. Se hizo su propio y magnífico vestido de novia cuando apenas era quinceañera. Tejía colchas a mano, elaboraba manteles de ganchillo y se hacía sus propias ropas. Era una modista cualificada, aunque nunca ejerció profesionalmente. Solamente sus familiares se beneficiaron de su destreza. Proveyó a su hija de muchas prendas de su guardarropa incluso cuando ya era centenaria. Repasó los dobladillos de la ropa de todos sus seres queridos hasta casi el final. La familia conserva como tesoros las colchas y edredones de Knauss, hechos de viejos vestidos cortados para conformar parches cuadrados que luego unía.

Videoteca: 'Las siete personas más viejas jamás verificadas' (en inglés) https://www.youtube.com/watch?v=xu6J2j863fs

Citas

"Es una persona muy tranquila y nada la desconcierta. Es por eso por lo que está viviendo tantos años" – Dicho por la única hija de Knauss, Kathryn Knauss Sullivan, que también llegó a centenaria.

"Disfruto de la vida porque tengo salud y aún puedo hacer cosas" – A los 115 años.

"¿Me podría ayudar alguien a bajar de la cama" – Emocionada, el día que cumplió 119 años, para empezar la jornada.

"¿119 años? Por favor, no puedo tener 119 años" – Pero sí que los tenía.

"Mantenía una actitud de vive y deja vivir, siempre serena, muy amable, muy agradecida por todo lo que hacías por ella" – Declaraciones de la enfermera que la cuidaba.

Cuando le preguntaron el secreto de su longevidad dijo:

'Mantente ocupado, trabaja duro, y no te preocupes de la edad''

15. El ciclista más viejo de la historia

Joan Riudavets Moll

Cuando Joan Riudavets Moll, el hombre más viejo del mundo, reconocido por el Libro Guinness de los Récords, murió el 5 de marzo de 2004, tenía 114 años y 81 días. La causa de su muerte fue un catarro común.

Durante su larga existencia se desempeñó como fabricante de calzado, concejal de su ayuntamiento y, aunque sin reconocimiento oficial, el ciclista más viejo conocido en la historia de la humanidad.

Riudavets fue reconocido como el hombre de más edad en el mes de octubre de 2003, tras el fallecimiento del japonés Yukichi Juganchi a los 114 años. El centenario menorquín cumplió el 15 de diciembre los 114 años de edad. Moría tres meses más tarde "tranquilo, con serenidad" en su domicilio de Es Migjorn Gran (Menorca), según contó su familia, tras haber entrado en coma el día anterior a su fallecimiento.

Joan Riudavets nació en la pequeña población menorquina de Es Migjorn Gran el 15 de diciembre de 1889, el mismo pueblo de 1.200 habitantes donde moriría más de un siglo más tarde, y donde en los últimos tiempos residía con su hija Paca. Seguía habitualmente un régimen de vida sosegado, con buena salud y un excelente estado de ánimo. Su padre era fabricante de calzado, de zapatillas, actividad profesional que prosiguió el abuelo del mundo menorquín, el cual vivió en tres siglos llevando vida sencilla y humilde.

Con motivo del 114 aniversario manifestó que **"lo importante no es cumplir años, sino estar en paz, tranquilidad y amistad con los demás, con respeto hacia la familia y paz con uno mismo, así como espíritu de convivencia y concordia"**.

La familia Riudavets Moll estuvo formada por diez hijos, de los que sobrevivieron al superabuelo dos hermanos, que compartían su longevidad: Pere, de 104 años, y que también vivía en Es Migjorn Gran; y Josep, de 98, que residía en Palma de Mallorca. Pere falleció en 2006 a la edad de 105 años y Josep en 2009 con 102 años.

Durante los dos últimos veranos recibió la visita del entonces presidente del Gobierno, José María Aznar, que residió durante sus vacaciones en Menorca en la finca rústica Son Camaró, situada a escasa distancia de Es Migjorn Gran.

Joan Riudavets fue el patriarca menorquín que llegó a los 114 años. Toda una leyenda en las islas.

Quiso ser amable, lúcido e irónico para minimizar el prodigio de su edad: **"Nací como todos".** Este zapatero tradicional, que afirmaba ser **republicano "de izquierda, tolerante y respetuoso con las ideas de todo el mundo",** falleció en su casa de Menorca a los 114 años y casi tres meses. Era el patriarca del mundo. "Ha tenido una muerte tranquila, guapa", proclamó un familiar. "Se ha despedido de toda la familia porque veía venir su adiós". Un catarro desencadenó el proceso de la muerte natural del supercentenario.

RIUDAVETS ERA EL GRAN SUPERVIVIENTE, CON UNA SALUD ENVIDIABLE. **"No sé lo que es un dolor de cabeza. No me duele nada", explicaba para indicar en qué condiciones de salud rompía los límites habituales de longevidad. Se ponía en pie a pulso, sin ayuda, para recibir a las visitas. Él mismo se afeitaba y se jactaba de atarse los cordones de los zapatos. No quería que nadie le asistiera para vestirse.**

Un año antes de su muerte superó una parada cardiaca y durante un día rechazó que le llevaran al hospital de Mahón. "Se resistía, se veía morir", según su hija Paca, de 80 años, que ha vivido con él. Por tres veces en 23 años debieron cambiarle la minibatería del marcapasos que le colocaron con 91 años. Agotó los plazos técnicos previstos y las suposiciones médicas.

Hasta los 102 años trabajó su huerto, podó árboles y se desplazó en bicicleta. Hasta el final tuvo buen oído, la voz metálica y unas orejas agrandadas con la vejez. Enjuto, mostraba los largos dedos y pulgares muy curvos. La extraña profundidad de su mirada y los pliegues de piel denotaban en cierta manera cuánta agua había corrido bajo los puentes desde que él vino al mundo. **Riudavets leía el diario y miraba la televisión. A los 106 años fue operado de cataratas**.

En los últimos tiempos de su vida dormía 15 horas, hasta pasado el mediodía, y era frugal en las comidas. "Me gusta la verdura, las legumbres, todo muy bien cocido y masticado". Fue un ciclista por necesidad y un andarín constante. Vio llegar el primer coche, el teléfono, la electricidad, la radio, la televisión y las nuevas tecnologías audiovisuales. Le llamaban la atención los microteléfonos móviles, el poder hablar con aparatos sin hilos que se transportaban en los bolsillos.

Viajó en barcos de vela y también en aviones a reacción, pero fue mayor para jugar al fútbol, era un hombre de mediana edad al llegar el deporte rey a las islas, y lo mismo le sucedió para aprender a conducir un coche utilitario. En 1910 quedó exento del servicio militar y en 1936 estaba fuera de edad para ir a la guerra de España.

"Soy normal. Lo más fácil de hacer son los años, no hay secretos. Para mí han pasado más deprisa que al resto", explicaba para minimizar las dimensiones del prodigio humano. En los dos últimos veranos de su existencia, el entonces presidente del gobierno español José María Aznar -veraneante en Menorca- le cumplimentó y le obsequió corbatas, cinturones y una cartera.

Al tatarabuelo menorquín le gustaba la política y evocaba con emoción la conquista del voto de las mujeres. Aún acudió a votar en las elecciones municipales y autonómicas del 25 de mayo de 2003. Rechazó ser trasladado en una silla de ruedas. Quiso depositar su papeleta para su sobrino nieto, el socialista Pere Riudavets, alcalde de Es Migjorn Gran, donde él fue alcalde pedáneo durante la República.

El prodigioso personaje comenzó a trabajar a los ocho años y acudió a la escuela nocturna. Firmaba con letra pulcra y caligrafía muy clásica. Al morir cobraba una pensión de 285 euros y la primera paga de retiro del Estado fue de dos euros. No se jubiló de forma voluntaria: **"Me obligaron a dejar de hacer zapatos. Me privaron de trabajar"**. Fumó poco y dejó el vicio antes de los treinta años. No tomó café ni alcohol. Le sobreviven dos hijas, cinco nietos y seis bisnietos.

Desde el 15 de diciembre de 1889 hasta el 5 de marzo 2004 pasaron muchas cosas en España, y él estuvo allí de testigo excepcional. En el momento de su muerte se creía que era la persona más anciana jamás verificada en la historia española. No obstante, una investigación posterior realizada por la Base de Datos Internacional en Longevidad reveló dos mujeres anónimas y mayores que Riudavets en el momento de sus muertes. Pero el menorquín se convirtió en el ser humano oficialmente más anciano de Europa al ocurrir la muerte de la italiana Maria Teresa Fumarola Ligorio en mayo de 2003, y en el hombre de más edad de todo el planeta al suceder en lo alto del podio al supercentenario japonés Yukichi Chuganji en septiembre de 2003.

Riudavets era el hombre más viejo jamás reconocido oficialmente en el continente europeo. Y, en el momento de su muerte, uno de los cuatro varones confirmados en todo el planeta que lograron alcanzar los 114 años de edad.

La vida de Joan Riudavets estuvo siempre ligada a la isla de Menorca en las Baleares. Su madre, Catalina Moll Mercadés, murió muy joven, con apenas 25 años de edad, en diciembre de 1889. La esposa de Riudavets, con la que se casó en 1917, había nacido en 1889 y murió en torno a 1979. Él fue zapatero hasta su forzado retiro en 1954, y alcalde pedáneo de su pueblo, Es Migjorn Gran. Se alimentó siempre con la dieta mediterránea típica que incluye aceite de oliva, tomates, pescado y pan. Hasta casi su fallecimiento fue capaz de andar sin ayuda y montar una bicicleta. ¡Y estamos hablando de 114 años! Le gustaba tocar la guitarra y cantar.

Seguía habitualmente un régimen de vida sosegado, con buena salud y un excelente estado de ánimo.

Interesado por la cultura y la política, Joan fue a la escuela hasta los once años, y más tarde frecuentó las aulas nocturnas en los inviernos. De esos tiempos recordaba a su maestro mallorquín Andreu Ferrer Ginard, con el que estudió desde 1906 hasta 1915.

Siguió la profesión paterna: "Siempre he sido zapatero"; vivió los últimos años de la exportación del calzado a Cuba, "era un gran mercado. Aquellos zapatos eran auténticas obras de artesanía, cosidos a mano", relataba.

También fue concejal y alcalde pedáneo cuando su población natal, Es Migjorn Gran, aún no había conseguido la independencia municipal. Se definía republicano: "Siempre lo he sido y entiendo que lo importante es hacer el bien, trabajar con esmero, correctamente, y tener la conciencia tranquila".

Joan Riudavets Moll estaba muy satisfecho con la autonomía municipal y con que Es Migjorn Gran cuente con ayuntamiento propio, con la circunstancia de que su sobrino, Pere Riudavets (PSOE), se convirtió en alcalde del municipio.

Durante los dos últimos veranos recibió la visita del entonces presidente del Gobierno, José María Aznar, que residió durante sus vacaciones en Menorca en la finca rústica Son Camaró, situada a escasa distancia de Es Migjorn Gran.

Los que lo conocieron destacaban "la claridad de sus palabras, su escritura firme y el sentimiento de viejo amable que traspasaba la pantalla".

¡TENER UNA FOTOGRAFÍA CON EL HOMBRE MÁS VIEJO DEL MUNDO!, DECÍAN OTROS ORGULLOSOS. A ALGUNO LE QUEDÓ UN RECUERDO IMBORRABLE CUANDO EL SUPERABUELO LE EXPRESÓ: "LE DESEO QUE VIVA TANTO COMO YO, Y LO VIVA TAN BIEN COMO YO".

Para ser un **supercentenario** tenía una salud poco común: le encantaba el ciclismo y pudo montar en bicicleta hasta los 110 años. Fue **músico** y trabajó de **zapatero** hasta que se **jubiló** en **1954**. Políticamente, era **republicano**. Murió a la edad de 114 años a consecuencia de un **resfriado**.

> **Dado que su madre,** Catalina Moll Mercades, **murió a los 25 años, antes de terminar el mes de diciembre de** 1889, **Joan Riudavets es probablemente la persona que ha sobrevivido más años a uno de sus progenitores, por algo más de 114 años.**

Es el **6º hombre que más ha vivido en el planeta**: 114 años y 82 días.

Joan Riudavets Moll podía fundir en su memoria la imagen de los soldados españoles que partieron hacia Cuba para perderla, con la estampa de las Torres Gemelas desmoronándose sobre Manhattan. En 1898, cuando el desastre colonial de Cuba, tenía nueve años. **Cuando cumplió 112 inviernos, aseguraba con sorna: "Estoy mejor que cuando cumplí los 111".** Creció en el XIX, recorrió en su totalidad como adulto el siglo XX y contempló desde la altura de abuelo del mundo este amanecer del XXI. A la guerra colonial sumó dos conflictos mundiales y el franquismo. Sin embargo, no despreciaba la pequeña actualidad cotidiana. Leía la prensa y veía el televisor, aunque con menos interés cada día. Al fin y al cabo, eran más de 40.000 días de existencia. Recibió a algún periodista con corbata y gorra, sorbiendo una copa de moscatel. Aunque de izquierdas, era diplomático y tolerante en la política: "El presidente Aznar lo está haciendo bastante bien. Está claro que es muy difícil acertar en todo, incluso para gente que sabe tanto, tanto más que yo, por mucho que se quiera. Ha mejorado mucho desde que empezó".

La llegada del euro llamó más la atención a Riudavets que el escándalo de Gescartera. El anciano menorquín estudió el aspecto que tendrían las facturas de agua, luz, teléfono... para no permitir que la construcción europea le saliera más cara que al resto de ciudadanos de la Unión. Lo único que le mosqueaba un poco era que los británicos vuelvan a ir, una vez más, por libre. "¿Por qué la libra esterlina va a seguir siendo libra esterlina?", se preguntaba receloso. No en vano, Riudavets vivió aquel tiempo en que las islas soportaban de mote el de la pérfida Albión.

¿Cuánto valdría Zidane en euros o en libras esterlinas? A Riudavets le traía al pairo el fútbol. Un deporte demasiado 'joven' para los de su generación.

Fervoroso republicano, sin embargo como celebridad local Riudavets llegó a conocer a los reyes Don Juan Carlos y Doña Sofía. En el recibidor de su casa figuraban las fotos con tan egregias relaciones, aunque nunca se haya sentido históricamente seducido por lo que representa la institución monárquica. Y sin embargo su tolerancia a ultranza se refleja en "mucho respeto por el Rey. Es muy amable", dice. "Y su señora también. Muy, muy agradable. Me hicieron una gran atención". Prudente asimismo al valorar el entonces cotilleado *affaire* del Príncipe Felipe con Eva Sannum, la modelo noruega. El abuelo reconocía que "hay impedimentos" para que cualquier chica joven emprenda amoríos con quien la puede convertir un día en reina de España, pero eso no era óbice para que la chica, "si va con honradez y si se querían", no mereciera un voto de confianza.

También se le pidió opinión sobre lo ocurrido el infausto 11 de septiembre en Nueva York. Riudavets vaciló antes de contestar, la mirada ensombrecida por primera vez. "Tantos recursos como hacen falta en educación, en tantas cosas...".Consideraba culpable a Bin Laden, y decía no comprender ni al millonario saudí ni a su causa. "Los que estrellaron los aviones son unos pocos, y no representan a la mayoría", aseguró con convicción demócrata. "Son unos pocos fanáticos, pero de esos también hay aquí. Como los de ETA. Da mucha tristeza".

"No sé si conseguirán acabar con el terrorismo", decía asimismo, en relación a los intentos en tal sentido del gobierno Aznar por aquellos años. No obstante se congratulaba de que la vecina Francia empezara a mostrar ciertos síntomas de intención colaboradora respecto a la necesidad de acabar con ETA. **Pero el superabuelo nunca fue antinacionalista radical. "No importa que haya diferencias", dijo a este respecto. "Siempre hay diferencias y tiene que haberlas. Pero lo más importante, por encima de todo, es el respeto".**

Joan Riudavets Moll, zapatero, músico, republicano, amante del ciclismo, de la libertad de conciencia, de la paz y de Es Migjorn Gran, su pueblo.

Joan Riudavets Moll, de 114 años de edad, el hombre más viejo del mundo por el Libro Guinness de Récords, falleció el 5 de marzo de 2004 en su domicilio de Es Migjorn Gran (Menorca).

Michel Poulain, a mediados de enero de 2002, emprendió un trabajo de verificación de la edad de Joan Riudavets. Michel Poulain, reconocido demógrafo, especialista en migraciones, se desempeñaba en la Université Catholique de Louvain (Bélgica). Uno de sus principales intereses, los supercentenarios. De hecho, formaba parte de una pequeña red que ha acabado siendo reconocida como la instancia oficiosa mundial de verificación de los casos de personas superlongevas. Poulain ha recorrido prácticamente todo el mundo en busca de tales personas y de la documentación que acredita su edad.

Su propuesta era aprovechar el viaje y realizar trabajos relacionados con el caso de Joan Riudavets entre los días 30 y 31 de enero de 2002.

Las dos intensas jornadas permitieron el vaciado y sistematización de todas las entradas relativas a la familia de Joan Riudavets existentes en el registro civil de Es Mercadal, la visita al cementerio de Es Migjorn (donde puede constatarse una elevada proporción de personas fallecidas después de los ochenta años) y al ayuntamiento de la misma localidad, para recabar información demográfica sobre su población actual. Aprovechó además para realizar una visita personal al supercentenario.

Alardeaba Riudavets siempre de mantener el pulso firme... y lo demostraba.

El departamento de Genética Molecular Humana de la Universidad de Barcelona desde 2002 investigó la posible existencia de unas claves científicas que expliquen la longevidad familiar de los Riudavets. Los investigadores tomaron muestras de la sangre y comprobaron la densidad ósea de diferentes parientes para identificar marcadores biológicos de alguna peculiaridad en la saga familiar.

> **La investigación sobre la densidad ósea de Joan Riudavets y sus parientes de primer grado ha servido para que un equipo de investigación barcelonés publicase un interesante artículo sobre la influencia genética en la osteoporosis de los mayores.**

Sus mejores momentos

El ciclista más viejo

Hasta los 102 años trabajó su huerto, podó árboles y montó en bicicleta Joan Riudavets. Ostenta el título de ciclista más viejo de la historia, al haber practicado este deporte hasta los 110 años. El ciclismo es una de las formas más fáciles de hacer ejercicio (puesto que casi todos hemos aprendido a andar en bicicleta), aumenta la fuerza y el tono muscular, y también la resistencia física. Mejora la aptitud cardiovascular entre un 3 y un 7%, o sea, que contribuye al buen estado de nuestro corazón. Se puede reducir así el riesgo de una enfermedad coronaria a la mitad. Se queman unas 300 calorías la hora. Ayuda a la coordinación, puesto que involucra a todo el cuerpo, incluidas las extremidades. Reduce el estrés y la depresión, y a cambio aporta más felicidad y bienestar.

La dieta mediterránea

Riudavets atribuía su longevidad a la dieta mediterránea. Las características principales de esta alimentación son un alto consumo de productos vegetales (frutas, verduras, legumbres, frutos secos), pan y otros cereales (siendo el trigo el alimento base), el aceite de oliva como grasa principal, el vinagre y el consumo regular de vino en cantidades moderadas. La incidencia de enfermedades cardiovasculares es mucho menos en quienes practican esta dieta. El deterioro cognitivo al ir envejeciendo también se reduce. Se atribuye tales circunstancias beneficiosas al consumo de pescado azul y al vino.

¡Videoteca: http://www.ccma.cat/tv3/alacarta/personal-i-intransferible/joan-riudavets/video/3088252/

Citas

"No sé lo que es un dolor de cabeza. No me duele nada"
"Soy normal. Lo más fácil de hacer son los años, no hay secretos. Para mí han pasado más deprisa que al resto"
"Nací como todos"
"Estoy mejor que cuando cumplí los 111" – Con sorna, al cumplir los 112 años.
"Siempre hay diferencias y tiene que haberlas. Pero lo más importante, por encima de todo, es el respeto"- Sobre los nacionalismos.

Cuando le preguntaron el secreto de su longevidad dijo:

''Lo importante no es cumplir años, sino estar en paz, tranquilidad y amistad con los demás, con respeto hacia la familia y paz con uno mismo, así como espíritu de convivencia y concordia"

16. Superabuelas con vidas paralelas

Marie Louise Febronie Meilleur y Felicie Young Cormier

Las agencias de noticias reportaron el 15 de agosto de 1997 una nueva muy especial: por fin se había zanjado la controversia sobre quién era entonces la persona más vieja del mundo. El libro Guinness de los Records se había pronunciado oficialmente: **Marie Louise Febronie Meilleur,** canadiense de 116 años, era la nueva decana de la humanidad. Tras la muerte de la francesa **Jeanne Calment** (122 años, ver capítulo 1), un puñado de candidatos, todos sobradamente centenarios, se postularon para el puesto. Pero muchas candidaturas fueron desechadas por falta de documentos fiables. "Tenemos un proceso de verificación draconiano", advirtió entonces **Clive Carpenter**, documentalista del Guinness. Al final venció Marie Louise, a punto de cumplir 117 años, pues había nacido el 29 de agosto de 1880. Le pisaban los talones **Sarah Knauss** (capítulo 14)**,** estadounidense y apenas un mes más joven que ella. Nicole Bossé**,** una familiar de Marie Louise, apunta el secreto de su longevidad: **"Ella suele decir: Trabajo y oración"**.

Mary-Louise Meilleur , del Canadá francófono, gozó de una larga existencia de 117 años y 230 días (del 29 de agosto de 1880 al 16 de abril de 1998).

Tuvo nada más y nada menos que 10 hijos con dos maridos distintos, de los cuales más de la mitad superaron los 90 años. **Decía ser vegetariana, aparte de una adicta al tabaco durante gran parte de su vida.**

Murió en Ontario, tras sufrir un grave coágulo de sangre.

Meilleur fue la más anciana persona canadiense viviente jamás certificada, y la cuarta persona de más edad de la historia del mundo, justo por detrás de de **Jeanne Calment** (capítulo 1), Sarah Knauss (capítulo 14) y Lucy Hannah (capítulo 19).

Nació en **Kamouraska**, **Quebec**, donde se casó con su primer marido, Étienne Leclerc, en 1900. Después de que él y sus padres murieran en 1911 y 1912, Meilleur dejó a dos de sus cuatro hijos vivos tras de sí en 1913 y se mudó a la frontera con Ontario. Solo una vez, en 1939, retornó al área de Quebec. La supercentenaria tuvo otros seis hijos con su segundo marido, Hector Meilleur, con quien se casó en 1915. Tras su muerte en 1972, vivió primero con una hija y luego en una residencia de Corbeil. **En total tenía 85 nietos, 80 bisnietos, 57 tataranietos y cuatro retataranietos** en el momento de su muerte.

Meilleur siguió fumando tabaco hasta ser nonagenaria. Cuando falleció a causa de un coágulo de sangre a la edad de 117 años, en abril de 1998, en Corbeil, Ontario, uno de sus hijos varones vivía en su misma residencia, y su hija mayor superviviente, Gabrielle Vaughan, tenía 90 años de edad.

Junto con **Felicie Young Cormier**, otra abuela del mundo, vivió a través de un periodo histórico tumultuoso, vio más cambio social y tecnológico y disfrutó de más felicitaciones por su longevidad que casi cualquier otra persona que haya vivido. La mención a Felicie Young Cormier viene a que ambas superabuelas murieron en un intervalo de dos días en la misma semana, poniendo punto final a sus reinados rivales como persona más vieja del mundo en aquel periodo.

La señora Cormier, que no tenía certificado oficial pero trazaba su fecha de nacimiento a partir de crónicas familiares al 9 de noviembre de 1879, habría cumplido ya los 118 años cuando murió un martes, también en una residencia de ancianos, en Crowley, Luisiana, Estados Unidos.

La señora Meilleur, que en cambió sí tenía un certificado de nacimiento y otras pruebas oficiales de su edad que la cualificaban como la entonces persona viviente de más edad, falleció el jueves de la misma semana en su residencia de North Bay, Ontario.

Ambas mujeres recibieron una atención considerable debido a su excepcional edad durante la última década de sus vidas paralelas, la cual dedicaron casi en exclusiva a sus respectivas grandes familias.

Cuando la señora Cormier, la hija de anteriores esclavos sudistas, nació en Nueva Iberia, Luisiana, durante el periodo histórico de la Reconstrucción tras la guerra civil estadounidense, Rutherford B. Hayes era presidente de los entonces 38 estados y Thomas Alva Edison acababa de inventar la bombilla eléctrica.

Sir John A. MacDonald, el primer ministro de Canadá a finales del siglo XIX, se hallaba en su segunda legislatura cuando Meilleur nació en Kamouraska, Quebec, el 29 de agosto de 1880, 13 años después de la consolidación del Canadá.

Meilleur, hija de un pescador que operaba un hotel, llevó el nombre de soltera de Levesque, se educó en un convento local, se casó en primeras nupcias con un hombre llamado Leclerc y tuvo cuatro hijos antes de que su esposo falleciera de neumonía en los primeros años del siglo XX. En 1915 se casó con Hector Meilleur y se mudó a Rapide des Joachims, Quebec, donde su marido trabajó de guardabosques durante el verano y de leñador por el invierno, mientras la señora Meilleur daba a luz y criaba otros seis hijos, lo que la hizo madre de un total de 10 retoños.

Cormier creció por su parte en el Sur de los Estados Unidos, en una época de tanta tensión racial que incluso después de que a su familia le donase una pequeña porción de tierra una mujer blanca, agradecida porque la pequeña Felicie la había cuidado durante un brote de viruela que había sufrido, **el Ku Klux Klan forzó a la familia a emigrar**.

Felicie y su familia se mudaron sucesivamente a Morgan City y Nueva Orleans. En esta última ciudad conoció al que habría de convertirse en su marido, Joseph Ellis Cormier, el cual tenía ya seis hijos cuando la pareja se casó. Juntos tuvieron otros siete, pero la señora Cormier, que educó a los 13 chiquillos, rehusó siempre hacer distinciones entre los hijos ajenos y los propios, y los reivindicó a todos como suyos.

Hasta sus últimos años siguió viviendo en su propia casa en Crowley, atendida solamente por una auxiliar de enfermera a tiempo parcial, hasta que finalmente ingresó en la residencia de ancianos de Luisiana. Mrs. Cormier era el centro de atención de los medios a medida que iba avanzando en edad y mostraba mucha labia en las entrevistas. En cierta manera esto le dio cierta ventaja sobre su 'rival' en longevidad, Meilleur, que estuvo virtualmente ciega y sorda desde que entró también en una residencia en 1989.

Pero la familia de Meilleur, sin embargo, era la que disponía de las mejores certificaciones oficiales de edad. La superabuelita canadiense tenía un respaldo más que abundante. Además de los cuatro hijos que le sobrevivían, Gabriel Vaugh de Barrie, Olive Therrien de Peterborough, Rita Coote de Deep River y Ernie Meilleur, que vivía en la misma residencia que su madre, había 85 nietos, 80 bisnietos, 57 tataranietos y 4 retataranietos prestos a defender a capa y espada que su antepasada era la auténtica número 1 del mundo en soplar velitas y pasar cumpleaños como si nada.

Cormier había reivindicado por su parte que tenía 37 nietos y cien bisnietos una docena de años antes de morir, pero a partir de entonces perdió la cuenta, según relató su hijo Herbert, de Crowley. Algo normal, a la vista de las circunstancias.

Aunque Meilleur citaba generalmente el trabajo duro como la razón principal para su persistencia en el vivir, también se la conocía por disfrutar de un vaso de vino, y quizá había añadido unos años de más a su longevidad cuando dejó el tabaco a la edad de 90 años. Cormier, según su familia, llevaba una vida más 'pura', sin fumar ni beber. En su caso atribuía la longevidad a cuidarse bien e irse siempre temprano a la cama y levantarse también temprano al día siguiente.

Faltaban dos minutos para la medianoche del 14 de abril de 1998 cuando Felicie Cormier exhaló su último suspiro en Crowley. Un día y medio más tarde la acompañaba en su viaje a la eternidad su inveterada rival Meilleur. Habían nacido prácticamente a la par –con Felicie clamando que era un año mayor pero sin el certificado oficial que le permitiría entrar en el olimpo de los Guinness-, y juntas se fueron, Meilleur con 117 años, y Cormier con 118. Unas vidas extrañamente paralelas de dos mujeres que habían hecho sus vidas a miles de kilómetros de distancia la una de la otra y que jamás llegaron a conocerse más que por referencias.

Sus mejores momentos

Meilleur, vegetariana pero adicta al tabaco

Los supercentenarios incurren en muchas ocasiones en graves contradicciones en cuanto su estilo de vida. Un ejemplo claro es Marie Louise Meilleur, que si bien cuidaba la alimentación hasta el punto de adoptar los hábitos alimenticios del vegetarianismo, por otro lado no podía dejar el vicio del tabaco. Por fin lo consiguió… a los 90 años. Más vale tarde que nunca. El caso es que con los abuelos del mundo las recomendaciones básicas para gozar de una larga y saludable vida pierden validez: la tienen de todas formas, pese a los vicios o a la alimentación desequilibrada, que no parece afectarles en absoluto. Como si fuesen una raza aparte, superior al resto de los mortales.

Abundante descendencia

Ambas superabuelas de este capítulo nacieron y murieron prácticamente en paralelo, con poco tiempo de diferencia. Y ambas fueron prolíficas. Si Marie Louise Meilleur tuvo dos maridos y diez hijos en total –cuatro del primer matrimonio y seis del segundo-, cuando Felicie Cormier se casó su marido Joseph era viudo y aportaba ya seis hijos al matrimonio. Llegaron luego otros siete retoños más. En total Cormier crió 13 chiquillos, tratándolos a todos como si fuesen sus propios hijos. Y si sumamos la prole de las dos supercentenarias, son 23 hijos, una cifra más que respetable.

Videoteca: Top 10 personas con mayor edad en el mundo
https://www.youtube.com/watch?v=ucZb9gazBMQ

Cuando le preguntaron el secreto de su longevidad Meilleur dijo:

"Trabajo y oración"

Cuando le preguntaron el secreto de su longevidad Cormier dijo:

"Cuidarse bien e irse siempre temprano a la cama y levantarse también temprano al día siguiente"

17. Vio por primera vez el mar a los 124 años

María do Carmo Jerónimo

En la SENZALA, la casa donde habitaban los esclavos en el Brasil del siglo diecinueve, **María do Carmo Jerónimo tenía tres sueños, sueños que la mantenían despierta algunas noches: convertirse en una mujer libre, conocer el mar y ver a Dios.**

María do Carmo pudo realizar su primer sueño muy joven aún, a los 17 años de edad, en 1888, cuando entró en vigencia en el Imperio de Brasil el decreto de abolición de la esclavitud, patrocinado por la princesa Izabel. Desde entonces, convertida en mujer libre, a María do Carmo sólo le restaron dos sueños para mitigar la pobreza y acompañarla en sus noches de insomnio, pero jamás podría haber pensado que tendría que esperar 107 años para cumplir el segundo. Fue precisamente esto lo que ocurrió en la playa de Copacabana el martes 9 de mayo de 1995, cuando con 124 años una cansadísima pero feliz superabuela pudo contemplar al fin la inmensidad azul.

El alcalde de Río de Janeiro, César Maia, se enteró de que los editores del *LIBRO GUINNESS DE* los Récords consideraban el incluir a María do Carmo como la mujer más vieja del mundo y decidió invitarla a visitar la ciudad para que pudiera realizar su segundo sueño.

Después de un viaje de seis horas, por carretera porque no le gustaba el avión, desde la ciudad de Itajubá donde vivía, María do Carmo arribó a la ciudad carioca en una UCT (Unidad de Cuidados Transitorios) móvil y se hospedó en un lujoso hotel de Copacabana por cuenta del Ayuntamiento. El martes, el alcalde fue a buscarla al hotel y, cogidos de la mano, ambos recorrieron lentamente la arena hasta llegar a la orilla del mar. Se detuvieron varias veces para que María do Carmo recobrara el aliento, pero ella sólo consintió en sentarse una vez que sintió como el agua salada acariciaba por primera vez sus pies.

"Es muy grande, sube y baja y es todo salado", comentó **la ex esclava, de apenas 1,34 metros de estatura,** cuando se llevó a la boca una mano mojada con el agua del mar. Luego añadió que era como una "gigantesca inundación".

Al conocer la historia, uno de los bañistas de Copacabana que presenciaba la escena le preguntó el secreto de la longevidad. **"Rezar",respondió María do Carmo, quien agregó que** todos los días bebe un vaso de vino y se come un plato de FEIJOADA, el típico guiso de frijoles de los brasileños.

Soltera y sin hijos, hasta casi los últimos tiempos de su vida **solía caminar tres kilómetros por día para ir a misa**, pero al final decidió abandonar este ejercicio. **María do Carmo no usaba gafas y no recordaba haber ido al médico ni una sola vez en sus 124 años de vida**. Acaso fuera ése el secreto de su longevidad. Poco antes de la visita a la playa, la salud de la ex esclava sorprendió a un grupo de médicos norteamericanos enviados por los editores del GUINNESS, que la examinaron para verificar su edad.

Después de la playa, María do Carmo fue llevada al monte Corcovado, donde conoció la gigantesca estatua de Cristo, que domina el paisaje carioca. **También visitó un asilo de ancianos, entre el aplauso caluroso de sus 400 residentes, el más viejo de los cuales tenía 42 años menos que ella**.

Al despedirse antes de retornar a Itajubál donde vive desde hace 101 años, alguien le preguntó sobre su tercer deseo. **"Ahora sólo me falta ver a Dios"**, comentó. **"Pero no tengo prisa"**, se apresuró a aclarar.

Dios la haría esperar todavía otros cinco años, como ella quería, concretamente hasta el 15 de junio del año 2000, día en que la que se decía última esclava brasileña que aún quedaba con vida falleció. Aseguraba haber nacido en Brasil el 5 de marzo de 1871, aunque este dato jamás pudo llegar a confirmarse oficialmente, por lo que no llegó a entrar en el Libro Guinness de los Récords después de todo. Pero si fue verdad, **Maria do Carmo Gerônimo habría vivido hasta la increíble edad de 129 años y 102 días**, superando a la francesa **Calment** (capítulo 1) con mucho.

Aunque su edad nunca fue validada, Maria do Carmo fue muy popular en la prensa de finales del siglo XX. Muy a menudo aparecía en reportajes conjuntos con la francesa Jeanne Calment ("Mujeres que superan los 120") o en la época anual de los carnavales. En agosto de 1997, la publicación Time Magazine contó su historia con motivo del fallecimiento de Calment, incluyéndola en la lista de potenciales candidatas al título de persona más vieja del mundo.

Las alegaciones sobre la edad de Maria do Carmo, que insistía en haber nacido en marzo de 1871, tienen tanto detractores como defensores. Los historiadores que la creen un fraude arguyen que, aunque Brasil no abolió oficialmente la esclavitud hasta 1888, ya en junio de 1871 se aprobó una ley que imponía que los niños nacidos de esclavos a partir de ese momento serían ciudadanos libres. Así que **es posible que la edad de Gerônimo se exagerara para no tener que liberarla** y poder contar con un esclavo más de forma legal. No hay que olvidar que los esclavos eran propiedades valiosas. En cambio los defensores del podio para la superabuela esgrimen que Maria alegaba tener marcas de latigazos en su espalda. Si decía la verdad sobre sus años, habría tenido 17 años cuando se abolió la esclavitud en Brasil en 1888; **si hubiera sido mucho más joven de lo que afirmaba, no habría sido flagelada**.

Muchas personas creen en la validez de Maria do Carmo Gerônimo (**Carmo de Minas, 5 de marzo de 1871 – Itajubá, 14 de junio de 2000**) como la gran superabuela de todos los tiempos, incluso sin certificado oficial de nacimiento. Ella basaba sus reivindicaciones al respecto en los documentos que conservaba la iglesia católica sobre los bautizos. Los nacimientos de los esclavos al parecer nunca se registraban en los archivos civiles, de modo que ni su familia ni su propietario legal contaron nunca con su certificado de nacimiento.

En el momento de su nacimiento, Brasil era aún una monarquía bajo el dominio del emperador Pedro II.

Tras ser esclava hasta la edad de 17 años, cuando quedó libre **trabajó 60 años como empleada doméstica** en la familia del historiador **José Armelim Bernardo Guimarães** en **Minas Gerais** y falleció –con presuntamente 129 años de edad- tras un largo periodo de problemas de salud.

Nunca abandonó su estado natal de Minas Gerais. Durante seis décadas de su vida, Maria trabajó para la familia Guimarães, y a falta de familia propia de Maria, fueron ellos los que defendieron sin éxito su candidatura ante el Libro Guinness de los Récords. Los lazos con esta familia se tornaron tras estrechos que fueron ellos los que la cuidaron durante las últimas décadas de su vida en que la superabuela ya no podía trabajar.

Maria recibió la **bendición personal del Papa Juan Pablo II** cuando el pontífice visitó Río de Janeiro. El **mundialmente conocido festival de carnaval de Río también la hizo objeto de un homenaje** cuando se conmemoró la fecha de abolición de la esclavitud.

Finalmente, el 16 de junio de 2000, Maria sucumbió a la muerte tras varios ataques. La familia Guimarães mantuvo la esperanza hasta el final de que lograría resistir pues, como dijo su portavoz Teresa Guimarães, "la hemos visto atravesar muchas crisis, muchas situaciones delicadas, y sobrevivir". Por fin Maria logró cumplir el último deseo que le quedaba pendiente.

Sus mejores momentos

La *feijoada* de larga vida

La *feijoada* es originaria de la zona carioca del Brasil, en el entorno de Río de Janeiro, y se considera uno de los platos típicos del país. Para muchos incluso es el plato nacional sin discusión. Es popular en todas las regiones de la nación. Era el plato preferido de la superabuela Maria do Carmo Gerônimo, que lo comía a diario y lo recomendaba a cualquiera que deseara ser tan longevo como ella. La *feijoada* cuanta con una gran cantidad de ingredientes que lo convierten en un plato muy rico en calorías. Se prepara a base de porotos (frijoles o judías) negros cocinados con carnes varias y algunas variedades de hortalizas, todo en un caldo espeso. Puede acompañarse de arroz a voluntad. También se utiliza como acompañamiento la farofa. Se trata de un acompañamiento tradicional y típico de la cocina brasileña cuyo ingrediente principal es la harina de mandioca o tapioca. Es común en Brasil que se sirvan los porotos negros por un lado y las carnes por otro. El último paso es servir la *feijoada*, recuerde que es más cómodo servir por un lado la carne ya troceada y por otro los porotos negros y el arroz.

Su nueva vida gracias a la Ley Áurea

La Ley Áurea del 13 de mayo de 1888 fue la ley por la cual se abolió la esclavitud en Brasil. En virtud de esta ley, Maria do Carmo Gerônimo quedó libre al cumplir los 17 años. La ley fue promulgada mediante decreto por la hija del emperador Pedro II de Brasil, la princesa imperial Isabel I de Bragança (1846-1921), tras ser aprobada previamente en el Senado del Imperio del Brasil. La princesa Isabel se encargó de la promulgación y aprobación de la ley mientras por tercera vez ejercía como regente al estar su padre, el emperador Pedro II, ausente por un viaje a Europa. La Ley Áurea fue precedida por la Lei do Ventre Livre (Ley de Libertad de Vientres) del 28 de septiembre de 1871, que liberó a todos los hijos de esclavos que nacían a partir de ese momento en Brasil. Significó desde que entró en vigor el 13 de mayo de 1888 el fin de la explotación de la mano de obra esclava en Brasil.

Existían en aquellos momentos potentes corrientes de opinión a favor de la abolición de la esclavitud, lideradas por las élites intelectuales y comerciales que se asentaban en los grandes centros urbanos. Se oponían en cambio los terratenientes del medio agrario, los cuales apoyaban una abolición de la esclavitud sólo si el gobierno imperial les indemnizaba por el perjuicio económico que les suponía quedarse sin mano de obra esclava.

Las presiones internacionales inclinaron la balanza a favor de la abolición. Por aquel entonces Brasil era el único país de América que aún permitía legalmente la posesión de esclavos. Gran Bretaña y Francia presionaban para que el gobierno brasileño prohibiera esta práctica.

La Ley Áurea era sucinta y breve. Artículo 1: Es declarada extinta, desde la fecha de esta ley, la esclavitud en Brasil. Artículo 2: Se revocan todas las disposiciones en contrario. La abolición de la esclavitud mediante este texto se producía de forma inmediata e incondicional, sin prever indemnización alguna a los antiguos propietarios, ni tampoco medidas que facilitasen la reinserción de los esclavos en la sociedad brasileña como ciudadanos libres. Pese a estas deficiencias, cumplió su objetivo, y a partir de ese momento ya no hubo más esclavos legales en el país carioca.

Citas

"Ahora solo me falta ver a Dios… pero no tengo prisa" – Tras cumplir su deseo de ver el mar a los 124 años

"Es muy grande, sube y baja y es todo salado: como una gigantesca inundación" – Descripción del mar realizada por la superabuela al contemplarlo por primera vez.

Cuando le preguntaron el secreto de su longevidad dijo:

"Rezar y a diario beber un vaso de vino y comer un plato de feijoada"

18. Los georgianos sacan pecho con "su gen"

Antisa Jvichava

La señora Antisa Jvichava había tratado sin éxito de entrar en el libro Guinness de los récords, para certificar que había nacido en 1880. Vivía en un pueblo de Georgia. Georgia es un país situado en el límite entre Asia y Europa, localizado en la costa del mar Negro, al sur del Cáucaso. Comparte fronteras con Rusia al norte, Turquía y Armenia al sur, y Azerbaiyán al este. Su capital es Tiflis, aunque desde 2012 el Parlamento funciona en la ciudad de Kutaisi. Georgia se considera como parte de Europa. Sin embargo, su localización en la región del Cáucaso, en la linde entre Europa del Este y Asia occidental, entre el mar Negro y el mar Caspio, la sitúa en una supuesta frontera entre Europa y Asia.

Antisa Jvichava era, sin duda, la persona más anciana de Georgia. Antisa Jvichava falleció a la supuesta edad de 132 años en la localidad de Tsalendzhij, a unos 360 kilómetros al oeste de la capital, Tiflis, donde vivía con su hijo, sus nietos y bisnietos.

Las autoridades georgianas aseguraron a los medios locales que se trataba de la persona más anciana del mundo y se dirigieron a los editores del Libro de los Récord Guinness para que certificasen este hecho. Pero como muchas otras superabuelas que se hallaron a un paso de alcanzar lo alto del podio, no lo lograron a falta de un certificado de nacimiento.

Tiflis cuenta sin embargo con otros documentos para tratar de demostrar que la anciana había nacido el 8 de julio de 1880.

> **El vicegobernador de la región de Samegrelo, Vajtang Tsjadaya, dijo que en Georgia siempre ha habido una gran cantidad de personas longevas y agregó que el hecho de que allí viviera la persona más anciana del mundo confirmaba la peculiaridad del "gen georgiano".**

Antisa Khvichava había nacido en 1880, según numerosos escritos y documentos oficiales, y llegó a la respetable edad de 132 años con una salud y una lucidez mental envidiable.

El caso de Antisa Khvichava, que habría vivido 132 años, llegó a **desafiar** a la ciencia. ¿Cuál era el secreto de semejante longevidad? ¿Quizás **la copita de brandy que se tomaba a diario**? Antisa Khvichava vivía en una aldea de Georgia dedicada al campo, al brandy y al **backgammon**.

Antisa tuvo tres hijos, dos de cuales fallecieron durante el hambre posterior a la Segunda Guerra Mundial, además de 12 nietos, 18 bisnietos y seis tataranietos. Nacida un 8 de julio de 1880, su sorprendente longevidad era objeto de controversia. Sin embargo, numerosos documentos confirmaban su fecha de nacimiento, entre ellos un pasaporte de la época soviética, un libro de pensiones y notas en archivos.

Sus familiares aseguraban que siempre había gozado de buena salud, aunque los últimos años los pasaba sobre todo en la cama por sus dificultades para caminar. Le apenaba especialmente haber perdido la destreza en los dedos que le permitía dedicarse a otra de sus actividades favoritas: el punto.

Antisa Khvichava (**Georgia, 8 de julio** de **1880** -Georgia, **30 de septiembre** de **2012**) fue una supercentenaria europea que supuestamente llegó a vivir 132 años, como numerosos documentos han llegado a afirmar, superando a Jeanne Calment (capítulo 1). Se ha generado mucha controversia alrededor de su persona durante los últimos años, ya que en vida afirmaba tener una **edad que era realmente cuestionable**, puesto que sobrepasaba en más de 10 años el récord de Calment, primera de la lista de los superabuelos.

Numerosos documentos, incluyendo su pasaporte de la época soviética, un libro de pensiones y notas en archivos, según admitió Georgiy Meurnishvili, portavoz del registro civil del Ministerio de Justicia, confirman que Khvichava, del oeste de la ex República Soviética, nació en **1880**, en el **siglo XIX**.

Estudió hasta cuarto año de primaria, y posteriormente dedicó una sorprendente cantidad de años a trabajar en su vivienda y cultivar **té, maíz** y vegetales, además de cuidar el ganado. En **1949** falleció su esposo, por lo que mantuvo prácticamente sola y sin ayudas a sus hijos. Sin embargo, **su jubilación como recogedora de té y maíz ocurrió en** 1965, **cuando tenía ya 85 años**.

Su certificado de nacimiento se perdió, como les ocurrió a muchas otras personas en el siglo XX, **en medio de revoluciones y una guerra civil que siguió al colapso del Imperio ruso**. Antisa explicó que siempre había gozado de buena salud y trabajado en diversos quehaceres a lo largo de toda su vida, a pesar de que en sus últimos años se pasaba la mayor parte del tiempo en cama por su avanzada edad. La supercentenaria no conocía el idioma georgiano por sus escasos estudios infantiles, por lo que hablaba con el idioma local, el mingreliano.

En sus últimos años y debido a sus problemas de movilidad, la anciana vivía con su nieto de 40 años en una remota aldea montañosa en el pueblo de Sachino, en la región de Tsalenjikha, a unos 370 kilómetros al oeste de **Tiflis**, en **Georgia. Decenas de funcionarios, vecinos, amigos y descendientes a su alrededor respaldaban que aquella encantadora anciana era la persona más longeva del mundo**. En esta región remota, el yogur forma una gran parte de la dieta. Su hijo dice que ella todavía le gusta tomarse una copita de vodka con cierta frecuencia. Un video hecho en el ámbito local mostraba el espectáculo de la superabuela jugando una partida de backgammon desde su cama, con dos de sus once bisnietos. Obviamente, el amor y la devoción a la familia era un elemento importante para su longevidad.

En **2010**, el 8 de julio cumplió 130 años y realizó una pequeña celebración en su casa. La Agencia del Registro Civil del ministerio de Justicia de Georgia felicitó a la venerable superabuela en esa fecha tan señalada. A su vez, el ya mencionado Meurnishvili mostró dos documentos de la época de la **Unión Soviética** que, según aseguró entonces, demostraban su edad.

Antisa tenía 10 nietos, 12 bisnietos y seis tataranietos; y solo le sobrevivió uno de sus hijos. El título por el que peleaba le correspondía, a **31 de enero** de **2010** y con el deceso de la estadounidense Eunice Sanborn de 115 años, a la también estadounidense Besse Cooper (capítulo 7), que contaba con 114 años; es decir que Antisa habría tenido 16 años cuando nació.

En **2009** murió Sakhan Dosova (1879-2009) y en **2010**, María Olivia da Silva (1880-2010) (capítulo 19) de **Brasil**. Ambas aseguraron haber alcanzado los 130 años, pero su falta de documentos impidió que se les reconociera el título de la más longeva a nivel mundial.

Un canal de televisión de Georgia publicó la historia de una mujer que vivía en las montañas del Cáucaso, en Asia, que en aquel momento estaba por cumplir los 130 años de edad, lo que la convertiría en la mujer más vieja del mundo, según aseguraron sus hijos. Antisa Khvichava estaría a sólo unos meses de cumplir 130 años de edad ya que, según la documentación presentada por sus hijos, nació el 8 de julio de 1880. La mujer ya tenía en 2010 11 bisnietos, según comentó Shorena Khvichava, su nieta, y tal como publicó la **BBC**.

La prueba más confiable eran los papeles del pasaporte, que los directivos del Registro Civil de Georgia mostraron para intentar que se reconociera a la abuela del mundo (sin éxito).

Mientras tanto, Antisa contó que su secreto para mantenerse joven era que **"juega al backgammon y toma vodka"**, según publicó el canal Rustavi 2.

Los titulares no se hicieron esperar: "La mujer más anciana del mundo tiene 130 años y le gusta el vodka". Nunca se privaba de su chupito de vodka georgiano cada mañana después del desayuno, llegó a confesar en alguna ocasión.

La mujer vivió sus últimos años en lo profundo del Cáucaso, en la que los periodistas describieron como "una idílica casa rural en las montañas cubierta de frondosa parra". Retirada de su trabajo como recogedora de maíz y té desde que cumplió los 85 años, contaba para atenderla con varios de sus nietos y 11 tataranietos, dado que a su edad le resultaba difícil moverse y desplazarse.

El 9 de julio de 2010 los periódicos se llenaron de titulares de la mujer que acababa de cumplir 130 años, "pero que no parece ni un día más que 110", tituló el diario Daily Mail en el Reino Unido. Nada menos. **"Siempre he tenido salud, y trabajado toda mi vida, en casa y en la granja", contó Antisa en aquella ocasión, atraviada con brillante vestido y turbante, y llevando incluso lápiz de labios rojo.** Que no se diga que la coquetería es solo cosa de la juventud.

Sentada en una silla, sujetando su bastón, Antisa hizo declaraciones con calma sirviéndose de un intérprete, porque solo hablaba como se ha dicho el lenguaje local. Mostraba su pasaporte y su documentación, donde se reflejaba bien claro la fecha de su nacimiento, 1880. Pero las dudas siguen, puesto que se trata de papeles oficiales soviéticos, que no suscitan una credibilidad absoluta.

Lo que sí es seguro es que Antisa vivió hasta una avanzada edad en buen estado de salud, feliz y rodeada de su cariñosa y orgullosa familia. "Mamá siempre será mamá, así cumpla 300 años", decía su hijo pequeño en la ocasión en que celebraban el cumpleaños número 130 de la anciana.

Sus mejores momentos

Beneficios del vodka para la salud

Sin querer animar al consumo de bebidas alcohólicas, lo cual no es nuestra intención en absoluto, se hace necesario destacar una serie de posibles ventajas que se le atribuyen al vodka cuando se consume de forma esporádica y moderada. La moderación es la clave. Un estudio de 1997 en el Periódico de Psicofarmacología (Journal of Psychopharmacology) halló que el vodka reduce el estrés con mayor eficacia que el vino tinto. Los rusos utilizan el vodka como un curalotodo para cualquier tipo de mal, desde un dolor de garganta a una fuerte resaca. Además, el vodka todavía se utiliza en la elaboración de remedios medicinales a base de hierbas, para hacer tinturas. Si se está tratando de perder peso o seguir una dieta baja en carbohidratos, el vodka es una opción. Contiene muy pocas calorías y está totalmente libre de hidratos de carbono, siempre y cuando no se combine con otras bebidas.

Yogur, tesoro oculto

El yogur constituía una parte importante de la dieta de Antisa Jvichava. El yogurt proviene de la fermentación de la leche, pero se digiere con una mayor facilidad. Lo pueden ingerir incluso personas intolerantes a la lactosa. Se la considera una fuente alimenticia muy saludable. Contiene más de cien millones de bacterias vivas con gran cantidad de vitaminas del grupo B. Estas bacterias ayudan a combatir toda clase de infecciones en el aparato digestivo. Ayuda a estabilizar la flora intestinal y los microorganismos del sistema digestivo. Sus bacterias convierten al azúcar de la leche común, también conocida como lactosa, en ácido láctico. Impide el desarrollo de bacterias dañinas en el intestino, que provienen generalmente de la descomposición de los alimentos ingeridos. Por ello, ayuda a combatir las diarreas y el estreñimiento. Disminuye el colesterol, favorece la absorción de grasas y reduce los efectos negativos de los antibióticos. Contiene calcio, magnesio y fósforo, minerales indispensables para mantener sanos los huesos. Es un alimento que realmente está indicado para todas las personas, en cualquier tipo de régimen alimenticio. Muchas recetas culinarias y remedios naturales lo incluyen como base. Si se utiliza como ingrediente principal de diversas cremas caseras y mascarillas naturales, ayuda a mejorar el cutis y pueden aplicarse sobre todo tipo de piel como exfoliante regenerativo. Diversos estudios han demostrado asimismo que puede prevenir y combatir los hongos vaginales mediante su consumo regular. Algunas mujeres aseguran haber obtenido buenos resultados al aplicarlo sobre la zona de la candidiasis (enfermedad infecciosa de la piel y de las mucosas causada por un hongo).

Videoteca: Daily Mail –En su 130 cumpleaños http://www.dailymail.co.uk/news/article-2214280/Antisa-Khvichava-claimed-worlds-oldest-living-person-dies-remote-Georgian-village.html#v-1886035275001

¿Existe el gen georgiano?

Las autoridades de Georgia, muy orgullosas de Antisa Jvichava, atribuyeron en un momento de euforia al que llamaron 'gen georgiano' esa longevidad pasmosa. Quedan por desvelar muchas incógnitas pendientes sobre nuestro genoma, pero la mayoría de investigadores están de acuerdo actualmente en que las diferencias genéticas entre una raza y otra son mínimas. Mediante muestras genéticas mundiales de marcadores genéticos neutrales -tramos de material genético del denominado ADN silencioso (intrones) que no ayudan a crear las proteínas que hacen funcionar el cuerpo-, los investigadores han descubierto que, <u>de media, el 88-90% de las diferencias entre las personas se producen dentro de sus poblaciones locales</u>, mientras que sólo aproximadamente el 10-12% de las diferencias distinguen a una población, o una raza, de otra. Dicho de otra manera, los pobladores de cualquier aldea del mundo, ya sea en Escocia o en Tanzania, tienen el 90% de la variabilidad genética que la humanidad tiene para ofrecer. Si el resto de la especie humana desapareciera, y solo quedara una pequeña aldea en cualquier lugar del mundo, se preservaría el 90% de nuestro genoma. Pero esa relación de 90/10 es sólo una media, y únicamente hace referencia a los marcadores de ADN silencioso. Para el material genético que codifica las proteínas, el cuadro es un poco más complejo. Muchos de estos otros genes, denominados trabajadores (los exones) y responsables de las funciones básicas de los órganos, no muestran prácticamente ninguna variabilidad de un individuo a otro, lo que significa que son incluso menos específicos de cada raza que los marcadores genéticos neutros. Claro que existen algunas voces discordantes con esta teoría, que asegura que la genética varía de forma significativa de una raza a otra, y que influye en factores como el coeficiente de inteligencia o la propensión hacia el comportamiento criminal. De momento, el debate continúa.

Videoteca: https://www.youtube.com/watch?v=k0Yete3dC5k

Citas

"Nunca me privo de mi chupito de vodka georgiano cada mañana después del desayuno"
"Siempre he tenido salud y trabajado toda mi vida, en casa y en la granja"

Cuando le preguntaron el secreto de su longevidad dijo:

"Juego al backgammon y tomo vodka" https://www.youtube.com/watch?v=vcZN1JnjNN4

19. Tabaco, brandy y otros venenos para amenizar la larga vida

Más asombrosos supercentenarios

Sakhan Dosova, Reino Unido - 130 años (27 de marzo 1879)

Sakhan Dosova nació en 1879. Entre los datos anecdóticos de su historia, esta mujer tenía ya 10 años cuando Adolf Hitler nació. Y vivió el inicio de la segunda guerra mundial cuando tenía 60. Sakhan Dosova comentaba que ella jamás había comido golosinas. "No me gustan" comentó. También afirmaba que nunca en toda su vida había tomado pastillas o algún tipo de medicina. Lo que sí disfrutaba era comer mucho queso cottage.

¿El secreto de su longevidad? Ella suponía que **su sentido del humor. Le encantaba reír mucho durante el día, y veía la vida de la forma más positiva posible**.

Sahan Dosova o Sakhan Dosova vivió al parecer entre el **27 de marzo** de **1879** y **9 de mayo** de **2009**. Era una mujer de **Kazajistán** cuya longevidad optaba a estar entre las personas que más han vivido, pero nunca se pudo comprobar de manera definitiva . Si la fecha de nacimiento que reivindicaba (**27 de marzo** de **1879**) era exacta, Dosova habría tenido 130 años y 43 días de edad en el momento de su muerte el **9 de mayo** de **2009**. Sería 8 años mayor que Jeanne Calment (capítulo 1), la francesa que murió en **1997** con la duración de vida más larga confirmada en la historia, 122 años 164 días.

El caso de Dosova fue descubierto por primera vez durante un censo en **Kazajistán**. Sin embargo, existen dudas sobre las afirmaciones hechas en nombre de **Dosova porque no tenía un certificado de nacimiento, y era común que las personas inventasen su propia fecha de nacimiento**.

Dosova falleció el **9 de mayo** de **2009**, a la edad de 130 años, alrededor de un mes después de sufrir una rotura de cadera, debida a que se resbaló y cayó en el piso del baño del apartamento dotado para ella a causa de su vejez.

En una entrevista realizada en **marzo de 2009**, Sahan Dosova había dicho: "No tengo ningún secreto especial. **Nunca he tomado pastillas y si estaba enferma, he usado remedios de la abuela para que me curaran. Nunca he comido dulces**". Pero confesó que amaba el <u>Kurt,</u> un manjar local hecho de sal seca, queso cottage y talkan (trigo molido).

Casada en dos ocasiones, Dosova se quedó viuda en la batalla de Stalingrado durante la **Segunda Guerra Mundial**. Sólo tres de sus hijos seguían vivos en 2011. Ella atribuía su larga vida a su sentido del humor.

Otro punto problemático ha sido que su hija Dosava tenía 76 años cuando supuestamente ella cumplió los 130, por lo que Dosova hubiera tenido 54 años de edad cuando dio a luz. De acuerdo a su cuidadora y nieta mayor, Sahan creció como una huérfana durante su infancia y en los años infantiles.

Shigechiyo Izumi, Japón - 120 años y 237 días (29 de junio de 1865 a 21 de febrero de 1986)

Se le consideró el varón más viejo de toda la historia, teniendo también el récord de persona que había trabajado hasta más tardía edad (los 98 años). Este anciano japonés bebía el shochu (una bebida alcohólica japonesa destilada de la cebada) con azúcar moreno, y fumó hasta los 70 años. **Atribuía su larga vida a "Dios, Buda y el Sol".** Izumi falleció por una pulmonía normal. Después de una entrevista en 1988, **a la edad de 113, Izumi recibió el título de la "persona viva más antigua del mundo" otorgado por el Libro Guinness de los récords**. Su edad (120 años y 237 días en el momento de su muerte en 1986) resultó sin embargo ser falsa tras las pertinentes investigaciones realizadas años después.

En abril de 1987, 14 meses después de la muerte de Izumi, el Departamento de Epidemiología en el Instituto Metropolitano de Gerontología de Tokio informó que la investigación de los registros de inscripción de la familia de Izumi indicaba que Izumi podría haber tenido 105 años cuando murió. También en el Libro Guinness de los Récord Mundiales de 2011 se afirma que "el certificado de nacimiento presentado como prueba en realidad podría pertenecer a su hermano mayor", el cual murió a una edad temprana. Si la familia utilizó Izumi como 'necrónimo' - es decir, le dio el nombre de su hermano muerto, como solía hacerse- significaría esto que su edad final fue de 105 años, no 120.

Tane Ikai, Japón - 116 años y 175 días (18 de enero de 1879 a 12 de julio de 1995)

Ha sido la mujer más vieja de la historia de Japón. Ikai ejerció de costurera y alfarera hasta la nada despreciable edad de 93 años, cuando se retiró a una residencia de ancianos, en la cual a los 99 años sufrió un derrame cerebral. A los 113, le dio otro que la dejó postrada en la cama hasta el día de su muerte.

Fue la **primera supercentenaria de la historia que fue sometida a una autopsia tras su muerte**, a partir de la cual se concluyó que había muerto de una insuficiencia renal.

Carrie C. White , Estados Unidos - 116 años y 88 días (18 de Noviembre de 1874 a 14 de Febrero de 1991)

En el momento de su 114 cumpleaños, fue nombrada por el Libro Guinness de los Récords como la persona más anciana del mundo. Padeció una depresión nerviosa en el año 1909 a causa de su divorcio, lo cual la llevó a pasar su larga vida en Florida.

Existe gran controversia sobre los años reales vividos por Carrie, ya que tras varias investigaciones, hay datos que sugieren que esta mujer nació 14 años después de lo afirmado (en 1888), por lo que habría vivido 102 años y no 116 como se ha dicho hasta hoy.

Elizabeth Lewis Bolden, Estados Unidos - 116 años y 118 días (15 de Agosto de 1890 a 11 de Diciembre de 2006)

Elizabeth Lewis Bolden nació a mediados de Agosto de 1890 en Somerville, Tennessee, y fue hija de esclavos africanos liberados durante aquel periodo.

En los últimos años de su vida, ya incapacitada, residió en Memphis (Tennessee) en una casa de salud adonde se había mudado al cumplir los 106. Al estar impedida para comunicarse, sus familiares requirieron a los medios de comunicación que limitaran sus visitas y entrevistas. Durante su período con el título de la persona más vieja del mundo, a Bolden se la vio raramente en público. Después fue fotografiada para dos libros diferentes en los primeros meses de 2005, y su historia apareció en la revista Jet en mayo de 2005, y en el periódico Commercial Appeal de Memphis en junio del mismo año.

Nacida Elizabeth Jones, apodada "Lizzie" por sus íntimos, vino al mundo el 15 de agosto de 1890 en Somerville, Tennessee, en los Estados Unidos, y vivió hasta el 11 de diciembre de 2006 en que falleció en Memphis, Tennessee. Fue una supercentenaria americana que alcanzó los 116 años y 118 días de edad. Llegó a ser reconocida por el Libro Guinness de los Récords como la persona más anciana del mundo del 27 de agosto de 2006 hasta el día de su muerte a finales de ese mismo año. Se casó con Lewis Bolden (1892-1955) en 1908 y tuvo 7 hijos. Pudo ver nacer a lo largo de su vida a 40 nietos, 75 bisnietos, 150 bisnietos, 220 tataranietos, y 75 retataranietos.

Especialmente significativas fueron las instantáneas tomadas el día en que **su nieto, John Louis "Jack" Bolden, de edad 74 años, visitaba a su abuela Elizabeth en la residencia, cuando ella ya tenía 114 años**. Elizabeth se casó con Lewis Bolden en 1908 y su primer vástago, un hijo, Ezell, nació el 21 de septiembre de 1909.

En total, Elizabeth y Lewis Bolden tuvieron tres hijos y cuatro hijas. Como medio de vida cultivaron algodón y cosechas de subsistencia en una finca rural cerca de Memphis, hasta bien entrada la década de los 50 del siglo XX. En 2006, cuando murió, a Elizabeth solo le quedaban dos hijas que le sobrevivieron: fueron Esther Rhodes, que murió en 2007 a la edad de 90 años, y Mamie Brittmon.

Cuando alcanzó los 113 años en 2003, un periódico le preguntó por qué creía ella que había vivido tanto, sin embargo lo único que alcanzó a responder fue: "No lo sé". El reportero que la entrevistaba creyó que tal vez Bolden no estaba de humor para hablar ese día. Cuando una de sus hijas intentaba abrigarla con una manta una y otra vez sin éxito, la superanciana **le soltó un bufido: "Si no fueses mi hija, te pondría sobre mis rodillas y te daría una [aquí palabra malsonante] paliza"**.

Para su cumpleaños número 116, su familia hizo públicas nuevas fotografías de la abuela del mundo después de casi un año recluida, y comentó que Elizabeth esperaba con ilusión su gran día.

En abril de 2005 se verificó que Elizabeth Bolden era la residente de más edad de los Estados Unidos, con documentos oficiales que lo confirmaban. Sucedía a Emma Verona Johnston, fallecida en diciembre de 2004. Y desplazaba del puesto a Bettie Wilson, que previamente había sido la persona norteamericana más anciana.

Bolden además **ocupó en dos periodos diferentes el trono mundial de los superabuelos**. El primero se extendió desde el 30 de agosto hasta el 9 de diciembre de 2005, a la muerte de **Hendrikje van Andel** (capítulo 10). Pero entonces apareció en escena **María Capovilla** (capítulo 9) y se confirmó como más anciana. Sin embargo, la norteamericana regresó a lo más alto del podio a la muerte de María el 27 de agosto de 2006. El Libro Guinness de los Récords confirmó la nueva distinción el 17 de septiembre de 2006.

En el momento de su muerte a la edad de 116 años y 118 días era la séptima persona más anciana jamás reconocida oficialmente. La sucedió en el podio del humano con más años **Emiliano Mercado del Toro** de Puerto Rico (capítulo 23), y **Julie Winnefred Bertrand** (capítulo 8) como la mujer de más edad.

Elizabeth figuraba ya en el censo estadounidense de 1900 con una edad de nueve años, como nacida en agosto de 1890. En el censo de 1910 se la registró de 19 años de edad, ya casada y con un hijo. Tras la destrucción en un incendio ocurrido en 1925 de los registros oficiales del condado de La Fayette en Tennessee, la familia había supuesto que ella había nacido en 1891, pero posteriores investigaciones demostraron que Bolden era incluso un año mayor de lo que creían sus allegados.

Luccy Hannah, Estados Unidos - 117 años y 248 días (16 de julio de 1875 a 21 de marzo de 1993)

Luccy ha sido la persona de raza negra más anciana documentada en la historia, además de ser la persona más vieja que nunca logró sin embargo obtener el Récord Guinness de más longeva del mundo, ya que sus últimos años coincidieron con los de la primera persona de esta lista, la francesa **Calment** (capítulo 1).

Luccy Hannah, de soltera Terrell, vivió del 16 de julio de 1875 al 21 de marzo de 1993. Nació cn Linden, Alabama, y murió en Detroit, Michigan. **Nacida en el sur profundo de los Estados Unidos, donde los prejuicios raciales aún se sustentaban cn toda su crudeza, escapó al norte.** Fue una supercentenaria americana, y la persona de más edad oficialmente certificada jamás nacida en el estado norteamericano de Alabama, la segunda más vieja de la historia de los Estados Unidos y **la tercera del mundo de todos los tiempos**, después de **Jeanne Calment** y **Sarah Knauss** (capítulo 14). Vivió 18 días más que la siguiente en la lista, la número 4 más longeva, **Marie-Louise Meilleur** (capítulo 16).

En el momento de morir, ella reclamaba ser un año mayor, pero investigaciones subsiguientes en 2003 probaron que su edad al fallecer era en realidad de 117 años y 248 días. Tuvo 8 hijos. Se destacó porque, **pese a su longevidad, nunca logró ocupar el trono de los superabuelos, dado que Jeanne Calment todavía vivía**. Sin embargo Hannah sí ostenta el récord de ser la **afroamericana más anciana** que jamás ha existido desde que se iniciaron los registros oficiales.

Emma Tillman -114 años y 67 días (22 de noviembre de 1892 a 28 de enero de 2007)

El nombre completo era Emmaline Fanchon Tillman, pero todos la llamaban Emma. Su apellido de soltera, Faust. Fue otra supercentenaria americana que obtuvo el título de persona más anciana del mundo el 24 de enero de 2007, al fallecer el portorriqueño **Emiliano Mercado del Toro** (capítulo 23) a los 115 años, pero solo pudo conservarlo a su vez cuatro días. También con anterioridad, el 18 de enero de 2007, se había convertido en la mujer más vieja del planeta al fallecer la canadiense **Julie Bertrand** (capítulo 8) de Montreal, Canadá, mientras dormía, a los 115 años.

Tillman vivió en total 114 años y 67 días, y figura en la lista de las cien personas más viejas de todas las épocas. Como contó el periódico New York Times al reportar el momento de su muerte, decir que había tenido una vida plena es quedarse corto. Fue una de los 23 hijos nacidos a una pareja de anteriores esclavos en Gibsonville, Carolina del Norte. Solo 15 vástagos vivieron para alcanzar la madurez, entre ellos Emma. La familia se mudó a Glastonbury en Connecticut en 1900. Tillman fue la **primera estudiante negra que se graduó en el instituto de Glastonbury, y votó en las primeras elecciones que permitieron el sufragio femenino**. La discriminación racial, sin embargo, le impidió encontrar trabajo como secretaria, de modo que **abrió su propio negocio de panadería y catering**, que contaba con prestigiosos clientes. Como el doctor Thomas Hepburn, destacado urólogo del hospital de Hartford y padre de la inmortal actriz Katharine Hepburn. O el destacado jugador de béisbol y luchador por los derechos civiles, Jackie Robinson.

Mrs Tillman **fue viuda durante 70 años** y pasó los últimos cuatro años de su vida en un centro de rehabilitación. **Hasta los 110 años pudo cuidar de sí misma**. Según contaron sus cuidadores, no se sentía especialmente única a causa de su larguísima vida. "Creo que a medida que ella envejece, le da menos importancia porque siente que es algo que no ha logrado por sí misma, sino que le ha sido concedido por el buen Dios", declaró la administradora del Centro de Salud y Rehabilitación Riverside, Karen Chadderton, donde residía la señora Tillman.

La longevidad le venía a Emma Tillman de familia. Uno de sus hermanos vivió hasta los 108 años de edad, una hermana hasta los 105 y otros dos hermanos hasta los 102. **La llamaban la "madre" de su iglesia en Hartford, la A.M.E. Zion Church. Allí cantó ella en el coro por más de 70 años**.

Recibió el título un miércoles, a los 114 años y 63 días. Nunca se supo si fue consciente de tal honor. Cuando las cámaras de televisión inundaron el vestíbulo de su residencia para grabar el significativo momento, Tillman se dio cuenta de que estaban allí, pero fue incapaz de hablar, con su cabeza colgando sobre su pecho, y una mirada vacía en su rostro. Cuando por fin los reporteros se fueron, la superabuela se hallaba agotada y regresó **a la habitación a la que se había mudado en 2003, después de muchas décadas de vivir por su cuenta**. Se fue a dormir y ya nunca despertó de nuevo. El suyo fue un breve pero significativo reinado de una mujer luchadora.

La sucedió como reina de los más longevos la japonesa **Yone Minagawa**, que vivió del 4 de enero de 1893 hasta el 13 de agosto de 2007, en total 114 años y 221 días. Los reinados de los supercentenarios por esta época ya se iban acortando en el tiempo. En la época de Tillman, solo en un mes el título de persona más vieja del mundo había cambiado de mano tres veces, de acuerdo al Grupo de Investigación de Gerontología (Gerontology Research Group), una de las máximas autoridades mundiales sobre el tema. Según comentó el doctor L. Stephen Coles de la Universidad de California, Los Ángeles, y director ejecutivo del grupo en aquella época: "Hemos tenido una temporada bastante volátil. Normalmente tenemos un supercentenario número 1 más estable". En promedio, la persona más vieja del mundo retiene el título cerca de ocho meses.

La vida una vez que se accede al podio de los supercentenarios te convierte en una personalidad pública. La señora Tillman, sin embargo, nunca pretendió esconderse de los focos de la atención mundial, sino que se sintió feliz en las sucesivas fiestas de cumpleaños que organizaron para ella en el centro donde residía. Por ejemplo, en su aniversario número 113, celebrado en 2005, recibió nada menos que 113 rosas de tallo largo de las manos de un hombre mucho más joven que ella. Se trataba de Donald Pitkin, representante del ayuntamiento de East Hartford, quien por aquella época "apenas" tenía 84 añitos de nada. "Oh, vaya, qué montón de preciosas flores", oyeron los presentes comentar a la abuelita del mundo. "Hacen que una mujer piense en volver a casarse", bromeó Tillman a continuación.

Se había casado en 1914. El marido de Emma Tillman, Arthur Tillman, falleció en 1939, antes de que los Estados Unidos entraran en la Segunda Guerra Mundial. Sobrevivió también a incontables otros parientes, incluyendo a una de sus dos hijas. Pero de los cuatro hermanos que emigraron al norte del país junto con la supercentenaria a comienzos del siglo veinte, todos llegaron a centenarios.

Aunque no hay ningún indicador seguro que permita garantizar una larga vida, los buenos genes son la señal más certera. Puede que ayudara también el hecho de que Emma no hubiera bebido ni fumado nunca.

Tampoco aprendió nunca a conducir. Pero con esa única excepción de tener que depender de otros para desplazarse, Tillman vivió siempre como una mujer bastante independiente. Tras votar por primera vez en 1920, siguió acudiendo a las urnas a cada convocatoria hasta 2006. Y asistía a la iglesia semanalmente hasta su cumpleaños número 114.

Ese día, Emma se hallaba un tanto apagada, contó uno de sus sobrinos nietos, John Stewart Jr., que la acompañó en el servicio religioso que se celebró. Sin embargo la superabuela se reanimó al oír dos de sus canciones favoritas, dos himnos religiosos muy conocidos: "In the Garden" (*En el jardín*) y "Passing through" (*Atravesando*).

Fue la última ocasión en que Tillman saldría del centro de salud. Comentó al respecto: "Tengo 114 años. Ya es suficiente ahora". Y agregó: "Me iré cuando el hombre de arriba me llame de vuelta a casa".

A Tillman la sobrevivió su hija de 80 años, Marjorie. Pero detrás dejó una gran familia: el programa funerario mencionaba a 7 nietos, 36 bisnietos, 16 tataranietos y 16 retataranietos. "Ella era el pegamento que nos mantenía a todos unidos", dijo Stewart, el historiador familiar y previamente jefe del Cuerpo de Bomberos de Hartford –el primer jefe de bomberos afroamericano de Nueva Inglaterra-. "Ha servido al buen Dios, ha servido a la iglesia, nos ha servido a nosotros. ¿Qué mejor legado podría dejar?".

Cuando quedó claro que Tillman estaba llegando a sus últimos días, los miembros de la familia llenaron la habitación. Rápidamente decidieron que no la conectarían a ningún alimentador ni máquina para prolongarle la vida de forma artificial, y prefirieron dejarla morir tranquila en lo que los doctores predijeron que sería cuestión de días.

El domingo 28 de enero de 2007 por la tarde, en su último día de vida, siguió contando su pariente el señor Stewart, parecía como si Emma Tillman tuviera más color en su cara, y una sonrisa había aparecido en sus labios.

Leandra Becerra Lumbreras -127 años y 67 días (31 de agosto de 1887 a 19 de marzo de 2015)

La mujer más longeva de México y de toda Latinoamérica pudo haber sido Leandra Becerra Lumbreras, que se decía de 127 años y que luchó en la Revolución Mexicana de 1910 (1910-1917).

Lumbreras tuvo 20 nietos, 73 bisnietos y 55 tataranietos, así como un número indeterminado de choznos, es decir, los hijos de sus tataranietos. Dos de sus nietas, Miriam Alvear y Celia Hernández, fueron conocidas en los medios por detallar a la prensa datos sobre la longevidad de su abuela.

Atribuyó su larguísima vida a dormir por días enteros y a mantenerse entretenida cosiendo e hilando.

Lumbreras, sin embargo, nunca fue reconocida oficialmente como el ser humano más viejo, dado que perdió su certificado de nacimiento cuando rondaba los 90 años. Las autoridades mexicanas trataron de aportarle un nuevo documento para que ella reivindicase el título. Pero nunca llegó a obtenerlo oficialmente y desde 2013 hasta los primeros meses de 2015 fue la japonesa **Misao Okawa**, de 116 años (ver el capítulo 4), la que ocupó lo alto del podio.

Nació el 31 de agosto de 1887 en la localidad de Tula (Tamaulipas, México) y falleció el 19 de marzo de 2015 en Zapopan, el segundo municipio más poblado del estado mexicano de Jalisco.

Vino al mundo en el seno de una familia de cantantes en agosto de 1887. Según escribió el periódico británico The Telegraph, "tenía 27 años cuando estalló la Primera Guerra Mundial, 75 años cuando John F. Kennedy fue asesinado y alrededor de 100 años cuando se produjo la caída del muro de Berlín."

Entre **1910** y **1917**, Lumbreras luchó como una de las líderes de las Adelitas en la **Revolución mexicana**. Era éste un grupo de mujeres que se unieron a sus maridos en la batalla. **Durante la revolución, estuvo envuelta en una relación con Margarito Maldonado, un líder revolucionario**. Maldonado le dio a Lumbreras un rifle que ella conservó hasta su muerte. La supercentenaria confesó que Maldonado fue **"uno de los grandes amores de su vida"**.

Falleció el 19 de marzo de 2015 tras varios meses aquejada de un dolor pulmonar y después de un año en el que fue progresivamente perdiendo lucidez mental.

Lumbreras perdió su acta de nacimiento en una mudanza en 1974, lo que significa que no pudo demostrar su edad y, por tanto, el Libro Guinness de los Récords nunca pudo hacerlo oficial. El récord de persona viva más longeva del mundo lo mantuvo la japonesa Misao Okawa, nacida en 1898.

Según la prensa, Leandra Becerra confesó, de forma sarcástica, que lo que la mantuvo con vida fue **"comer grandes cantidades de chocolate, no haberse casado nunca y dormir durante gran parte del día".**

La controversia sobre la edad de Becerra se mantiene hasta nuestros días. Aunque ella siempre insistió en que había nacido en 1887, el acta de bautizo indica que Leandra Becerra Lumbreras nació en la Joya de San Francisco, Bustamante, Tamaulipas, el 13 de marzo de 1904, y fue bautizada el 4 de junio de ese mismo año, como hija de Calixto Becerra y Basilia Lumbreras. **Habría cumplido entonces 'solo' 111 años seis días antes de su muerte.** Los datos públicos del censo de 1930 tampoco avalan la edad atribuida.

Tras su muerte el 19 de marzo de 2015, algunos medios de comunicación reportaron que el gobierno mexicano había confirmado que ella tenía 127 años en el momento de su muerte, pero ningún oficial ha confirmado este dato de forma oficial hasta la fecha.

Sus familiares no tenían dudas. **"A veces nos cuenta cosas que yo pensaba que eran mentira, como cuando se pone a hablar de la esposa de Porfirio Díaz"**, relataba en el periódico El Universal una de las bisnietas de esta anciana mexicana.

Nacida al parecer el 31 de agosto de 1887, doña Leandra ha visto transcurrir tres siglos, y pese a la sordera y las cataratas, mantuvo hasta casi el final la capacidad de conversar y cierta movilidad.

Se buscó documentar los datos de su nacimiento en un acta certificada por jueces y notarios después de una investigación en su tierra natal Tula, en el estado de Tamaulipas. Su registro de nacimiento original, si es que lo hubo, pudo haberse extraviado hace cuarenta años cuando ella se mudó al oeste de México, a Guadalajara, para vivir con una de sus hijas, explicó su bisnieta Miriam Alvear. Tampoco resulta raro que faltase ese documento porque el registro civil mexicano tiene poco más de un siglo y medio de existencia.

Becerra vivía en la colonia Miramar de Zapopan (Jalisco), en una casa propiedad de su nieto Samuel Alvear. Allí pasaba su tiempo entre periodos de sueño que podían prolongarse durante tres o cuatro días seguidos y sus recuerdos de tres siglos que relataba a familiares, vecinos y curiosos que acudían a visitarla.

"Mucha gente duda de su edad porque la ven bien. Está bien de salud, no tiene más que un pulmón congestionado por guisar tantos años con leña. Los médicos que la han visto no le han detectado problemas por alguna enfermedad. No oye de un lado y ve poco, pero está bien", aseguraba entonces Celia Hernández Vázquez, la madre de Miriam.

¿Los secretos de su longevidad? Días enteros de sueño, un buen apetito y el cariño de sus descendientes. Sumaba, hasta el momento de su muerte, más de 153 personas: 5 hijos, 20 nietos, 73 bisnietos y 55 tataranietos.

Como pudo constatar la agencia Efe al visitarla días antes de su cumpleaños, Doña Leandra buscaba siempre la mano de quienes se acercaban a saludarla y la sostenía fuertemente entre las suyas. En su silla de ruedas y con un rebozo arropando su frágil cuerpo, esperaba soplar las velas con un sabroso pastel, pues apetito no le faltaba.

"Quiero frijoles con gordas (tortillas)", le exigió a Celia Hernández, su nieta política.

Era su platillo favorito, pero se conformó con la taza de leche y el suplemento alimenticio que le dan, ya que por indicación médica no podía entonces ingerir ningún alimento sólido.

"Siempre fue de buen diente. Come mucho, como si no tuviera la edad que tiene", afirmaba Hernández.

Como no padecía diabetes ni hipertensión, podía darse el lujo de comer chocolates o algún otro dulce que compartía con sus tataranietos, contaba su bisnieta Miriam.

Su **carácter vivaz y cálido** se manifestaba en los arrullos que hacía a algunos de sus tataranietos y en las coplas antiguas que interpretaba de vez en vez, aprendidas de sus padres, cantantes en Tula.

Becerra tenía 23 años cuando estalló la Revolución Mexicana, 82 cuando el hombre pisó la Luna y 113 al entrar el nuevo milenio. Enterró a sus cinco hijos y a algunos de sus nietos. El más reciente murió en 2013. Tenía 90 años.

Solía narrar historias de la época revolucionaria cuando, junto a sus hijos, corría a las cuevas cercanas a Tula para esconderse de los soldados que reclutaban a la fuerza a los más jóvenes.

Su bisnieta Miriam Alvear afirmaba que, aunque no lo han podido confirmar con documentos o fotografías, su bisabuela pudo haber sido una de las «Adelitas», las mujeres que atendían y acompañaban a los soldados revolucionarios que lucharon contra el presidente Porfirio Díaz en 1910.

Más certeza tienen sus familiares de que conoció al líder insurgente **Francisco Villa,** que regalaba maíz a la gente, y a Alberto Carrera, un famoso militar revolucionario que le regaló un terreno expropiado a los hacendados tamaulipecos.

En las pocas fotos viejas ella aparece siempre con el pelo trenzado, un rebozo, faldas largas y guaraches (sandalias).

Pocas eran sus pertenencias: una vieja cuchara de plata de 1847, billetes antiguos, unos aretes de oro, un anillo y un viejo reloj de bolsillo con una máquina de tren a vapor grabada.

En ocasiones dejaba volar su mente y conversaba con fantasmas del pasado o narraba situaciones que la marcaron, como cuando fue empleada doméstica en una antigua hacienda de Real de Catorce, en el norteño estado de San Luis Potosí.

También hablaba de los tres grandes amores que tuvo. Uno de ellos, Margarito Maldonado, luchó en la Revolución y le regaló un rifle que hasta hace poco conservaba la familia.

"**Siempre fue una mujer que luchó**. Cosía ropa, tejía hasta hace dos años, nunca ha dejado de estar activa, por eso creemos que pudo llegar hasta esta edad", aseguraba su bisnieta.

Según la página oficial del **Récord Guinness,** la mujer viva más anciana a principios de 2015 era la japonesa **Misao Okawa** (capítulo 4), nacida en 1898 y que tenía 116 años, once menos que Leandra Becerra.

Ana Martinha da Silva, 123 años 337 días (27 de agosto de 1880 a 27 de julio de 2004)

Ana Martinha da Silva, una brasileña de 123 años, estaba convencida ya en 2002 de ser la persona más vieja del mundo. La mujer, que vivía en la región brasileña conocida como Chapada dos Guimarães, en el Estado central de Minas Gerais, nació en 1880 y libre, pese a ser hija de esclavos. Ana Martinha fue presentada en un telediario del canal Globo, y en una breve entrevista aseguró que **el secreto para llegar a su edad consiste sólo en "tener siempre la mesa llena" de buena comida**. La única de las seis hijas con vida de Ana Martinha tenía 71 años, y quedó sorprendida cuando vio un reportaje en el que una japonesa de 114 años era proclamada como la mujer más anciana del mundo. A sus supuestos 121 años, Ana Martinha conservaba la lucidez y la memoria que decía haber tenido siempre. Según sus familiares, la anciana estaba entonces bien de salud y sólo tenía algunos problemas de vista y de audición.

En agosto de 2003, Ana Martinha conmemoró sus 123 años, su último cumpleaños. Se la consideraba entonces la mujer más vieja de Brasil. Ana mantenía el ánimo alto en esa fecha y aún más, se mostraba dispuesta a continuar viviendo mucho tiempo. Su sueño a los 123 años de edad era disponer de un automóvil para moverse. **"Ojalá Dios me concediera un carro, ya verían ustedes cuánto iba a andar"**, repetía ella entonces en una entrevista, al mismo tiempo que contaba historias de los lugares donde vivió a lo largo de su vida.

Hija de esclavos, doña Martinha vio la primera luz en la comunidad de Barreiro, municipio de Chapada dos Guimarães, el día 25 de agosto de 1880, según confirma el certificado de nacimiento registrado en el archivo chapadense. Del padre, Martinho Fernandez da Silva, además de los recuerdos de una vida pasada en el rancho, sirviendo a sus señores, recuerda el error cometido a la hora de registrarla. En lugar de informar sobre la fecha real de nacimiento, Martinho habría dicho el día de registro, dando a entender que ella acababa de nacer. Como el documento se formalizó cuatro años después del alumbramiento, junto con los certificados de otros tres hermanos más jóvenes, la edad verdadera de la superabuela sería todavía de cuatro años más, o sea, de 127 años en 2003.

Con una memoria que da envidia, doña Martinha recordaba sucesos históricos importantes de su país, como la abolición de la esclavitud. Se quejaba de la vista y del oído. "No sé que me ha pasado, hija mía", se lamentaba, "si hasta el año pasado mismo yo veía y oía bastante bien. Hasta era capaz de enhebrar una aguja fina. Ahora ni las gordas".

Mostrando su sentido del humor, describía escenas del final de la esclavitud en Brasil. "Llegó un hombre a la hacienda, corría por todos lados para pregonar la noticia de la liberación (la conocida como ley Áurea, que puso fin a la esclavitud, y se firmó en mayo de 1888). En ese instante, los negros comenzaron a saltar de alegría y los blancos a llorar". Entre risas, la superabuela completa: "Nuestra gente esclava alegre, y ellos tristes, porque iban a tener que trabajar".

Pero a continuación aparecía la tristeza en su rostro, cuando rememoraba las atrocidades de la esclavitud. "Ay, hija mía, machacaban tanto a los esclavos como usted no se puede imaginar. Vi a muchos ser azotados, y a otros asesinados".

Ana Martinha vivía en una sencilla casa en el barrio Pedra 90 II, y pasaba la mayor parte de su tiempo en una hamaca, de donde aún conseguía levantarse sola. La avanzadísima edad tampoco le impedía hacer por su cuenta necesidades personales tales como tomar un baño, vestirse y alimentarse.

Su salud sorprendía a médicos y familia. Su hija, Benedita Silva, de 70 años, decía sentirse avergonzada ante la capacidad de su madre de recordar eventos tan antiguos. Doña Martinha se enorgullecía, por ejemplo, de **haber tenido que ser ingresada para recibir atención médica en solo dos ocasiones, y en ambas por dolencias menores**. Una de ellas, cuenta, porque se lesionó en una caída provocada por un perro. "Pero entonces pasé solo un día en el hospital". En el segundo caso, estaba con diarrea y sufrió un desmayo. Esa vez tampoco necesitó más de 24 horas para recobrarse.

De ordinario, doña Martinha únicamente iba al médico cada 30 ó 60 días para asegurarse de que todo seguía bien. Tampoco necesitaba medicamentos de forma continuada. Tenía la costumbre de tomar una cucharada de miel al día, justo después del desayuno, que podía ser un filete o un pedazo de pollo con un puñado de harina de yuca. En el almuerzo, la comida le gustaba contundente, por lo que prefería carne de res o de pollo con patatas. La cena se servía como máximo a las cuatro y media de la tarde, ya que después de esa hora doña Martinha sólo consumía líquidos - agua, jugo o leche-. Pero ella dice que echaba de menos los fríjoles que solía cocinar e incluso daba la receta – fríjoles rosados con huesos de buey-.

A Ana Martinha le salieron varias competidoras de su propio país.

<u>María Olivia da Silva – 130 años 130 días (28 de febrero de 1880 a 8 de julio de 2010)</u>

María Olivia da Silva, también de **Brasil**, reclamaba haber nacido el **28 de febrero** de **1880**. Falleció el **8 de julio** de **2010**. Fue una mujer **brasileña** que aseguraba ser la persona viva más anciana del planeta en 2010, cuando se decía de 130 años, basando su reivindicación en el **RankBrasil**, el libro de los récords brasileño, y el Instituto Nacional de la Seguridad Social (INSS) carioca.

Si se hubiera constatado su edad, 130 años, esto la convertiría en la mujer de mayor edad jamás registrada. Los documentos facilitados por RankBrasil son de **1970** o posteriores. Según relató su hijo, **un incendio en la antigua casa en que vivían destruyó todos los documentos** de María Olivia y fue en **1970** cuando se le expidió un nuevo certificado de nacimiento en **Porecatu**, **Paraná**.

Nació en **Itapetininga**, **São Paulo**, y vivió en **Astorga**, **Paraná**. Moraba en una casa de madera cerca de Londrina. Su repentina aparición en marzo de **2005** afirmando ser diez años mayor que cualquier persona viva documentada entonces es altamente cuestionable, de acuerdo a los miembros del Gerontology Research Group. Tuvo como precedentes, en los cinco años anteriores, al menos a dos mujeres brasileñas, que no consiguieron facilitar documentación para sustentar sendas reivindicaciones similares del récord de edad. En ese mismo año, en la página web del **Libro Guinness de los récords** se consideraba a la holandesa Hendrikje van Andel-Schipper (capítulo 10) de 114 años de edad, nacida el **29 de junio** de **1890**, como la persona viva más vieja del mundo, y posteriormente se aceptó la reclamación de **María Capovilla** (fallecida en **2006**), que tenía 115 años (capítulo 9).

Da Silva se casó dos veces y de sus catorce hijos, cuatro de ellos por adopción, sólo le sobrevivieron tres. Su memoria todavía no se había desvanecido y la anciana relató con precisión y detalles, para una niña de su edad en la época, la abolición de la esclavitud en **Brasil** en el año **1888**.

En sus últimos años Da Silva vivió con su hijo adoptivo, Aparecido H. Silva (nacido en 1946). La brasileña superaba en 15 años a la francesa **Eugénie Blanchard** (fallecida en **2010**) (capítulo 21), que por aquel entonces con 114 años era reconocida por el libro mundial de los récords como la "Mujer viva más vieja del mundo".

Hacía dos meses que el RankBrasil procuraba encontrar una mujer que sustituyese a Ana Martinha da Silva, muerta en julio de 2004 a los 123 años en su casa de Mato Grosso.

Quien descubrió a María Olivia fue el locutor de Radio Astorga, Aparecido Marcos. "Yo estaba acompañando al equipo sanitario responsable de atender a esta familia y me hablaron sobre la señora, y fui a conocerla". A continuación divulgó la buena nueva en el Periódico del Paraná, un semanario que circula en la ciudad. Marcos encontró a María Olivia bien de salud. "Un poco debilitada, pero muy lúcida", comentó. "Habla bien, y es bastante extrovertida".

El presunto certificado de nacimiento que aportaba María Olivia era del 28 de febrero de 1880. Durante su vida, la superabuela crió 14 hijos. Diez de ellos, naturales. Otros cuatro, adoptados. Se casó dos veces. En la primera ocasión, el enlace conyugal duró poco (su primer marido la abandonó a causa de las discusiones con la suegra, se decía). En cambio su segundo matrimonio duró hasta el fallecimiento de su cónyuge, Benedito Honório da Silva. En 2005 era un hijo adoptivo, Aparecido H. Silva, de 58 años, el que la cuidaba. Además de él, solo quedaban vivos otros dos hijos de María Olivia, y ambos vivían fuera de la ciudad. Olivia recordaba las diversas ciudades donde había habitado a lo largo de su extensa existencia, como Presidente Bernardes SP y Centenário do Sul PR. "Tiene una memoria impresionante", manifestó Marcos. "Recuerda hechos históricos, pero prefiere hablar de casos de su vida". Entre esos hechos, el incendio que asoló su casa en la década de los años 60 del siglo veinte, cuando moraba en Centenário. María Olivia perdió todo lo que tenía.

A pesar de que era muy activa, la abuela del mundo no gustaba de bailes. Era de religión evangélica y nunca frecuentó fiestas.

Según el locutor de radio, Maria Olívia vivía de su pensión, y tuvo un 'pequeño' problema con la Seguridad Social, que no podía creerse que aún estuviera viva. "Ella cuenta que hace cerca de un año [2003] le suspendieron la pensión. Pero su hijo solucionó el problema". Inconvenientes de la longevidad.

Consuelo Moreno-López – 111 años 282 días (5 de febrero de 1893 a 13 de noviembre de 2004)

Consuelo Moreno-López (5 de febrero de 1893 – 13 de noviembre de 2004) nació en el norte de Marruecos (entonces un protectorado español), de padres españoles. Más tarde emigró a los Estados Unidos en 1960. Murió en tierras norteamericanas cuando contaba con 111 años y 282 días de edad, como resultado de una reacción adversa a una vacuna contra la gripe. Moreno-López mantiene el récord de longevidad para Marruecos, que declaró su independencia en 1956.

20. Nunca es tarde para estudiar... a los 100 años

Manuelíta Hernández

Nunca es tarde para estudiar. En junio de 2013 los diarios se hacían eco de una noticia insólita, una centenaria que terminaba la enseñanza primaria en México.

Los medios de comunicación de medio mundo celebraban la buena nueva. Manuelita Hernández Velásquez acababa de terminar los estudios primarios al tiempo que celebraba su 100º cumpleaños. Sucedía en el estado mexicano de Oaxaca, uno de los que sufren mayores problemas de baja escolaridad en México. Por eso la firmeza con que aquella digna figurita de anciana tomaba el certificado de escolaridad, durante el acto de entrega, impresionaba por su dignidad y espíritu de superación.

Nació el 17 de junio de 1913 en la ciudad de Tuxtepec. De niña llegó a entrar en una escuela por mediación de un familiar, pero tuvo que dejarlo porque precisaban de ella para lavar y planchar, como en tantos hogares pobres de un siglo atrás. Cuando se le pidió un consejo para las nuevas generaciones señaló sin dudar que "la mejor carrera es el estudio".

A lo largo de las cuatro últimas décadas, México ha reducido de manera importante el porcentaje de analfabetos. Y sin embargo **todavía 8 de cada 100 mujeres mexicanas mayores de 15 años no sabe leer ni escribir, como 6 de cada 100 varones,** según el censo de 2010. Casi una décima parte de las personas atendidas por el Instituto Estatal para Educación de Adultos (IEEA) tienen más de 65 años, y de ellos, el 75% son mujeres.

Doña Manuelita, que lleva caminando por el mundo desde 1913 (¡ya llovió!), dice tener **la vista cansada y le cuesta caminar, pero le gusta leer periódicos.**

"Me gustó mucho la escuela pero ya no pude seguir estudiando", recuerda. Su familia, en el municipio oaxaqueño de Tuxtepec, era muy pobre y tuvo que colaborar en casa, lavando y planchando.

> A la hora de volver a los estudios, siguió los consejos de uno de sus nietos. Tardó menos de un año en conseguir el título de educación primaria, y a continuación se proponía empezar la secundaria.

"La mejor carrera es el estudio", reiteró Manuela. **La educación es que "nos hace menos ignorantes, nos civiliza"**, dijo en declaraciones al**diario mexicano** LA VANGUARDIA. "Cada vez que aprendo algo me digo mí misma: ahora ya no me van hacer GUAJE [tonta]", señala.

El **Instituto Estatal de Educación para Adultos (IEEA)** cuenta 7.700 alumnos mayores de 65 años, el 9% de sus estudiantes en México. La inmensa mayoría de ellos (75%) son mujeres.

Sus mejores momentos

Cerebro y envejecimiento activo

El envejecimiento del cerebro nos hace más felices. A medida que las personas envejecen se aprecia una mejora en la superación de los pensamientos negativos y en el control de las emociones. Esto puede explicar por qué las personas mayores tienden a ser más felices que las jóvenes.

Además, los expertos afirman que es posible aprender toda la vida. La superabuela Manuelita Hernández lo ha demostrado. El cerebro humano, como ocurre con el resto de los órganos, envejece a medida que cumplimos años. Se trata de un proceso fisiológico inevitable que, según los expertos, se inicia entre los 30 y los 40 años de edad. La buena noticia es que aunque existe un 25% de determinación genética que no podemos cambiar, mantener el cerebro joven y saludable depende en un 75% de nuestro estilo de vida, algo que sí es posible controlar. La mejor manera de que un órgano continúe activo es utilizarlo. La clave de un envejecimiento saludable se halla en entrenar cuerpo y mente, y estar preparados para seguir practicando actividades tanto intelectuales como físicas tras la jubilación y durante la tercera edad.

He aquí a continuación las recetas básicas para prevenir el envejecimiento del cerebro:

- Dieta con pocas calorías pero saludable.

- Ejercicio físico para oxigenar el cerebro.

- Seguir usando el cerebro mediante la lectura, el cálculo, aprender nuevos idiomas, o incluso proseguir con la educación formal como doña Manuelita.

- Una buena red de familia, amigos y relaciones es fundamental.

- No tomarse demasiado en serio la vida ni a uno mismo y mantener el buen humor.

- Domir.

- Disfrutar y ser feliz con las cosas que nos gustan.

- Mantener el interés en el día a día. Cada jornada es una nueva aventura.

- Seguir proponiéndose retos y metas, seguir avanzando siempre.

- Sentirse agradecido. Cada nuevo amanecer es una bendición. Y es gratis. Como las mejores cosas de la vida. ¿Cuánto hay que pagar por una carcajada de bebé, una lametada de un perrito cariñoso, o un beso?

Verdades y mentiras sobre el cerebro en general (Fuente: El Mundo)

Es mentira que la mitad izquierda del cerebro sea es estrictamente "racional". Esa región de la corteza cerebral es la que produce el lenguaje y resuelve los problemas, pero ello no quiere decir que sea la "mitad racional". Necesita lógica y orden, pero también necesita a la parte derecha para funcionar correctamente. Tampoco el cerebro es exactamente como un ordenador. Se ha desarrollado a lo largo de millones de años a través de la selección natural, y cuenta con sistemas que surgieron con un propósito determinado y que posteriormente se han adaptado para otro, incluso aunque no funcionen perfectamente. El cerebro evoluciona y se adapta, los ordenadores hasta el momento no han llegado a ese punto. Y es falso que sólo empleemos el 10% de nuestro cerebro. Hoy día los científicos saben que la totalidad del cerebro es necesaria para su funcionamiento normal, tal como demuestran las consecuencias de los derrames o daños cerebrales. Incluso el daño limitado a una parte muy pequeña del cerebro puede detectarse por los síntomas neurológicos.

Es verdad que la fuerza de voluntad aumenta cuando logramos algo. Es como un músculo y puede entrenarse. El ejercicio físico favorece al cerebro en la vejez. Es verdad también que reaccionamos antes de pensar. A menudo nos damos cuenta de nuestra respuesta a un acontecimiento sólo cuando ya hemos comenzado a reaccionar.

Ojo, que el cerebro toma atajos y se equivoca. El cerebro suele buscar rápidamente una respuesta adecuada, en lugar de emplear más tiempo para dar con la respuesta perfecta. Hay que tener también en cuenta que cada vez que recordamos algo, borramos y rescribimos el recuerdo. Ello que permite que, al final, recordemos cosas que en realidad no han ocurrido jamás. Eso explica por qué es frecuente que diferentes personas recuerden los mismos hechos de manera diferente. Y mucho cuidado, que la tensión crónica hace perder la memoria. Puede dañar el hipocampo y dar lugar a pérdidas permanentes de retención.

Los bebés desconectan las conexiones neuronales que no utilizan. En general, desechan las que no se usan lo suficiente durante los dos primeros años de vida. Por eso se aprende mejor un idioma en la niñez. Los niños pequeños reconocen los sonidos de todos los idiomas pero, a partir de los 2 años de edad, sus cerebros empiezan a encontrar dificultades para diferenciar sonidos que no son habituales en su lengua materna.

Aunque nos sorprenda, los adolescentes están "equipados" para comportarse bien. Las conexiones en la corteza cerebral prefrontal, que son importantes en la regulación del comportamiento, se siguen desarrollando hasta los 20 años de edad. Por otro lado, con los videojuegos mejoran el funcionamiento cerebral. Estudiantes universitarios que juegan regularmente a este tipo de juegos son capaces de registrar más objetos en un estímulo visual breve que los que no juegan. Además, los que juegan reelaboran la información más rápidamente, reconocen más objetos de un golpe y pueden cambiar de tarea con mayor facilidad. Para estudiar, es mejor si no se memoriza el temario del examen de una sentada. El cerebro retiene información durante más tiempo si se hacen descansos entre sucesivas tandas de estudio. Dos sesiones separadas de estudio pueden facilitar que se asimile el doble de conocimientos que una única sesión de la misma duración total.

En la edad adulta, se siguen renovando las neuronas. Nacen en el bulbo olfativo, que procesa los olores, y en el hipocampo, que es importante para la memoria. El ejercicio o el aprendizaje mejoran la supervivencia de estas neuronas. Pero cuando hay que elegir, las personas tienden a sentirse más satisfechas con las decisiones que toman cuando tienen que elegir entre pocas alternativas que cuando tienen muchas opciones. Y la depresión moderada puede curarse sin pastillas. Al terminar el día, pueden ponerse por escrito tres cosas buenas que hayan ocurrido y una breve exposición de las circunstancias que han propiciado cada una de ellas. Este ejercicio aumenta la sensación de felicidad y aminora los síntomas de depresión moderada en un plazo de unas pocas semanas. Las regiones del cerebro que causan las drogadicciones también reaccionan a estímulos positivos naturales como el amor. Es cuando te sientes en una nube. Los orgasmos también nos hacen ser más confiados y seguros en nuestras relaciones sociales. Ah, y somos cada vez más inteligentes. Las puntuaciones medias en las pruebas de inteligencia han aumentado entre tres y ocho puntos por década en el siglo XX en muchos países industrializados. No se debe a la evolución sino a la mejora de las condiciones de vida de los niños económicamente más desfavorecidos.

El dolor reside en el cerebro y puede controlarse. La actividad cerebral determina totalmente la sensación de dolor y su intensidad. Los científicos están intentando emplear imágenes del cerebro y técnicas de retroalimentación para enseñar a las personas a activar por su propia cuenta las zonas del cerebro que controlan el dolor.

Videoteca: En las noticias https://www.youtube.com/watch?v=UI55T2Oq_P8

Videoteca: http://www.elmundo.es/america/2013/06/27/mexico/1372324766.html

Citas

"Me gustó mucho la escuela pero no pude seguir estudiando" – Tuvo que dejar las clases cuando era niña.
"La educación nos hace menos ignorantes, nos civiliza"
"Cada vez que aprendo algo me digo a mí misma: ahora ya no me van a hacer *guaje* [tonta]"

Cuando le preguntaron el secreto de su longevidad dijo:

"La mejor carrera es el estudio"

21. El secreto genético de los supercentenarios

Hay un gran secreto en el mundo que, pese a todos los esfuerzos por desvelarlo, sigue sin descubrir. Se lo conoce como el secreto genético de los supercentenarios. Un estudio con personas supercentenarias no encuentra variantes genéticas comunes a las personas más longevas y sugiere que se trata de un rasgo complejo, proclamaba un titular de hace tiempo. Una combinación de nueve factores que pueden ralentizar el envejecimiento hasta extremos increíbles. Pero todavía eso está por confirmar. ¿Un supercentenario nace o se hace, o ambos? Cuando se descubra esa incógnita, el ser humano habrá dado el siguiente paso en su camino hacia una vida mejor.

- Vivir más de un siglo hasta el presente es cuestión de azar. Para alcanzar los ochenta o incluso los noventa años de edad, una vida sana puede desempeñar un papel importante, pero para llegar más allá es necesario gozar de unos dones excepcionales, escritos en un alambicado código de ADN. **Entre la población normal, la longevidad depende hasta en un 30% de los genes. Sin embargo, ese porcentaje se incrementa entre las familias que alcanzan edades excepcionales.**

- Los supercentenarios, esos raros humanos que viven más de 110 años, **casi nunca son ascetas budistas de brócoli y carrera matutina diaria.** Sirva esto para animar a los que les va la marcha. Jeanne Calment, una francesa que murió con 122 años, el récord de todos los tiempos, fumaba dos cigarrillos diarios y **comía un kilo de chocolate a la semana,** y un estudio **en la isla japonesa de Okinawa mostró que la mitad de los supercentenarios del lugar fumaban, y un tercio bebía alcohol.** Parece claro que estos privilegiados cuentan con un sistema de protección tan potente que casi no se ve afectado por los factores ambientales.

- Hay un factor clave si uno espera vivir largo tiempo. **El 90% de los supercentenarios son mujeres.** Simplemente nazca usted mujer y sus probabilidades de vida se multiplicarán. Sencillo, ¿eh?

Para tratar de desentrañar ese secreto genético, se han realizado numerosos estudios en busca del Santo Grial de la longevidad extrema, el factor común que se repetiría en todos los casos estudiados. El último de estos análisis, publicado en la revista *PLOS ONE*, trató de encontrar variantes genéticas que pudieran compartir 17 supercentenarios. Estas particularidades deberían producir proteínas diferentes a las personas comunes, con efectos protectores frente a enfermedades como el cáncer o los problemas cardiovasculares. Así se podría explicar, por ejemplo, que **solo un 19% de las personas que viven más de un siglo sufre algún tipo de cáncer, frente al 49% de la población normal, y que padezcan menos enfermedades cardiovasculares**.

Sin embargo, los autores de la investigación, pertenecientes a la Universidad de Stanford, **no encontraron estos genes comunes** que expliquen la existencia de personas tan longevas. A Timothy Cash, un investigador del Centro Nacional de Investigaciones Oncológicas (CNIO), que promovió **otro estudio** en busca de estas variaciones, no le extraña que no se hayan encontrado porque "se han analizado muy pocas muestras". En su estudio, publicado en la revista *AGING CELL*, **sí encontraron mutaciones raras en el gen de la alipoproteína B, relacionado con la asimilación del colesterol malo**.

Pese a no haber logrado detectar variantes genéticas especiales en los supercentenarios, los autores de este último estudio creen que será posible encontrarlas si se acumula el conocimiento suficiente, algo que no es tan sencillo en una población tan escasa. Lograrlo, piensan, puede "ayudar a extender la edad media de la gente normal", opina Kim Stuart, investigador de la Universidad de Stanford y autor principal del artículo. "Los supercentenarios [un 90% son mujeres] parecen tener un reloj del envejecimiento más lento", señaló Stuart. **"Leila Denmark, por ejemplo, trabajó como pediatra hasta los 103 años y estuvo lúcida y en forma hasta una edad muy avanzada"**. Estas personas, además, no suelen tener unos últimos años de vida especialmente lastrados por la enfermedad.

Una vez que se lograse identificar los genes protectores, la investigación podría centrarse en encontrar maneras de fomentar su actividad o, en el futuro, modificar o cambiar las variantes negativas a través de la terapia génica.

Mientras tanto, se sigue preguntando una y otra vez a los pocos afortunados que traspasan la barrera de los 110 años. Sus respuestas podrían hacer sonrojar a alguien timorato: **"Whisky, cigarrillos y mujeres salvajes"**. Estas declaraciones las hizo Henry Allingham, por ejemplo, que fue el veterano más longevo de la Primera Guerra Mundial.

Y es que, aunque unos pocos supercentenarios aseguran haber vivido una vida 'pura' y sin excesos, la verdad es que muchos otros **(la mayoría) se jactan de haber vivido fumando, bebiendo y sin privarse de nada**

El 8 de junio de 2014 murió en una residencia de ancianos de Manhattan el hombre entonces más longevo del mundo: el emigrante polaco **Alexander Imich** (capítulo 29), que llegó a cumplir 111 años. El título de "hombre más viejo" (hay muchas mujeres que superan los 111 años) pasaba al japonés **Sakari Momoi** (capítulo 24), nacido solo un día después que Imich. Una mujer, también japonesa, **Misao Okawa** (capítulo 4) , era el ser humano más viejo del mundo: nació el 5 de marzo de 1898 y murió el 1 de mayo de 2015, a los 117 años y pico.

Estos ancianos supercentenarios, que superan los 110 años, son auténticos supervivientes. Según indicó el Gerontology Research Group, por ejemplo el 17 de mayo de 2014 había 76 supercentenarios vivos verificados, de los cuales 73 eran mujeres. Con la muerte de Imich la cifra desciende a 74 aunque, como aclara el GRG, estos son tan sólo los supercentenarios verificados. **Se** estima que, en realidad, debería haber entre 300 y 450 personas en el mundo que superan esa edad.

Una y otra vez les preguntan es qué han hecho para lograr vivir tanto. Y las respuestas son de lo más variopintas. Aunque algunos supercentenarios aseguran haber vivido una vida sin grandes excesos, con costumbres casi monacales, otros se jactan de haber tenido una 'buena' vida, en el sentido de haber disfrutado sin mucha contención. Desde luego el sexo bravío, empinar el codo, o fumar *ACASO* no sean *a priori* las mejores herramientas para llegar a viejos, pero estos supercentenarios demuestran que, quizás, la longevidad (al menos en estas edades) es una **cuestión que tiene más que ver con la suerte o los genes que con las costumbres**.

Repasemos brevemente alguno de los **casos más llamativos**:

Christian Mortesen: Amigos, puros y mucha agua

El danés Christian Mortesen murió en 1998 con 115 años y 252 días, la mayor edad registrada nunca en un anciano varón hasta 2012, cuando el japonés Jiroemon Kimura sobrepasó su récord. Mortensen disfrutó de los puros durante toda su vida y siempre insistió en que fumar con moderación no era malo, llevaba una dieta casi vegetariana y bebía agua que había hervido previamente. En su 115 cumpleaños, al que acudieron los periodistas, dio su consejo para vivir una vida longeva**: "Amigos, un buen puro, beber mucha agua buena, no beber alcohol, ser positivo, y cantar mucho te mantendrá vivo durante mucho tiempo"**.

Henry Allingham: Cigarrillos, whiskey y mujeres salvajes

El veterano de guerra británico Henry Allingham murió en el verano de 2009 con 113 años y durante un mes fue el varón más longevo del mundo. Participó en la Primera y Segunda Guerra Mundial, donde ejerció como mecánico de aviones, y siempre presumió de no haberse privado de nada. Cuando le preguntaron por el secreto de la longevidad fue tajante: "Cigarrillos, whiskey y mujeres salvajes".

Gran parte de las mujeres supercentenarias son increíblemente alegres y sensibles. Sin embargo, los que logran sobrevivir hasta ser supercentenarios, a la edad de 110 años o más, por lo general han experimentado una lógica disminución significativa en las capacidades físicas y mentales.

Eugenie Blanchard

Eugenia nació el 16 de febrero de 1896 en Saint Barthélemy y murió el 4 de noviembre de 2010, a la edad de 114 años y 261 días, en la misma localidad. Sostuvo los títulos de persona más vieja verificada de Francia del 25 de mayo de 2008 al 4 de noviembre de 2010, y de persona más vieja verificada del mundo, del 2 de mayo de 2010 al 4 de noviembre del mismo año, fecha de su fallecimiento.

En 2010 tenía 114 años. Durante los últimos 30 años, vivía en el pabellón geriátrico del Hospital De Bruyn, isla de St. Barts en las Antillas francesas. A pesar de que estaba en buen estado de salud, se hallaba muy débil, casi ciega y sólo hablaba un poco.

Blanchard se mudó a **Curaçao** en mayo de 1923, donde se convirtió en monja católica de la congregación de hermanas franciscanas de Roosendaal en la isla. Adoptó el nombre de hermana

Cyria durante sus años en la orden, y se ganó el apodo "Dulces" debido a cómo trataba a los demás. También los niños de Curaçao la apelaban "Douchy", que se deriva de la palabra "Dushi", la cual significa "dulces " o caramelo en Papiamento, la lengua criolla de Curaçao, porque ella trabajaba igual que si fuera un vendedor de caramelos.

Blanchard permaneció con la congregación de religiosas hasta agosto de 1955, en que regresó a Saint Barthélemy a la edad de 60 años. Vivió sola con su gato hasta que se mudó a una residencia en 1980, cuando tenía ya 84 años, debido a que su salud declinaba. Mantuvo de todas formas un nivel aceptable de buena salud durante sus últimos años, a pesar de la pérdida de vista y de su incapacidad para hablar. Murió en Saint Barth el 4 de noviembre de 2010 a la edad de 114 años. Un sobrino dijo que Eugenie disfrutaba de vez en cuando tomando una copa de champán, en particular para su cumpleaños, incluso cuando la supercentenaria era ya muy mayor.

> **Se puede suponer que su longevidad se debe a su espiritualidad, una forma de vida con pocas tensiones, y el clima templado.**

Su nombre completo era Anne Eugénie Blanchard. Obtuvo el título de persona de más edad del planeta tras la muerte de la supercentenaria japonesa **Kama Chinen** el 2 de mayo de 2010. Mantuvo el título 186 días. En el momento de fallecer, Blanchard ocupaba el lugar número 33 de las personas más viejas jamás verificadas oficialmente, la tercera persona francesa de más edad jamás verificada y la persona más anciana que haya existido nunca en la isla de Saint Barthélemy (la cual era administrativa y legalmente parte de Guadalupe de 1878 hasta 2007). Guadalupe a su vez es un territorio francés de ultramar.

Blanchard nació en el vecindario Merlet de St. Barths el 16 de febrero de 1896. Nació solo 18 años después de que la isla, anteriormente sueca, fuera vendida de vuelta a Francia.

Blanchard fue la última superviviente de trece hermanos y hermanas.

Florrie Baldwin

Florrie vivía en Leeds, Inglaterra. Nació el 31 de marzo 1896 y vivió hasta superar los 114 años. Vivió en su casa hasta los 105 años, cuando se mudó a un hogar de reposo. Murió el 8 de mayo de 2010. Contaba entonces con 114 años y 38 días.

> **Baldwin atribuía su larga vida a comer un bocadillo con huevos fritos todos los días. Su hija creía que la longevidad de su madre se debía al trabajo duro, y a que no fumaba ni bebía. Y por su parte los doctores eran de la opinión de que la larga vida de Florrie podía deberse a haber trabajado como empleada de una firma de ingeniería durante medio siglo, hasta que se jubiló a la edad de 75 años. Resulta que la sede de la compañía para la que trabajaba se hallaba situada en lo alto de una empinada colina en Woodhouse, Leeds. "Subía esa colina cada día, luego volvía a casa para la hora de comer, y luego volvía a subir", comentó un nieto suyo.**

Al entrar en su séptima década de vida, Baldwin pasó tiempo en el hospital recuperándose de unas cataratas.

Florence Emily Baldwin (31 de marzo de 1896 – 8 de mayo de 2010) era, en el momento de su muerte, la persona de más edad del Reino Unido y también de Europa, y la segunda más anciana del mundo entero.

Nacida Florence Emily Davies en el distrito Hunslet de Leeds, era hija de Methuselah Davies (1861–1946), originario de **Dowlais**, Gales, y de Florence Susannah Bird (1863–1926) de **Aylsham**, Norfolk. Curiosamente el padre de esta supercentenaria se llamaba Matusalén, siguiendo la estela del mismo hombre que figura en la Biblia y que se dice en el Libro Santo que llegó a la edad más avanzada que se conoce, 969 años. Matusalén fue el abuelo de Noé, quien construyó el arca para salvarse del Diluvio Universal.

Florrie recordaba la guerra de los bóeres y, cuando tenía solo cuatro años, haber visto a la reina Victoria cuando la monarca visitó Leeds. En 1920, la que sería supercentenaria se casó con el pintor y decorador Clifford Baldwin y se mudó a Woodhouse. Tuvieron una única hija, Maisie 'Mazie' Worsnop. Tras la muerte de su marido en 1973, Baldwin vivió sola hasta cumplir los 105 años. En ese periodo era capaz de colgar cortinas y limpiar ventanas por su cuenta. Luego se mudó a Radcliffe Gardens, una residencia de Leeds.

Al ocurrir la muerte de una mujer italiana llamada **Lucia Lauria** el 28 de junio de 2009, Baldwin se convirtió en la persona con más años de Europa. También llegó el 14 de octubre de 2009 a ser una de las cien personas certificadas más viejas de la historia, y una de las 70 personas más ancianas de todos los tiempos el 22 de abril de 2010. Se volvió el segundo individuo más anciano de la Tierra tras la muerte de la japonesa **Kama Chinen** el 2 de mayo de 2010, y conservó tal honor en el podio de los supercentenarios hasta su muerte seis días más tarde.

Baldwin tuvo buena salud hasta los 111 años, momento en que empezó a sufrir pérdidas de memoria, que luego derivaron en demencia. En los últimos meses de su vida retuvo muy pocos recuerdos del pasado.

22. ¿El hombre más longevo que jamás haya existido?

Ching Yuen

Li Ching Yuen (Sichuan, China, 1677 - Sichuan ,China, 6 de mayo de 1933) fue un herborista y médico chino que presuntamente habría vivido 256 años.

Li Ching Yuen habría nacido en **1677**, según los papeles de identidad que tenía un amigo suyo y que fueron notificados al periódico norteamericano **The New York Times** el **6 de mayo** de **1933**, día en que falleció. En ellos aparecía una felicitación a Li por su 150 y 200 cumpleaños. En 1928, un corresponsal de The New York Times escribió que **muchos de los ancianos en el barrio de Li afirman que sus abuelos le conocieron cuando eran niños**, y que en ese momento era un hombre adulto. Desde niño aprendió artes marciales, y viajó a diferentes regiones de su país a recolectar hierbas medicinales y piedras de colorines. Después, toda su vida ejecutó su ascética práctica de **«alquimla interna»** (práctica consistente en ingerir los ingredientes y después hacer ejercicio para que se mezclen bien) en solitario, práctica aprendida mientras residía en el templo taoísta de Yu Qing del monte **Lao Shan**.

Devoto asiduo del **taoísmo**, Li prácticamente abandonó el dormir para practicar **Bu Dao Dan** toda la noche durante décadas. Literalmente, Bu Dao Dan significa 'Alquimia Interior Insomne', manejada solamente esta práctica por ejecutantes avanzados, quienes la practican toda la noche en lugar de dormir. Se supone que es más reparadora que el sueño. A pesar de ser nonagenario, se rejuveneció delicadamente manteniendo una complexión fuerte, con agilidad de movimientos, una voz sonora, una mente aguda, y en general se conservó robusto, y cordial con los que trataba. Testigos que lo conocieron mantenían que asimismo tenía una vista perfecta.

Se dedicó a la recolección de hierbas en las sierras a la edad de diez años, también comenzó muy joven a aprender de varios **métodos de longevidad, que se basaban en la supervivencia a base de una dieta de hierbas y vino de arroz**. Vivió así durante los primeros 100 años de su vida. En 1749, cuando tenía 71 años de edad, se trasladó a **Kai Xian** para unirse al **ejército** chino como un maestro de arte marciales y asesor táctico.

Era un experto boticario. Sirvió además como consejero táctico militar e instructor de artes marciales. Se retiró luego y pasó mucho tiempo en las montañas del Tíbet, **donde siguió recolectando hierbas medicinales que según decía le ayudaban a mantenerse joven y saludable. Además se sabe que tenía las uñas de su mano derecha muy largas, de unos 15 centímetros.**

En **1927** fue invitado a un palacio de su región natal por el general **Yang Sen**, amigo suyo, quien estaba muy interesado en la fuerza y juventud que tenía Li a pesar de su avanzada edad (250 años). En la residencia de este general le tomaron una foto, la única existente de Li.

En 1930 el profesor **Wu Chung-Chieh**, decano del departamento de educación en la **Universidad de Chengdu**, encontró en los registros Imperiales del Gobierno de China **dos felicitaciones del emperador a Li Ching Yuen en 1827 por su 150 cumpleaños y una posterior a los 200 años**. Por lo que si este dato es riguroso sería una prueba irrefutable de la edad del hombre más longevo que jamás haya existido.

Uno de sus discípulos, el **Taiji Quan** Maestro Da Liu, dijo del maestro: "A los 130 años de edad el Maestro Li encontró un viejo ermitaño en las montañas que le enseñó **Baguazhang** [una de las artes marciales internas de China] y un conjunto de ejercicios de **Qigong** con las instrucciones de la respiración, la formación de movimientos coordinados con los sonidos específicos, y las recomendaciones dietéticas".

Da Liu también expresó que la longevidad de su maestro se debió a que realizaba los ejercicios todos los días con regularidad, correctamente y con sinceridad. En un artículo publicado en la pagina del diario The New York Times, se informaba sobre su vida y se citaba la respuesta que tenía Li al secreto de su larga vida:

> **Mantén un corazón tranquilo,**
> **siéntate como una tortuga,**
> **camina alegre como una paloma,**
> **y duerme como un perro.**

Se rumoreaba también que había sobrevivido a 23 esposas, cuando falleció dejó viuda a su esposa número 24 de 60 años, y 180 de sus hijos le sobrevivieron.

Su dieta se basaba principalmente en el arroz **y en el vino de este cereal**. También consumía ginseng y una planta poco conocida, la Centella asiática (Hydrocotyl asiática). Muchos científicos de la época se burlaron de esto y no le dedicaron atención al tema, pero unos pocos visionarios fueron un poco más allá. **Jules Lepine**, bioquímico francés, encontró un poderoso alcaloide de efectos rejuvenecedores en las semillas de dicha planta.

La centella asiática, vitamina de la juventud

Los herboristas saben de un factor de longevidad que posee la planta de la Centella asiática. Lo califican de 'Vitamina X de la juventud' para el cerebro y las glándulas endocrinas, y también extractos de la planta se usan para tratar problemas de circulación y de piel. Se consume en ensalada. El jugo de las hojas sirve para la **hipertensión arterial**; también como tónico. Un emplasto o cataplasma de hojas se usa para tratar **llagas** y **úlceras**.

Baguazhang y Qigong

Baguazhang es una de las artes marciales internas de China. Se caracteriza por ser un entrenamiento que los practicas realizan rodeando un círculo imaginario. Utilizan como armas tanto las manos como los pies. El combate tradicional prefiere las formas lineales, y por eso el Baguazhang puede ser extraordinariamente efectivo al sorprender al oponente con movimientos circulares inesperados. Chin Yuen combinaba estos ejercicios con el QiGong, que engloba a un conjunto de técnicas que involucran la mente, la respiración y el ejercicio físico. Se practica con el objetivo de mantener la salud, pero también, según las tradiciones budista y taoísta, es un método para alcanzar la iluminación espiritual.

Videoteca: https://www.youtube.com/watch?v=E6pN2G1XsG8

Vino de arroz

Se le llama también 'Sake' en Japón, donde es una bebida inmensamente popular. Se elabora con arroz destilado y presenta altos niveles de alcohol. Se le atribuye propiedades benéficas para prevenir infecciones, regular los niveles de colesterol, mejorar la memoria, prevenir la osteoporosis, proteger contra distintos tipos de cáncer y reducir los efectos del envejecimiento, entre otros beneficios.

Videoteca: https://www.youtube.com/watch?v=tFN64EeC0eQ

Cuando le preguntaron el secreto de su longevidad dijo:

"Mantén un corazón tranquilo"

https://www.youtube.com/watch?v=QH4nfEQzDPQ

23. A los 113 años… metiendo mano a una 'vedette'

Emiliano Mercado del Toro

Emiliano Mercado del Toro (**Cabo Rojo**, **Puerto Rico**, **21 de agosto** de **1891** - **Isabela**, **Puerto Rico**,**24 de enero** de **2007**) era considerado el hombre vivo con más años del planeta, y el tercero que ha vivido más años de cuantos han figurado en el **Libro Guinness de los Récords**. El **21 de mayo** de **2006** se convirtió en la persona más vieja que haya nacido en **Puerto Rico** al superar a **Ramona Trinidad Iglesias**, fallecida en **2004** a la edad de 114 años y 272 días. Mercado tuvo la nacionalidad estadounidense (1898-2007) y antes la española (1891-1898).

Para poder figurar en el libro Guinness, Emiliano tuvo que probar su edad con la ayuda de varios documentos, entre los que se incluyen un certificado de nacimiento, otro de **bautismo**, su nombre en un censo de **1910** y la tarjeta que le identifica como veterano de la **Primera Guerra Mundial**. No obstante, es de notar que Mercado del Toro todavía estaba en el campo de entrenamiento en el momento de firmarse el armisticio, el **11 de noviembre** de 1918. En**1993** recibió una medalla honorífica de manos del entonces presidente de los **Estados Unidos**, **Bill Clinton**, durante las conmemoraciones del 75º Aniversario del fin de la I Guerra Mundial.

Emiliano Mercado del Toro fue el mayor de dos hermanos, permaneció soltero y nunca tuvo hijos, por lo que fue atendido por sus sobrinos y los descendientes de éstos. Según su testimonio, **su prolongada longevidad se debe al consumo de** maíz, bacalao **y leche, que tomaba cada día**. Afirmaba que sus primeros recuerdos perfectamente claros fueron los de ver las **tropas de Estados Unidos** invadiendo Puerto Rico en el marco de **la Guerra Hispano-Americana de** 1898, que puso fin a la **presencia colonial española** en el **Caribe**.

En **diciembre** de **2006**, cuando murió **Elizabeth Bolden** (capítulo 19), la persona más vieja del mundo, Emiliano se convirtió en la persona más longeva viva que existe del planeta. El título de persona más longeva le fue concedido el **11 de diciembre** de **2006**.

Emiliano Mercado del Toro falleció, a los 115 años y 156 días de edad, el **24 de enero** de **2007** a las 8:30 horas de la mañana en Isabela, **Puerto Rico**. Tuvo un multitudinario sepelio.

Durante seis semanas, a la edad de 115 años, Emiliano Mercado ostentó el título de persona más vieja del planeta. También el de varón más anciano desde el 19 de noviembre de 2004, a la muerte de **Fred H. Hale Sr.** con 113 años y 354 días, hasta su propio fallecimiento en enero de 2007. Al morir quedó confirmado como el segundo hombre con más años jamás documentado oficialmente, justo por detrás del danés-americano **Christian Mortensen** (capítulo 21), que alcanzó el récord absoluto (hasta el momento) de 115 años y 252 días. Mercado mantuvo el segundo puesto durante más de cinco años, hasta que el 23 de septiembre de 2012 el japonés **Jiroemon Kimura** (capítulo 2) lo sobrepasó.

El 21 de agosto 2006, Mercado llegó a ser el segundo hombre validado históricamente en alcanzar la edad de 115 años. Se convirtió en la persona viva más longeva el 11 de diciembre de 2006, como consecuencia de la muerte de la supercentenaria de 116 años Elizabeth Bolden.

Emiliano (a quien su familia llamaba 'Emilio') nació en Cabo Rojo, Puerto Rico, hijo de Delfín Mercado y Gumercinda del Toro. **Trabajó en los campos de caña de azúcar hasta los 81 años.**

Nunca se casó y nunca tuvo hijos, aunque confesó haber tenido tres "novias" (enamoradas) en su vida.

Mercado llamó por primera vez la atención de los investigadores de la longevidad en 2001, cuando se divulgó una historia de que había un veterano de guerra de 110 años durante un desfile que tuvo lugar en Puerto Rico. Los investigadores intentaron entonces rastrearlo, pero fue solo después del fallecimiento de Fred H. Hale Sr. cuando alguien por fin empezó a enviar documentos para acreditarlo. De modo que tras Hale, fue Emiliano el que le sucedió como hombre más longevo, gracias a que se pudo aportar su certificado de nacimiento, el bautismal, su inscripción en el censo de 1910, y su tarjeta de identificación como veterano de guerra. Para enero de 2005, los Guinness habían aceptado formalmente a Mercado como "el hombre más viejo cuya edad haya podido confirmarse documentalmente"

Además, Emiliano Mercado del Toro tenía 27 años en octubre de 1918, cuando el ejército estadounidense lo alistó para servir como soldado en la Primera Guerra Mundial. Como veterano de este conflicto bélico, superó el récord establecido del veterano de más edad que nunca haya servido en ninguna fuerza armada, y que hasta entonces había poseído **Antonio Todde**. Aunque se trató de un soldado veterano un tanto peculiar, pues nunca tomó parte en ninguna acción ni batalla. Se hallaba todavía en el campo de entrenamiento en Panamá cuando se declaró el armisticio. Lo licenciaron del ejército al mes siguiente, cuando todavía tenía 27 años.

En 1993, el presidente estadounidense Bill Clinton le hizo entrega de la medalla que conmemoraba el 75º aniversario de la firma del armisticio con el que se puso fin a la Primera Guerra Mundial.

Mercado del Toro, el mayor de dos hermanos, había tenido que dejar su entorno habitual de Cabo Rojo debido a una caída sufrida cuando tenía 102 años, que le afectó la cadera. Su sobrina de

85 años lo llevó a vivir con sus parientes, de manera que estuvo bien cuidado por sobrinos, sobrinas y sus respectivas familias, que lo llamaban 'Tío Millo' en sus casas de Isabela.

Mercado recordaba cómo siendo un niño las tropas de Estados Unidos habían invadido Puerto Rico en 1898, y también la lucha que marcó el final del imperio colonial español en América.

Este superabuelo atribuía su longevidad al plato llamado funche, que incluye maíz cocido, bacalao y nata, el cual tenía la costumbre de tomar todos los días.

Mercado además insistía en que otro factor causante de su larga vida podría ser su sentido del humor. Le encantaba contar chistes y anécdotas graciosas, y lo hizo casi hasta el final de sus días. No hablaría mucho de los detalles de su vida sentimental, pero se deleitaba haciendo insinuaciones pícaras sobre este tema.

Su sobrina contaba que el supercentenario siempre estaba feliz "todo el rato, yo creo que ese es el secreto por el que ha vivido tan bien tanto tiempo".

En una de las muchas entrevistas que concedió a los medios de comunicación puertorriqueños, insistió en que había estado en el *salón de baile* (eufemismo de 'burdel') que poseía Isabel Luberza Oppenheimer (más conocida como 'Isabel la Negra') el día que la asesinaron. Por aquella época tenía 82 años y según contó se escondió debajo de una mesa cuando los asesinos de Oppenheimer abrieron fuego. Cuando le preguntaron qué estaba haciendo allí, el supercentenario replicó: "Rezar... por lo menos eso era lo que hacía cuando empezaron a llover balas".

Sus dos últimos cumpleaños fueron auténticos acontecimientos mediáticos en la ciudad de Isabela. Líderes civiles y veteranos de guerras elogiaron a Mercado por su resistencia y mente lúcida a tan avanzada edad, pero el "regalo" que más disfrutó el abuelo del mundo fue la visita de la *vedette* y celebridad puertorriqueña Iris Chacón.

En una entrevista, Mercado se reconoció gran fan de la artista, más concretamente de su trasero. "¡Esas ancas son de infarto!", llegó a declarar. Chacón acudió a ver a Mercado quien, a pesar de que apenas podía ver u oír al cumplir los 114 años, se mostró encantado. **Su foto tocando las nalgas de Chacón, con una gran sonrisa en su cara**, dio para grandes titulares en su país. Al año siguiente la celebridad repitió su cortesía y volvió a verlo. Cuando finalmente Mercado murió, Chacón mostró su pesar: "Siento como que haya perdido a mi propio abuelito. Me siento agradecida por haberlo conocido, por saber que le hice feliz, y también por las anécdotas y buenos deseos que me relató cuando nos encontramos. Aprendí mucho de su sabiduría. Su vida es un ejemplo de cómo todos deberíamos vivir, con alegría y haciendo el bien, de modo que la buena voluntad y la longevidad se extiendan".

La *vedette* asistió al entierro del supercentenario en el cementerio municipal San Martín de Porres de la ciudad natal de Mercado, Cabo Rojo, junto a alcaldes, legisladores y veteranos de guerra. Mercado falleció de causas naturales a la edad de 115 años, solo seis semanas después de heredar el título. En los últimos tiempos había tenido dificultades para respirar, pero se mantenía consciente y alerta hasta poco antes de su muerte. Su sobrina nieta, Dolores Martínez, declaró que **"había muerto como un angelito".**

"Todos lo lloramos, pero sabíamos que este día llegaría", dijo un portavoz de su ciudad natal.

Sus mejores momentos

El funche, receta desconocida de la longevidad

El funche es un plato de harina de maíz que se prepara principalmente para el desayuno. Es una receta tradicional en Venezuela y también de Puerto Rico, de donde era originario Emiliano Mercado del Toro. La cantidad de azúcar depende del gusto individual, pero el resultado es siempre una crema de maíz muy sabrosa y fácil de hacer. Los ingredientes incluyen 1 taza de harina de maíz, 4 tazas de leche, 2 cucharadas de mantequilla, ¾ de cucharadita de sal, y media taza de azúcar o al gusto. En una cacerola a fuego moderado alto, se hierven todos los ingredientes excepto la harina de maíz. Se añade la harina de maíz poco a poco revolviendo constantemente hasta que cuaje, aproximadamente 5 minutos. Se baja a fuego lento y se continúa revolviendo hasta que espese la mezcla, aproximadamente 15 minutos. Y listo. Pero luego el funche admite variaciones. Hay innumerables tipos: natural, aliñado, de pollo, de carne, navideño, con salsa de tomate, dulce… En el caso del superabuelo, lo tomaba al parecer con bacalao, maíz y nata.

Veterano sin ir a la guerra y mujeriego sin casarse

Digamos que este abuelito del mundo tuvo una vida afortunada. El presidente norteamericano Bill Clinton le hizo entrega de una medalla como veterano de la Primera Guerra Mundial, cuando no llegó a entrar en combate, y lo único que hizo fue pasarse un mes en un campo de entrenamiento. Y aunque nunca pasó por el altar, desde luego demostró que lo volvían loco las féminas, y habló de sus tres "noviecitas". A Emiliano Mercado le encantaba soltar chascarrillos y anécdotas picantes, insinuando pero sin revelar abiertamente. El superabuelo insistía en que su sentido del humor era uno de los factores que más había contribuido a su longevidad.

Videoteca: https://www.youtube.com/watch?v=1QiltLkkNpl

Citas

"Rezar… por lo menos eso es lo que hacía cuando empezaron a llover las balas" – Cuando le preguntaron qué hacía a los 82 años en un burdel donde hubo un tiroteo.
"¡Esas ancas son de infarto!" – Comentario sobre la retaguardia de una vedette portorriqueña que lo visitó en su cumpleaños número 114.
"Se murió como un angelito" – Su sobrina nieta al fallecer el abuelo del mundo con 115 años.

Cuando le preguntaron el secreto de su longevidad dijo:

"Maíz, bacalao y leche cada día"

24. Un siglo de caligrafía para el director de un instituto

Sakari Momoi

Menos de un año duró Sakari Momoi (5 de febrero de 1903 – 5 de julio de 2015) con el título de el hombre más viejo del mundo. En agosto del año 2014 había recibido el certificado de los Récords Mundiales Guinness que lo acreditaba como tal.

Momoi, un educador retirado, había sido hospitalizado en Tokio a principios de julio de 2015 por una insuficiencia crónica en los riñones. Allí murió el domingo 5 de julio, según informó el Ayuntamiento de Saitama a la prensa local.

Momoi, quien **enseñó química agrícola**, pasó sus últimos años en una residencia en la capital nipona.

Nació el 5 de febrero de 1903 en el área de Fukushima, una zona duramente golpeada por el tsunami y el terremoto de 2011.

En las entrevistas que concedió, Momoi atribuía su larga existencia a **una vida tranquila, una alimentación sana y a varias horas de sueño.**

La agencia de noticias Reuters señaló que Momoi pasaba sus días practicando caligrafía y participando en actividades recreativas en la residencia asistencial donde vivía.

"Quiero vivir dos años más", dijo en 2014 cuando recibió el diploma de los Récords Guinness.

Según datos de la Organización Mundial de la Salud, Japón es la nación con mayor esperanza de vida del mundo. El promedio es de 87 años.

Sakari Momoi nació el 5 de febrero de 1903. Vivió en total 112 años y 150 días. Momoi fue el primer presidente del instituto técnico de la ciudad de Hanawa en la prefectura japonesa de Fukushima de 1948 a 1951, y el director del instituto de Yono en la prefectura de Saitama de 1953 a 1959. Le condecoraron con la orden del Sagrado Tesoro, cuarta clase. Asimismo desempeñó el cargo de director ejecutivo de la Cámara de Comercio de Yono.

Su esposa se llamaba Tamiko y se casaron en 1928. Tuvieron 5 hijos. La pareja viajó por todo Japón antes de que ella muriese.

Momoi nació en Fukushima el 5 de febrero de 1903. Ese mismo año los hermanos Wright realizaron el primer vuelo con motor de la historia, destacó Japan Real Time.

Cuando acabó la Segunda Guerra Mundial Momoi tenía 42 años, y ya era un anciano de 66 cuando Neil Armstrong pisó la luna. Cuando cayó el Muro de Berlín tenía 86 años.

En agosto de 2014, tras la muerte del polaco **Alexander Imich** (capítulo 29), se convirtió en el hombre más viejo del planeta.

Momoi, que fue profesor de química y llegó a dirigir un colegio, residía en sus últimos años en Saitama y de acuerdo con las autoridades de la ciudad su estado de salud era bueno hasta casi el final.

El hombre más longevo de la historia del que se tiene registro fue el también japonés **Jiroemon Kimura** (capítulo 2), que murió en junio de 2013 a los 116 años.

Sakari Momoi sucedió en Japón a **Jokichi Ikarashi** como el hombre más viejo del país.

En septiembre de 2012, se vistió formalmente para corresponder a una visita de cortesía que le hacían las autoridades locales por ser el hombre de más edad de la ciudad.

Su familia siempre estuvo a su lado, rodeándolo y ayudándolo. En su último cumpleaños (2015), su tercer hijo Hiroo, de 66 años, era quien lo asistía.

> **A Momoi le encantaba especialmente participar en las actividades de la residencia y hospital donde residía, tales como lanzar una pelota o practicar caligrafía, contó su familia. También disfrutaba leyendo poesía china.**

Un fallo renal acabó con su vida en el hospital de Saitama.

El hombre más viejo dijo una vez que el secreto de una larga vida era una alimentación saludable y dormir mucho.

Vida tranquila

La longevidad que muchos de los abuelos del mundo alcanzaron pasa por llevar una vida tranquila y en equilibrio con lo que a uno le hace sentir bien. No solo la alimentación es la responsable de la longevidad, sino que el estilo de vida influye mucho. Es lo que alguna persona longeva llamó "danzar con la vida". Y eso incluye el realizar actividad física todos los días, tener sentido de la proporción en lo que se hace, saber lo que nos gusta y disfrutarlo, llevar un ritmo de vida con poco estrés pero entretenido, y tener fuertes lazos familiares. También es importante dormir y comer bien. Y los vínculos interpersonales. La gran mayoría de superabuelos estuvieron rodeados de otras personas hasta el final y no pasaron demasiado tiempo solos. La buena compañía puede ser la mejor medicina a medida que se envejece.

Videoteca: Sakari Momoi a los 111 años (en inglés) https://www.youtube.com/watch?v=oyO6e_hmMI0

Videoteca: Cuando recibió el reconocimiento Guinness, elegantemente trajeado y en un increíble buen estado de salud https://www.youtube.com/watch?v=aqO2noYAWSY

El arte de la caligrafía japonesa

El Shodō se le llama a la caligrafía japonesa que Sakari Momoi practicó hasta en sus últimos años. Está considerada un arte y una disciplina muy difícil de perfeccionar y se enseña como una materia más a los niños japoneses durante la educación primaria. Proviene de la caligrafía china, y se practica a la antigua usanza, como miles de años atrás, con un pincel, un tintero donde se prepara la tinta china, pisapapeles y un pliego de papel de arroz. Actualmente también es posible usar un fudepen, pincel portátil con depósito de tinta. El shodō es la práctica de la escritura de caracteres japoneses hiragana y katakana, así como de caracteres kanji derivados de la escritura china. La caligrafía japonesa comparte sus raíces con la caligrafía china y muchos de sus principios y técnicas son muy similares reconociendo los mismos estilos básicos de escritura: de sello, administrativa, regular, cursiva y semicursiva. Actualmente existen calígrafos maestros en este arte que son contratados para la redacción de documentos importantes. Requiere gran precisión y gracia por parte del calígrafo, y cada carácter kanji debe ser escrito según un orden de trazo específico, lo que aumenta el alto nivel de disciplina exigido a quienes practican este arte.

Citas

"Quiero vivir más, digamos dos años más" – Momoi cuando recibió el diploma de los Récords Guinness de ser el hombre más viejo del mundo.

Cuando le preguntaron el secreto de su longevidad dijo:

"Una vida tranquila, una alimentación sana y varias horas de sueño"

http://www.antena3.com/noticias/mundo/japones-111-anos-reconocido-como-hombre-mas-viejo-mundo_2014082000024.html

25. Encaje de bolillos hasta los cien años

Avelina Mouzo

Avelina Mouzo Leis, de A Ponte do Porto (Camariñas) la persona de más edad de Galicia y la sexta de España a finales de 2014 y en 2015, cumplió el 24 de diciembre de 2014 nada menos que 110 años en su casa. Entraba así por la puerta grande en el selecto club de los supercentenarios, con buena salud y ánimo, soltando carcajadas y estando agradecida con la vida por ser tanta y tan larga, y ser capaz aún de reír y recordar.

Solo tres personas de Galicia han llegado a esa edad en la última década (2005-2015). Una de ellas, como Avelina, también de la Costa da Morte, de Finisterre. Rodeada de su familia, Avelina sopló las velas de la tarta en la Nochebuena de 2014. A la hora de la cena, sobre las 20.00. A la hora de comer ya había recibido algunas felicitaciones, como las del ayuntamiento. Se encargó de ello el alcalde, Manuel Valeriano Alonso de León.

El regalo municipal fue un ramo de flores y un trabajo en encaje con la técnica de la 'simona', que Avelina, que trabajó como *palilleira* haciendo encaje de bolillos hasta los 100 años, agradeció especialmente.

Avelina Mouzo parecía mucho más joven que los 110 años que realmente tenía. Aún a esa evanzada edad se valía por sí misma en su vida diaria, conversaba, demostraba excelente memoria, mantenía su sentido del humor, e incluso trabajaba algo cuando le dejaban en casa, que la familia no se mostraba partidaria de excesos. Pero ella cogía la escoba siempre que podía, por ejemplo. El solo problema que tenía era el oído, que oía mal. Y **el único medicamento que tomaba al día consistía en unas simples gotas para el riego sanguíneo**. Muchos otros abuelos del mundo han declarado en igual sentido. Sea lo que sea que los hace tan longevos, desde luego no procede de la cantidad de medicamentos ingeridos. Avelina se declaraba incluso en mejor estado que su hija y su yerno, ambos enfermos, con los que vivía en su casa del Campo do Outeiro, muy bien cuidada por sus nietas y bisnietos.

El pueblo gallego de los centenarios es Sober, en Lugo, **que contaba en mayo de 2015 con hasta siete vecinos por encima del siglo de edad.**

Sin embargo, Avelina es de la localidad coruñesa de Camariñas. Vive en la parroquia de Ponte de Porto junto a una hija, un yerno y una nieta. Otros dos hijos ya le murieron. En total, además, ha visto nacer y crecer a 4 nietos y 8 bisnietos.

"No tengo ganas de morir. Estoy bien", vino afirmando a lo largo de este tiempo la supercentenaria, siempre llena de consejos y afable: "Hay que aprovechar mientras se sea joven". Ella confiesa que nunca paró, siempre inquieta a través de la vida y, de hecho, le gustaría volver atrás para seguir disfrutando: "Querría ser más joven para saltar por ahí".

Entre los recuerdos de la superabuela se hallan **las fiestas y romerías que disfrutó junto a sus amigas**, cuyos nombres todavía podía recordar a los 110 años. Al igual que el de su profesora de la infancia, doña Constanza, para quien sólo había buenas palabras. Con ella aprendió a escribir su nombre y a leer. Compartía clase con la hija de la condesa de Taboada hasta que su madre decidió que era momento de convertirse en *palilleira*, un oficio tradicional típico de la comarca al que se dedicó, como tejedora de encajes.

"Cómo corren los años. No pensé que lo hicieran tanto". Y que lo diga doña Avelina, ella lo supo mejor que nadie. Su recomendación, rezar a San Antonio para encontrar "buen novio". Con 110 años recién cumplidos, bajaba escaleras, hablaba, comía y se aseaba sola, conocía, paseaba, colgaba la ropa y fregaba la loza. ¿Qué sería lo que haría si llega a 120? Le gustaba de joven tocar la pandereta. En su vida nunca faltó la alegría. ¿Será ese el secreto tan largamente buscado por los genetistas?

O tal vez la gastronomía. La Costa da Morte y, en general, Galicia, son famosas por su cocina. No falla.

Se levanta a las 9.30 cada mañana y se acuesta a las once de la noche. El horario, siempre el mismo, sin estridencias.

Cuentan sus familiares que "Nunca fue al médico. Siempre tuvo muy buena salud. Es increíble". Ella considera que "A vellez é moi triste" ["La vejez es muy triste"].

Era la mayor de Galicia en 2014 y 2015, y su deseo era seguir siéndolo el mayor tiempo posible. La cifra de 110 no la alcanza cualquiera. Aunque en Galicia ya van siendo unos cuantos los que la han conseguido y, tal y como van los índices de longevidad, serán muchos más los que superarán esta cifra redonda. De los niños que nacen en 2015, por ejemplo, se calcula que uno de cada dos superará el siglo. Llegaron a esta misma edad la celanovesa Rosa Martínez Casais, fallecida en 2011, o la fisterrana (en la Costa da Morte proliferan los centenarios) María Marcote Boullosa, en 2012. Ambas, en octubre. **La experiencia dice que los superlongevos nacen y mueren en los últimos meses del año.**

No obstante, lo realmente extraordinario es llegar a estas alturas de la vida con una salud prácticamente de hierro. Avelina a los 110 parecía una 'jovencita' octogenaria, de bien conservada que se veía la señora. Aunque ha residido casi toda su vida en su casa del Campo do Outeiro, en A Ponte do Porto (Camariñas), vino del lugar de Vilar de Cereixo, en el vecino Vimianzo, al otro lado de la ría de Camariñas, en una casa que sigue en pie en 2015 y que visitó por última vez en 2012.

Avelina celebró su cumpleaños número 110 en dos partes. La primera, a mediodía, con la llegada del regidor de Camariñas, Manuel Valeriano Alonso, y la teniente de alcalde, Sandra Insua. Le llevaban dos regalos: un ramo de flores y un encaje enmarcado con la técnica de la simona. "Está ben feito", dijo la homenajeada. Sabía de lo que hablaba, pues ella misma palilló hasta los 100, como tantas vecinas. Avelina habló con los dos y con alguno más que se le acercó a felicitarla. El único problema era que oía poco. Pero responder respondió a todo. "Qué contenta estou con tanta xente aquí", confesó. De vez en cuando regalaba frases: "Deus vos dea saúde" ["Dios os dé salud"], "a vellez é moi triste" ["la vejez es muy triste"], "eu morrer non quero" ["yo morir no quiero"].

La segunda celebración fue al comienzo de la noche, rodeada de la familia: su hija Nieves, de 84 años, la más joven y la única que le quedaba de los tres que tuvo; el yerno; dos nietas (con otra más en Suiza) y un nieto (que también reside en el país helvético), cinco de los ocho bisnietos. Tiene además dos tataranietos. A esas horas sopló tres velas, una por cada dígito. Si llegan a poner una vela por año, prende la casa. Después se fue a la cama. Y al día siguiente se levantó sin problemas. Otro día más, y van...

Sus ritmos diarios se mantenían autónomos en tan señalada fecha. Ella solita se arreglaba para vestirse y acostarse, lavarse, caminar. Comía de todo (le encantaba el caldo), mantenía buena memoria, veía la tele (fan del programa *Luar* de la televisión gallega), la emprendía con pequeñas tareas domésticas (limpiar patatas, barrer la cocina), salía a la puerta, saludaba, y apenas se medicaba (solo unas gotas para el riego, y para de contar).

Las nietas se encargaban de que siguiera de maravilla en el resto. El alcalde la animó en su cumpleaños 110 a ir a por todas y batir el récord de España. Aún le faltaba recorrer la última etapa: la más longeva del país a finales de 2014 tenía 113 años, los mismos del récord gallego, Carmen Figueiro Freiría, de Nigrán, en 1997. Avelina reinaba como primera en Galicia y la sexta de España en los registros.

En 1996 había en Galicia 226 personas con 100 o más años de edad. En 2015, casi seis veces más: 1.293 casos, según el INE. Una décima parte de los centenarios españoles residen en la comunidad gallega.

Pero la mayor sorpresa es esa salud de Avelina. Su bisnieta Sonia grabó un vídeo y lo colgó en Youtube. **"¡Que tantos anos teño! ¿Teño tantos?", se asombraba la superabuela.**

Sus mejores momentos

Haciendo encaje de bolillos

El encaje de bolillos es un antiguo arte que data del siglo XIX y utiliza nudos y lazos para hacer un tipo de encaje perdurable. Tapetes, bordes de almohadas y manteles de mesa son comúnmente hechos con encaje, usando un patrón de cadenas y anillos. La única herramienta necesaria para este tipo de artesanía es una lanzadera de encaje, aunque también se puede hacer con una aguja e hilo. Con algo de práctica, se puede aprender la puntada doble, que es el punto básico de todos los encajes. El bolillo se enhebra al poner el hilo a través del agujero del palo del bolillo. Se ata con un nudo el extremo del hilo al palo para asegurarlo, y se enrolla el hilo en el palo hasta que esté lleno. Se va manejando el bolillo de encaje, liberando hilo, paso a paso hasta completar la puntada doble. Hay que tener cuidado con que el hilo no se enrolle mientras se teje, y evitar sobreenrollar el bolillo, porque se puede dañar la punta. Y no se puede olvidar que palillar se hace tradicionalmente en grupo, cumpliendo así como se ha hecho siempre con su labor socializadora. Avelina Mouzo palilló hasta los cien años, y aún se ofrecía a seguir, medio en broma medio en serio, "si me pagaran bien".

Videoteca: Entrevista en gallego con subtítulos en castellano cuando Avelina tenía 109 años… y parecía de 70 https://www.youtube.com/watch?v=SlHpbTcHFuQ

Citas

"No tengo ganas de morir: estoy bien" – Con 110 años y salud impecable.
"Hay que aprovechar mientras se sea joven. Querría ser más joven para saltar por ahí"
"Cómo corren los años: no pensé que lo hicieran tanto"
"Recen a San Antonio para encontrar buen novio"
 "A vellez é moi triste" [["La vejez es muy triste, en gallego] – Pero ella siempre estaba alegre.
"Eu morrer non quero" ["Yo morir no quiero"]
"Aprovecha de joven… yo también anduve mucho… no paré"

Cuando le preguntaron el secreto de su longevidad dijo:

"Tú non enfermes"

26. La abuela de 1.300 millones de chinos

He Er'xiu

Los titulares decían el 20 de febrero de 2014: "Muere la mujer más vieja de China: **el vino casero hecho de arroz se revela como el gran secreto de sus 117 años**". He Er'xiu, a la que se creía en aquel momento la mujer de más edad de China, acababa de morir en la provincia de Jiangxi, al este del país. Falleció en su casa del pueblo de Wenshui, en el condado de Yongxin, rodeada por cien miembros de su familia y amigos.

Nacida en enero de 1898, He Er'xiu tuvo seis hijos. Su marido había muerto hacía 53 años, en 1961, a la edad de 79 años.

Liu Jinguang, un oficial del pueblo, comentó que ella se mantuvo lúcida hasta el momento del deceso: "**Era una mujer extrovertida y en plena posesión de sus facultades mentales** hasta el momento de fallecer". Jinguang añadió que el secreto que explicaba la larga vida de esta superabuela era trabajar regularmente y beber vino de arroz, que hacía ella misma".

En octubre de 2013, la Sociedad Geriátrica de China insistió en que la persona más vieja del país era **Alimihan Seyti**, un uigur (perteneciente a un grupo étnico que vive en las regiones del noroeste de la República Popular China, principalmente en la Región Autónoma Uigur de Sinkiang. También existen miembros de este pueblo en Uzbekistán, Kazajistán y Kirguistán). Alimihan Seyti, del condado de Shule en Sinkiang, se suponía nacido el 25 de junio de 1886. Pero su edad no pudo ser verificada.

> **Además, Bama, en el sur de la región autónoma de China de Guangxi, en la frontera con Vietman, ha recibido el calificativo de Pueblo de la Longevidad. Título muy justificado teniendo en cuenta que en diciembre de 2013 acogía a 81 centenarios.**

En proporción a la población total, significa un porcentaje cinco veces superior al promedio de toda China. Los turistas han inundado el área, que se ha convertido en un destino de viaje muy popular. Por dar un dato, más de 600.000 personas visitaron el pueblo en los primeros 5 meses de 2013. Muchos acuden al área para recibir sabios consejos de los ancianos residentes, con el fin de preservar su salud mejor y por más tiempo.

Muchos de los centenarios han visto cómo su modo de vida se transformaba para convertirse en los últimos años en atracción turística. El condado de Bama era antes uno de los lugares más pobres de China. Ahora, gracias a sus centenarios, atrae multitudes y abundancia de riqueza. Son 406 millones de yuanes (equivalentes a 41 millones de libras, o a más de 56 millones de euros, o a un importe superior a los 63 millones en dólares) los que se generaron solo en la primera mitad de 2013.

Se estima que unos 20.000 turistas de salud –muchos más que el número de residentes nativos- viven en el distrito circundante, residiendo en la zona a veces durante meses seguidos. Muchos miles más llegan en viajes organizados, para recibir la bendición de los habitantes más ancianos.

En Bama nunca hace frío, ni siquiera en invierno. Existen allí preciosas montañas y un río de color jade. También se elogia entre las bondades del lugar la calidad del aire. Como contaba Dai Guifang, de edad 65 años, que posee una compañía constructora que opera en el nordeste de China: "Normalmente me siento incómodo si fumo incluso medio cigarrillo en Shenyang. Pero en Bama sigo bien incluso si me fumo una cajetilla al día". Su fallecido marido pasó sus últimos meses en Bama. Dai Guifang cree firmemente que esta estancia le prolongó la vida y redujo el dolor que sufría a causa de su cáncer de estómago. "Un montón de gente enferma se encuentra mejor tras mudarse aquí. Es el agua. Tiene muchos minerales".

De modo que la mayoría de los turistas beben entusiasmados de ese agua y algunos hasta se bañan en ella, con resultados dispares. Ha habido algunos ahogamientos a causa de esta búsqueda febril de la longevidad. Otros presionan sus manos contra las gigantes rocas y consideran que así reciben terapia geomagnética.

Cui Xuedong, de 58 años, sufría de cáncer de hígado: "Después de 30 días aquí mi rostro había recobrado su buen color. Cuando llegué me sentía agotado cada tarde, aunque no hiciera nada por la mañana. Pero pronto pude nadar un kilómetro y aún después tener energía".

Cui creía que el geomagnetismo de la zona y los iones del aire influyen tanto en alargar la vida como el estilo de existencia relajado y sencillo que practican los más ancianos residentes. Los expertos se burlan sin embargo de estas teorías y creen en **una explicación más simple para el fenómeno de la longevidad en el pueblo: pobreza y aislamiento**.

Yang Ze, director adjunto del Intituto Geriátrico del Hospital de Beijing, comenzó sus investigaciones sobre el secreto de Bama a mitad de la década de los 90 del siglo pasado. Dice que en este caso es clave la selección natural. El área es remota y montañosa. Antiguamente se tardaba tres días en salir de las montañas, por lo que había relativamente poco contacto con el mundo exterior. En esas duras condiciones, sin tratamiento médico, solo los genes más fuertes sobrevivieron. Los más débiles fueron eliminados al correr de las generaciones.

En particular, los residentes de Bama han heredado de sus padres un gen que ayuda al cuerpo a producir una proteína llama apolipoproteína-E. Se combina con las grasas corporales para formar **una lipoproteína que reduce el exceso de colesterol**.

> El estilo de vida también ayuda, también. La gente trabajaba muy duro en los campos. Mucha de su comida se hervía, no se freía. Comían gachas de avena con un poco de sal, y aceite de cáñamo. Rara vez consumían carne. Las personas mayores vivían rodeadas de parientes. No se sentían solas, sino felices. Vivían calmadamente, con pocos deseos, no competían, y mostraban mucho optimismo.

Paradójicamente, la nueva popularidad del pueblo destruye ahora su misma esencia. "Los nuevos residentes traen un estilo de vida urbano a Bama", cuenta Yang Ze. "Gritan en las montañas; ponen la música a todo volumen para hacer ejercicio cada mañana". También está el ruido de martillos y taladros, a medida que se multiplica la demanda de vivienda. Los coches inundan las estrechas calles, sueltan humos por sus tubos de escape. Los residentes se quejan ahora de la contaminación del río porque los visitantes tiran basura, y porque los sistemas de saneamiento no bastan para tanta gente. Los jóvenes prosperan actualmente gracias a la venta de productos a los turistas, en lugar de dedicarse a la agricultura y oficios tradicionales. Y los mayores se sientan en casa en un sofá y reciben dádivas de sus admiradores para que dispensen su sabiduría.

> De modo que a medida que el área se vuelve más rica y menos aislada, también pierde en salud.
>
> "Los centenarios comían cerdo estofado a diario. Pero desde que empezaron a ganar dinero, su dieta ha cambiado", continúa Yang. "La última vez que estuve allí, ya tuve que diagnosticar problemas como el de alto niveles de azúcar en sangre, y elevada presión arterial. Empiezan a aparecer ahora en el pueblo, y si no tienen cuidado, les causarán la muerte. Pero los más viejos no me escucharon e hicieron caso omiso de mis consejos. Dijeron que lo único que intentábamos era impedir que se hicieran ricos".

En 2005 había 17 ó 18 personas que superaban el siglo de edad, pero actualmente ya solo quedan dos, según Yang –aunque el pueblo sigue insistiendo en que hay siete-. Yang cree que Bama pronto perderá todos sus centenarios. Las nuevas generaciones locales ya viven menos, incluso aquellos que ya son mayores tienen pocas probabilidades de alcanzar los cien años. Pero habiendo teniendo que luchar durante generaciones para conseguir un mínimo de alimento, los más ancianos de Bama no lamentan en absoluto el cambio de circunstancias hacia la abundancia. "En mis tiempos había un montón de guerras. Mucha gente moría de hambre. Mucha gente tenía hambre", resume Huang Puxin. Nadie quiere volver allá. Otra centenaria, Huang Makan, lo corrobora mientras sonríe: "He vivido muchas épocas felices, pero la mejor es ahora". Diminuta, con una chaqueta acolchada, asegura tener 108 años, y que ni un solo día de su vida ha estado enferma. Disfruta estando acompañada. "Mucha gente viene a verme. Espero vivir hasta los 200 años".

INDEPENDIENTEMENTE DE SI EL FENÓMENO BAMA PERDURARÁ O NO EN EL TIEMPO, HE AQUÍ A CONTINUACIÓN LOS CONSEJOS DE ALGUNOS CENTENARIOS QUE YA HAN CONSEGUIDO LLEGAR A EDADES EXCEPCIONALES EN EL PUEBLO:

- **Huang Puxin**, 113 años: Sé buena persona. **Ten buen corazón**.

- **Huang Makan**, 108 años: **Come alimentos verdes, orgánicos, simples**. Yo como arroz congee con maíz dulce con frecuencia. No tengo muchas necesidades.

- **Huang Meijian**, 99 años: **Trabaja y camina cada día**.

El doctor Yang Ze da consejos similares:

1. Trátate a ti mismo y a los demás bien, sé más tolerante hacia ti mismo y hacia los demás, sé optimista. Ama la vida, ama a tu familia, ten mucho amor para ofrecer a los demás, y sé amplio de miras.

2. Ten un estilo de vida saludable. No comas demasiado, pero tampoco te quedes con hambre. Mantén tu dieta blanda. Come más vegetales y frutas, y menos proteínas y carbohidratos.

3. Haz más ejercicio. Todos los centenarios pueden valerse por sí mismos y lo hacen todo sin ayuda. Van a cultivar a las montañas, cocinan para sí mismos.

4. Las mujeres de Bama tienen a sus hijos tarde: dan a luz a su primer bebé a los 27 años y el último lo tienen alrededor de los 42 o los 43 años.

Se cree que tan solo con usar el agua de allí para beber y bañarse alarga la vida, al mismo tiempo que las rocas y pedruscos del entorno sirven para administrar una espontánea terapia geomagnética con efectos benéficos en el corazón, el cerebro y, según dicen algunos, las venas varicosas.

27. ¿Es posible la eterna juventud sin buenos genes?

El por qué algunas personas consiguen llegar a vivir mucho más de un siglo es una incógnita que desconcierta a los científicos desde hace muchos años. Se han buscado correlaciones con la dieta, el estilo de vida y los genes para descubrir el secreto de la longevidad extrema.

En mayo de 2013, un estudio reveló que las mujeres viven usualmente más que los hombres debido en parte a que sus sistemas inmunológicos envejecen más lentamente. De acuerdo al periódico online sobre Inmunidad y Envejecimiento (the Immunity & Ageing Journal), a medida que las defensas del cuerpo se debilitan con el tiempo, la susceptibilidad de los hombres a la enfermedad acorta su tiempo de vida. Con las mujeres también ocurre, por supuesto, pero de una manera más ralentizada.

El estudio sugiere que los test sobre el funcionamiento del sistema inmunológico podrían dar indicaciones reales sobre la edad biológica del individuo, dado que este sistema protege al cuerpo de infecciones y cánceres, pero puede causar enfermedades cuando no se halla adecuadamente regulado.

La carga genética sigue siendo el primer factor determinante 'a priori' para determinar la longevidad de una persona. Sin embargo, no hay un único gen que permita adivinar quien tiene mayores probabilidades de convertirse en centenario, y quien no.

Pero también la teoría de que una larga vida pueda ser más bien consecuencia de otros factores diferentes a los genéticos tiene sus partidarios.

En abril de 2014, un equipo de científicos internacionales aseguraba haber encontrado hallazgos que podrían demostrar que las mutaciones genéticas tal vez escondieran la clave para tener una larga vida.

Su estudio se publicó en **Genome Research**, una publicación especializada, y se basaba en el hecho de que **una de las supercententarias, Hendrikje van Andel-Schipper** (ver capítulo 10), **había donado su cuerpo a la ciencia tras su fallecimiento en 2005**.

La sangre saludable de esta mujer de 115 años de edad de los Países Bajos había revelado cientos de mutaciones genéticas, lo que conllevaba que estos cambios eran en su gran mayoría inocuos a lo largo de la vida.

Los investigadores usaron la secuencia completa del genoma de los glóbulos blancos (leucocitos) de la anciana supercentenaria **para averiguar si y cómo las mutaciones genéticas se acumulaban en una persona sana**.

Hendrikje van Andel-Schipper murió a la edad de 115 años en 2005. Se cree que es la persona de más edad que nunca haya donado su cuerpo a la ciencia. La familia aceptó que en este caso no se guardara el habitual anonimato del sujeto objeto de la investigación, con el fin de respetar los deseos de la abuela del mundo de que su situación única pudiera beneficiar a otros a través de la ciencia.

Las mutaciones genéticas se estudian con frecuencia cuando existen relaciones con enfermedades como el cáncer. No obstante, se conoce mucho menos de las variaciones producidas en los genes de personas sanas.

La sangre se repone constantemente a través de células madre hematopoyéticas que se dividen para formar diferentes tipos de glóbulos [células de la sangre]. Sin embargo, pueden ocurrir errores durante este proceso y es entonces cuando se producen las mutaciones. En personas con cánceres de sangre, como la leucemia, por ejemplo, se dan cientos de mutaciones.

Van Andel-Schipper tenía más de 400 mutaciones en sus glóbulos blancos en comparación a su cerebro (donde la división celular es mucho más rara). Los investigadores descubrieron que las mutaciones se presentaban en regiones del **genoma no codificante, esto es, genoma que no contiene información relevante para la síntesis de proteínas y que, en consecuencia, no se halla relacionado con la generación de enfermedades**.

El jefe de la investigación Henne Holstege dijo: "Para nuestra gran sorpresa nos percatamos de que, en el momento de su muerte, la sangre periférica [sangre obtenida de las extremidades o de áreas lejanas al corazón, como los lóbulos de las orejas o los dedos] de van Andel-Schipper se derivaba de solamente dos células madre hematopoyéticas (cuando se estima que puede llegar a haber hasta 1.300 células madre activas simultáneamente en una persona). **Esas dos únicas células madre que le quedaban a la superabuela estaban además relacionadas entre sí**.

Siguiendo con el análisis de las células sanguíneas de la superabuela, los investigadores estudiaron a continuación sus telómeros. Los telómeros son los extremos de los cromosomas, secuencias repetitivas cuya función es evitar la degeneración de los cromosomas. Con el tiempo se van reduciendo en tamaño, a medida que se producen más y más divisiones celulares.

Los telómeros de los glóbulos blancos de Van Andel-Schipper eran extremadamente cortos, lo que inducía a pensar que **sus células madre, salvo las dos que sobrevivieron, habían muerto de "agotamiento", al haber alcanzado el máximo posible de divisiones celulares que se podían permitir**. No se pudo averiguar si ese acabamiento de células madre pudo haber sido en último término la causa de la muerte de la supercentenaria. Pero este estudio abrió posibilidades sugestivas en lo relativo a la relación del genoma con la longevidad extrema.

Claro que suele haber una de cal y otra de arena.

En noviembre de 2014, solo meses después de la investigación anterior, aparecía una noticia procedente de los Estados Unidos. Científicos de la Universidad de Stanford, el Instituto para la Biología de Sistemas en Seattle, y la Universidad de California Los Ángeles **habían procedido a estudiar la secuencia completa del genoma de 17 supercentenarios sin conseguir encontrar hallazgos significativos**. No se habían encontrado diferencias apreciables entre los genes de los abuelos del mundo y los del resto de los seres humanos que no logran alcanzar tan elevada edad.

Los sujetos del experimento eran todos mayores de 110 años.

Se buscó algún gen que confiriera longevidad extrema, con la esperanza de hallar una mutación específica que alterase la región de la codificación proteínica en ese gen y de ese modo confiriese una larga esperanza de vida. La otra posible explicación que barajaban era la de un gen que alargara la vida cuando se viera alterado por cierto número de variaciones proteínicas.

De manera que el equipo científico suponía que aunque muchos de los supercentenarios fueran portadores de variantes del mismo gen, la variación en cada superabuelo podría ser diferente de la del resto. "Para gente nacida en torno a 1900, las posibilidades de vivir hasta los 110 años se estiman en uno entre 10.000 individuos", escribieron los científicos en el periódico PloS ONE, "así que habíamos asumido que cualquier variante genética que contribuyera de forma significativa a la superlongevidad también tendría que ser muy rara".

Los científicos analizaron en efecto variantes poco frecuentes capaces de alterar la carga proteínica, pero no encontraron pruebas contundente de que hubiera fortalecimiento de una variante determinada en los superabuelos estudiados. Tampoco ningún gen mostraba alteraciones proteínicas singulares y distintas de las del genoma del resto de los mortales. El gen que mostraba más diferencias lo hacía en tan pequeño grado que no era estadísticamente significativo. Se trataba del gen TSHZ3, que controla las funciones respiratorias. Es el **gen que interviene en la primera respiración del bebé cuando viene al mundo**. En los supercentenarios mostraba más variantes proteínicas alteradas que en el grupo de control, pero en un porcentaje insignificante.

La gran incógnita sigue siendo eso, un misterio que desvela a científicos y místicos por igual. ¿Lograremos hallar la solución algún día? Por el momento se hace de rogar.

28. El síndrome del hombre bajito

Lo llaman el 'Síndrome del Hombre Bajito': los varones con una estatura menor a 1 m 57 cm (5 pies 2 pulgadas) viven más. Un estudio cuyos resultados se hicieron públicos en 2014 reveló que los hombres más bajos viven más, y tienen más probabilidad de una larga vida.

Los científicos de la Universidad de Hawái se basaron en los datos del Programa Cardíaco del Hospital Kuakini en Honolulú (HHP) y el Estudio sobre la Longevidad en Asia del mismo centro (HAAS), y revisaron la altura y la esperanza de vida de los hombres japoneses.

Los resultados se publicaron en la destacada revista científica PloS ONE. Se encontró **que los hombres de menor altura tenían más probabilidad de hallarse protegidos por un gen de la longevidad, llamado FOXO3**. El gen FOXO3 se halla relacionado con la menor estatura durante las etapas tempranas de desarrollo de la vida, pero también con la mayor longevidad. Los ratones, las lombrices intestinales, las moscas, incluso la levadura de cerveza tienen cada uno su propia versión de este gen, el cual se revela como importante para promover la larga vida (cuando está presente) en todas y cada una de estas especies.

El doctor Bradley Willcox , del Departamento de Medicina Geriátrica, explicó en el diario The Telegraph que "la gente que mide sobre el metro y medio vive más tiempo" y que "el estudio muestra por primera vez que el tamaño corporal está ligado al gen de la longevidad".

Bradley Wilcox, uno de los investigadores que participaron en el estudio, contó que se había dividido a los sujetos investigados en dos grupos: aquellos que medían menos de 1 m 57 cm, y aquellos que superaban esta estatura. Los individuos que pertenecían al primer grupo vivían más. Esta tendencia se confirmó entre las alturas de 1m 52 cm (5 pies) hasta las de 1 m 82 cm (6 pies). Es decir, toda la gama de estaturas habituales.

De modo que el investigador concluyó convencido: "Cuanto más alto seas, menos vivirás". Pero eso no significa que un hombre alto no pueda vivir hasta avanzada edad: "Con independencia de la altura, siempre puedes llevar un estilo de vida saludable".

Además los científicos descubrieron que los hombres 'bajitos' tenían **menor probabilidad de padecer cáncer y menores niveles de insulina en sangre** (la insulina es una hormona que regula la glucemia, o presencia de azúcar en la sangre).

El programa HHP recogió datos de más de 8.000 americanos de ascendencia japonesa nacidos entre los años 1900 y 1919. Se hizo seguimiento de su salud y estilo de vida a lo largo de los años y es el único estudio con observaciones a lo largo del tiempo (longitudinal) de hombres americanos de origen japonés que incluye datos epidemiológicos y clínicos.

En torno a 1.200 hombres que participaron en el estudio vivieron hasta ser nonagenarios y centenarios. Aún más, 250 todavía se hallaban vivos en 2014.

Tener baja estatura no evidencia muchas ventajas en el día a día, pero sí a largo plazo, retransmitía la cadena de televisión Telecinco cuando daba a conocer la noticia. Mientras, los más altos quizá no deban esforzarse tanto para alcanzar las cosas, pero si tendrían menos tiempo para disfrutar esos centímetros extra.

Según teorizó el doctor Tim Donlon al Hawaii News Now, "si usted es más alto tiene más células, así que usted tiene que crecer más y gastarlas". En cambio, "si usted es más bajo, tiene una reserva de células que se pueden utilizar más adelante en la vida".

Si bien se concluye en este estudio que los altos viven menos, sí se sabe que ellos viven mejor. De acuerdo con otra investigación de la Universidad de Princeton (Estados Unidos), **citada por La Prensa de Honduras**, las personas de gran estatura tienen mejores salarios, educación, y experimentan más emociones positivas como placer y felicidad.

El estudio de Hawai, dado a conocer hace algunos meses, dice que se podría aplicar potencialmente a mujeres y otros grupos étnicos, y que "se necesita más investigación para verificar si los resultados pueden generalizarse más allá de los hombres estadounidenses de origen japonés", indicó el Huffington Post.

Otro grupo de investigadores, esta vez del Albert Einstein College de Medicina (facultad de medicina de la Universidad Yeshiva, situada en el Bronx, Nueva York) realizaron un estudio **relacionando la estatura con la posibilidad de padecer cáncer.**

Una mujer de estatura promedio en China, que es más alta que la media en Guatemala, tiene un 13% más posibilidades de padecer cualquier tipo de cáncer. Peor aún resulta para las holandesas: con una estatura promedio de 168 centímetros, tienen un 25% más de probabilidades de padecer cáncer que las guatemaltecas. Por cada 10 centímetros extra del promedio, las probabilidades suben en un 13%.

En el caso de los hombres, la cuestión tampoco mejora demasiado.

Tras estudiar a un grupo de soldados de la Segunda Guerra Mundial que llegaron a la edad de 70 años, aquellos que medían menos de 163 centímetros vivían un promedio de 2 años más que sus colegas más altos.

Y en países nórdicos como Suecia y Noruega, donde el promedio de estatura es mayor que en otras partes de Europa, hay el doble de muertes por problemas cardíacos que en países como España y Portugal.

Además, en estas naciones "altas", solo 48 personas entre 1 millón llegaban a los 100 años, en comparación a las 77 por millón en las zonas con población de menor estatura en el viejo continente. Claramente hay una relación entre **estatura y longevidad**, pero ¿cuál es la causa?

Los estudios han demostrado que la gente baja vive más y tiene menos enfermedades que los altos, pero a qué se debe. **Se cree que el organismo de las personas altas no funciona de manera tan eficiente como en el de la gente baja o promedio**, sus cuerpos tienen mayor cantidad de células, por lo que las posibilidades de que alguna de estas se vuelva maligna son mayores.

Asimismo, **la sangre tiene hacer un recorrido más largo para oxigenar al cuerpo**, lo que aumenta las probabilidades de coágulos, además de requerir un mayor esfuerzo por parte del corazón. Se cree que las hormonas liberadas en el crecimiento rápido que se da en la pubertad también tendrían un rol en la posibilidad de padecer cáncer.

La correlación entre la estatura y la esperanza de vida **además tiene que ver con el género: los hombres suelen ser más altos y vivir menos que las mujeres**. Igualmente, quitando el factor del sexo: **los altos viven menos**, dada la mayor exigencia que le piden al cuerpo.

No todo es malo para los altos: quienes poseen una mayor estatura, suelen ser más inteligentes que el promedio, tener más influencia en la sociedad e incluso ganar más dinero.

Los estudios concluyen, además, que los más altos tienen más riesgo de sufrir ciertos tipos de enfermedades y desarrollar varios tipos de cáncer, **relata el Huffington Post**.

29. Comidas y bebidas que los supercentenarios recomiendan

Reparemos ahora en un factor determinante de la longevidad. ¿Cuáles son las comidas y estilos de vida que los supercentenarios siguen para batir todos los récords?

Carmelo Laura

El vaquero boliviano Carmelo Lara presumía de tener 123 años, algo que no se pudo verificar puesto que los certificados de nacimiento no empezaron a expedirse en Bolivia hasta 1940. La vivienda de Laura era una cabaña de techo de paja y suelo de tierra en el área rural de Frasquía, cerca del lago Titicaca.

Las recetas para su larga vida, cuando se le preguntó, consistían en caminar mucho. No comía pasta ni arroz, pero sí cebada y carne de carnero. También disfrutaba de la carne de cerno cuando tenía la oportunidad. Durante toda su vida, además, había masticado la hoja de coca.

Carmelo Flores Laura murió el 9 de junio de 2014, al borde de (supuestamente) cumplir los 124 años, y aún como supercentenario sin verificar. Ni el Libro Guinness de los Récords ni ninguna otra agencia internacional llegaron a confirmar su alegación de que **había nacido el 16 de julio de 1890 en Bolivia**. El Grupo de Investigación Gerontológica, una de las autoridades mundiales en la materia, calculaba que su fecha de nacimiento habría sido en realidad hacia 1906, con lo cual habría tenido 'solamente' 107 años cuando falleció. El mismo Flores aseguraba que él probablemente tenía un siglo o más de vida.

Había nacido en las tierras altas de Bolivia, donde creció como un niño "tranquilo" y "para nada travieso". En su juventud se trasladó a Frasquía. Trabajó de vaquero para el ranchero que poseía la tierra hasta 1952. Fue en ese año que el gobierno se hizo cargo de parcelar la tierra y redistribuirla a campesinos como Flores. De modo que allí vivió desde entonces. Nunca llegó a viajar más lejos que a la capital boliviana La Paz, que se hallaba a 80 kilómetros (50 millas) de su hogar. Flores tuvo cinco hijos, uno de los cuales (Cecilio, de edad 65 años) estaba vivo en 2013.

Tuvo además en vida 16 nietos y 30 bisnietos. Recordaba haber tenido un matrimonio "muy dichoso" con su esposa, que vivió asimismo hasta tener más de cien años.

Flores hablaba el lenguaje aimara y era analfabeto. En sus últimos años, sufrió de problemas en la vista y el oído, pero pudo seguir caminando sin ayuda. **Flores creía que beber el agua que bajaba del Illampu, la cuarta montaña más alta de Bolivia, era la causa de la longevidad de que habían disfrutado él y su mujer. Pero también caminaba con frecuencia y su dieta consistía en comidas naturales, especialmente la cebada y asimismo le reconocía méritos a la quinoa, un cereal típico de los Andes, las setas ribereñas, y las hojas de coca –que el pueblo indígena aimara siempre consideró sagradas-.**

El gobierno de su país llegó a calificar a Flores de "herencia viviente" del pueblo de Bolivia, y planeó hacerle un homenaje.

En agosto de 2013, la familia de Flores aportó su certificado de nacimiento al Registro Civil de La Paz para que el superabuelo pudiera recibir una pensión de vejez. Como ya se ha dicho, estos certificados de nacimiento no existieron en Bolivia hasta 1940. En su lugar, los nacimientos se documentaban gracias a los registros bautismales, de los que daban fe dos testigos. El director del registro civil, Eugenio Condori, dijo que efectivamente disponían del certificado de bautismo pero que, a causa de las leyes que protegen la privacidad de los ciudadanos, no podía mostrarlo a los reporteros. Los medios de comunicación sí tuvieron acceso en cambio a una tarjeta de identificación de la policía y una entrada en el registro civil que confirmaba que Flores había nacido el 16 de julio de 1890. Lo cual suponía, si era cierto, que en 2013 habría alcanzado la edad de 123 años, superando el récord absoluto de los supercentenarios establecido por la francesa **Jeanne Calment** (capítulo 1), que murió con 122 años y 164 días.

Un portavoz de los Guinness declaró que no tenían constancia de ninguna reclamación de longevidad hecha a nombre de Flores. Uno de los nietos del vaquero boliviano confirmó que no conocían mucho de la organización mundial de récords. La estación televisiva Red Uno, desde donde se dio publicidad a la historia de Flores y su increíble edad, declaró que se esforzaría por lograr que el abuelo del mundo tuviera sus años oficialmente verificados. En el mismo sentido se pronunció el Servicio General de Identificación Personal de Bolivia. **El mismo Flores solo dijo, cuando le preguntaron cuántos años tenía realmente, que "debo haber cumplido unos cien o más".**

En torno a una semana después de que conociera la reclamación sobre la edad de Flores, el Grupo de Investigación Gerontológico anunció que habían surgido problemas para validarla. Según el director del grupo, Stephen Coles, los documentos aportados por la familia de Flores no eran originales, sino copia. Agregó que el 90% de las supercentenarias verificadas eran mujeres, y que su organización había descubierto un certificado bautismal que indicaba que Flores tenía 107 años de edad, y no 123. Fuera o no el boliviano un superabuelo, lo cierto es que no había dudas sobre su longevidad. Ciento siete años no los cumple cualquiera.

Gertrude Baines

Gertrude Baines vivió del 6 de abril de 1894 al 11 de septiembre de 2009. Fue una supercentenaria americana, que llegó a convertirse en la persona más anciana del planeta reconocida por los

Récords Guinness desde el 2 de enero de 2009 hasta su propia muerte en septiembre del mismo año, a la edad de 115 años y 158 días.

Baines vivió en Los Ángeles. Justo cuando iba a cumplir 115 años, tuvo que ser hospitalizada y tratada por deshidratación. Por suerte, se recuperó con rapidez. Salvo por su artritis y su incapacidad para caminar, se mantuvo con buena salud hasta la edad de 115 años.

Nació en Shellman, estado de Georgia. Era la tercera hija de Jordan (1863- 23 de octubre de 1921) y Amelia "Amy" Baines (con apellido de soltera Daniel), que se habían casado en el condado de Terrell, también en Georgia, el 1 de enero de 1887. Gertrude recordaba que su memoria más temprana fue un viaje en automóvil a Canadá.

Gertrude Baines se casó con Sam Conley a "muy temprana edad", en sus propias palabras, y tuvieron una hija, Annabelle, nacida en 1909, la cual falleció de fiebre tifoidea a los 18 años. Si hubiera vivido, en el momento de la muerte de Baines su hija sería centenaria.

En 1920, los registros oficiales de la época muestran que Gertrude Conley vivía en Hartford, Connecticut. Más tarde se mudó a Ohio, donde trabajó como camarera en la universidad estatal de Ohio, antes de trasladarse muchos años más tarde a California. Vivió por su cuenta hasta que cumplió los 105 años de edad en 1999. Ingresó entonces en la residencia Western Covalescent Home de Jefferson Park, Los Angeles, donde ya permanecería hasta su muerte.

Según publicó la web MSNBC.com, Gertrude Baines disfrutaba de los "placeres sencillos" de la vida, y le encantaban los platos de huevos con beicon y judías o frijoles negros, así como ver programas populares de la televisión norteamericana, como *El Precio Justo* y *Jerry Springer*.

Baines votó a favor de **Barack Obama** en las elecciones presidenciales de Estados Unidos para 2008. La única otra vez que votó para elegir a un presidente estadounidense fue en 1960 por John F. Kennedy.

Cuando se le preguntó a qué atribuía su longevidad, Baines contestó: "A Dios. Preguntadle a él… Tuve buen cuidado de mí misma, en la forma en que él deseaba que lo hiciera". También dijo: "No, nunca pensé que viviría tanto". Tras su muerte, **Kama Chinen** la sucedió como la persona más anciana.

> **En un plano más material, la superabuela nacida en 1894 Gertrude Baines atribuyó su larga vida a dos comidas, que curiosamente la mayoría de nosotros consideraríamos como el camino más rápido hacia la tumba: beicon y dulces.**

Cuando la revista People hizo un reportaje sobre ella, la administradora del hospital Emma Camanag contó lo que Baines les había pedido para su cumpleaños número 115: "Dijo que no le importaba qué tipo de pastel o dulces le sirvamos, le vale todo. **Es una dulce señora** [jugando aquí con el doble sentido de la palabra 'dulce'] ".

Premsai Patel

En 2014, Premsai Patel, al parecer nacido en 1896, reivindicó ser el hombre más viejo del mundo con 118 años de edad que tenía entonces.

Según publicó el periódico Times de la India, atribuía su larga vida a una dieta de verduras verdes y legumbres. Vivía una vida sencilla en el pueblo Tilhapatai del distrito de Korba.

Contaba que había sido vegetariano toda su vida y que empezaba cada día recitando Ramcharitmanas, un poema épico del siglo XVI en dialecto hindi, considerado un texto sagrado hindú, y que el superabuelo creía que le purificaba el cuerpo y el alma. Patel ejerció como profesor de la enseñanza pública, aunque lógicamente, a su avanzada edad ya hacía tiempo que se había jubilado.

"Tomo comida sencilla, como verduras frescas y no toco la carne o el pescado", declaró. "Hago esto desde mi juventud: verduras, legumbres, Mahua [licor indígena indio, hecho a partir de frutas], y nunca me acerco a la carne o al pescado", confesó a la agencia de noticias Reuters.

Un pariente, Santram Khedia, contó que el abuelo del mundo era un hombre muy saludable que se las arreglaba por sí solo para hacer todas sus tareas.

El maestro de escuela retirado disponía asimismo de una tarjeta Aadhaar, que es un documento gubernamental que emite la única autoridad autorizada para las identificaciones de los ciudadanos, y que muestra que su fecha de nacimiento fue el 11 de mayo de 1896.

Los doctores aseguran que se podría además tratar de determinar con bastante precisión la edad de Patel gracias a un **test de osificación ósea**. Los huesos podrían servir de base para determinar de forma aproximada cuántos años habría alcanzado el superabuelo en realidad.

Nguyễn Thị Trù

Nguyễn Thị Trù (nacida supuestamente el 4 de mayo de 1893) también reclamó el ser la persona de más edad del planeta en 2014. En aquel momento tenía 121 años, y aportaba como prueba un carné de identidad que confirmaba su fecha de nacimiento. La Organización de Registros del Vietnam ha reconocido oficialmente su longevidad y en julio de 2014 intentaba que también se la reconociesen los Récords Guinness.

Esta superabuela vietnamita tuvo once hijos, cuatro de los cuales todavía vivían en 2014. Su hijo más joven y su mujer la cuidaban. Las razones que alegaba para su presunta longevidad eran las de **"mantener una buena dieta, no saltarme comidas, permanecer positiva y optimista, y ayudar a otras personas a sentirse relajadas y felices"**.

Los icarienses y su Santo Grial

Los científicos estudian por qué los habitantes de la isla griega de Icaria (Ikaría en griego) tienen una de las más altas tasas de longevidad mundiales… y encuentran la posible respuesta en su café. Los habitantes de esta isla helena han sido objeto de estudio por científicos de la Escuela Médica de la Universidad de Atenas, que han indagado en su estilo de vida para tratar de descubrir su secreto.

El café griego podría ayudar a los icarienses a vivir más. Es rico en antioxidantes y contiene solamente una cantidad moderada de cafeína, según contaron en 2013 estos investigadores que estudiaron el tema.

En total, solamente el 0,1 por ciento de los europeos logra vivir más allá de los 90 años. Sin embargo, en Icaria, este porcentaje se incrementa diez veces más, hasta el 1 por ciento. Y además los isleños tienden a tener buena salud mucho más tiempo que un europeo promedio.

El equipo investigador revisó la salud cardiovascular de los isleños y examinó sus **hábitos a la hora de beber café**.

El café griego, al que también se le conoce como café turco, está compuesto de granos café finamente tostados y puestos a secar, para después cocerlos en una cazuela con azúcar. A continuación se sirve en una taza donde los granos de café sedimentan. Los posos no se cuelan como ocurre con la mayoría de otros tipos de café. Además se sirve con un vaso de agua fría para limpiar el paladar.

Los investigadores prestaron especial atención al consumo de café entre la población porque recientes estudios han demostrado que su consumición moderada puede reducir el riesgo de padecer enfermedades coronarias (del corazón).

El equipo de investigación buscó correlaciones entre el consumo de café y el estado del endotelio en los isleños. El endotelio es un tejido formado por una sola capa de células que tapiza interiormente el corazón y otras cavidades internas. Su estado (bueno o malo) se corresponde directamente con el del corazón y las enfermedades coronarias. Le afecta la edad y el estilo de vida. Si una persona fuma, el endotelio se deteriora más y más rápidamente.

De los 673 icarianos que registraba el censo en 2013, se eligió a 71 mujeres y 71 hombres para participar en el estudio. Se les hizo reconocimientos médicos –incluidos los referentes a la función endotelial. También completaron cuestionarios sobre su estilo de vida, estado de salud en general, y consumo de café.

Casi el 87 por ciento de los participantes consumían café griego cada día. Y este grupo demostró tener una mejor función endotelial que aquellos que consumían diferentes tipos de café. Incluso aquellos que sufrían de tensión arterial alta también habían mejorado su función endotelial, sin que afectase a la tensión.

El tipo de café griego hervido, rico en polifenoles y antioxidantes, que contiene tan solo una moderada cantidad de cafeína, se demostraba beneficioso para el corazón gracias a este estudio, en comparación a otros tipos de café.

En la isla griega de Ikaria parece como si la gente se olvidara de morir. La mayoría de los isleños tampoco se acuerdan de las enfermedades, ya que hay muy pocos casos de cáncer, enfermedades cardiovasculares o demencia.

Según informa el diario '**The Huffington Post**', esta pequeña isla en el norte del mar Egeo durante décadas ha sido objeto de muchos estudios realizados por investigadores de todo el mundo con un solo objetivo: revelar cuál es el secreto para una vida larga y **saludable**.

La escritora y cocinera estadounidense originaria de Ikaria, Diane Kochilas, trató desde dentro la esperanza de vida de esta comunidad mediterránea en su libro de cocina 'Ikaria: lecciones sobre alimentación, vida y longevidad de la isla griega donde la gente se olvida de morir'.

<u>Conozca los seis mejores secretos, según Kochilas, de la longevidad de este remoto rincón del mundo.</u>

1. ***Comer alimentos locales, estacionales y con moderación***. Al hablar de hábitos alimenticios, los octogenarios, nonagenarios y centenarios de Ikaria recuerdan que su infancia (una época de extrema pobreza, escasez y aislamiento) estuvo marcada por lo poco que comían más que por lo que comían, ya que, simplemente, no tenían muchos alimentos.

Los ikarianos consumían muy poca carne, y los que actualmente tienen 100 años normalmente comían lo que encontraban en la naturaleza, como caracoles, setas o verduras silvestres y lo que crecía en sus huertos.

2. ***Vivir deliberadamente y sin prisas***. Los isleños viven a un ritmo lento, pausado, sin prisas, por lo que tienen tiempo para observar y vivir cada momento.

Este ritmo permite que las personas sientan sus cuerpos desde el interior, como se hace en los ejercicios de meditación.

3. ***Disfrutar del sueño***. Los habitantes y visitantes de Ikaria duermen mucho. No se sabe si es por la atmósfera o por el aire limpio, pero los isleños pueden dormir profundamente durante 10 horas, incluso a la luz del día.

Los ikarianos también suelen dormir por la tarde, lo que, según ellos, les permite tener "dos vidas" en un solo día, especialmente en verano. El día empieza a las 9 de la mañana y a las 7 de la noche ya es hora de acostarse. Sin embargo, a las 11 de la noche se levantan de nuevo y están despiertos hasta las 3 de la madrugada.

4. ***Dejar ir las cosas***. Como dicen los griegos: "No guardes las cosas malas dentro de ti". Ikaria es un lugar donde **la gente tiende a ser tolerante, indulgente y carente de estrés**. La cultura de la isla, por su parte, también ofrece una interpretación muy liberal de lo que significa ser desinhibido. Así las fiestas locales siempre están acompañadas de vino y bailes que permiten soltar todo lo malo y disfrutar de la vida.

5. ***Utilizar hierbas para la mayoría de las molestias de menor importancia con el fin de permitir que el cuerpo se cure a sí mismo***. La farmacopea popular de la isla es tan extensa que merece un estudio independiente.

6. ***Pasear mucho***. De acuerdo con la autora del libro, pasear es uno de los mejores ejercicios para el cuerpo y la mente. Pese a su edad avanzada, los longevos habitantes de la isla caminan mucho.

Dieta baja en carbohidratos y calorías

¿Tal vez el secreto resida en ingerir pocos carbohidratos y calorías? Las últimas investigaciones apuntan asimismo a una dieta baja en calorías como eficaz ayudante a una larga vida, porque retrasa los efectos del envejecimiento.

Los científicos de los Institutos Gladstone, entidad de investigación biomédica y sin ánimo de lucro emplazada en San Francisco (California), aseguraron en 2012 que una así llamada dieta "ketogénica" (rica en grasas, pero con bajo consumo de carbohidratos y calorías) produce el compuesto β-hidroxibutirato (βOHB).

Este descubrimiento podría llevar a nuevos tratamientos en enfermedades relacionadas con la edad, como el Alzheimer y el cáncer.

βOHB puede ser tóxico cuando se genera en altas concentraciones en personas que sufren enfermedades tales como la diabetes mellitus tipo 1. No obstante, a baja concentración, como por ejemplo el que se produce en una dieta hipocalórica continuada en el tiempo, el compuesto ayuda a proteger las células del conocido como "estrés oxidativo", estrés que contribuye al proceso de envejecimiento.

El estrés oxidativo sucede cuando las células usan oxígeno para producir energía. Pero ese proceso libera a la vez moléculas tóxicas, los famosos radicales libres. A medida que las células envejecen, se vuelven cada vez menos eficientes en librarse de los radicales libres, que van progresivamente ganando terreno, dañando a la célula y causando el envejecimiento.

Eric Verdin, el investigador decano de Gladstone, declaró: "Con el paso de los años, más y más estudios corroboran que el restringir calorías ralentiza el envejecimiento y aumenta la longevidad; sin embargo, el mecanismo de por qué ocurre este efecto sigue sin descubrirse". Y sobre su investigación hecha pública en 2012 agregó que encontraron que mientras se ayuna o se hace ejercicio fuerte, por ejemplo, la fuente de energía corporal bloquea una clase de enzimas que normalmente contribuyen al estrés oxidativo. Al bloquear esas enzimas el cuerpo protege a las células del deterioro de la edad.

Los científicos compararon el βOHB en células humanas y tejidos tomados de ratones. Al monitorizar los cambios bioquímicos que tenían lugar cuando el compuesto se administraba, hallaron que en efecto una dieta baja en caloría promueve la producción del βOHB, al mismo tiempo que bloquea la actividad de las enzimas llamadas histona deacetilasas (o HDAC). Estas enzimas contienen una par de genes llamados Foxo3a and Mt2. Estos genes se hallan "apagados" (una célula solo mantiene encendidos, u operativos, una pequeña fracción de sus genes; el resto los conserva en estado latente). Pero cuando empieza a aumentar el nivel de βOHB, las enzimas ya no pueden impedir que se activen estos genes, de modo que comienza un proceso que ayuda a las células a resistir el estrés oxidativo.

Otra forma de explicarlo es que cuando las enzimas HDACs se encuentran reguladas erróneamente impiden la expresión de ciertos genes, como los supresores de tumores. En estas circunstancias, las células son especialmente propensas a su conversión en célula cancerosa. Por ello se están desarrollando múltiples medicamentos orientados a la inhibición de las HDAC mal reguladas para así frenar el avance de esta enfermedad.

Los descubrimientos de Gladstone tienen implicaciones no solo para promover la longevidad, sino también para frenar los efectos negativos de la edad, tales como las enfermedades degenerativas. Podrían aplicarse a un amplio rango de enfermedades neurológicas, incluyendo el Alzheimer, Parkinson, autismo, y daños cerebrales traumáticos. Todas estas enfermedades afligen a millones de personas y hay pocas opciones de tratamiento efectivas en la actualidad.

Los científicos continúan estudiando el papel que desempeña el βOHB, en particular cómo afecta a los principales órganos del cuerpo, tales como el corazón o el cerebro. Desean confirmar si los efectos protectores del compuesto se extienden a todo el organismo o solamente a determinadas partes.

Alexander Imich

El 8 de junio de 2014 falleció en Manhattan, Nueva York, el que entonces era el hombre certificado el más viejo del mundo, Alexander Imich. Tenía 111 años y 124 años. Imich fue un neoyorquino que vivió en el Upper West Side de la Gran Manzana. Sus amigos Michael Mannion and Trish Corbett contaron que había fallecido tranquilamente al comenzar el día. Poco más de un mes antes, el 24 de abril de 2014, había obtenido el título oficial de varón con más edad del planeta, confirmado oficialmente por Grupo de Investigación Gerontológica de California.

Imich se había limitado a encogerse de hombros cuando en una entrevista con la cadena de televisión NBC 4 New York el 9 de mayo, poco después de obtener la distinción, se le había preguntado el secreto de su longevidad.

> **El superabuelo había obtenido el doctorado en Zoología. Nació en Polonia el 4 de febrero de 1903. Escapó de su país con su mujer cuando los nazis lo invadieron en 1939, logró sobrevivir en un campo de trabajo de prisioneros de la era estalinista en Rusia, más mortíferos aún que los campos de concentración nazis, y por fin emigró a Estados Unidos en 1951, donde se convirtió en autor experto en parapsicología (estudio de fenómenos paranormales). Su esposa falleció en 1986.**

El doctor Imich finalmente le soltó al equipo de televisión que insistía en saber cómo había llegado a los 111 años: **"No lo sé, tal vez por qué todavía no me he muerto"**, dijo medio en broma. **"Ni idea de cómo ha podido ocurrir esto"**.

Atribuyó parte de longevidad a una dieta saludable, con pollo, pescado, y sin alcohol, y a haber practicado gimnasia y natación cuando era joven.

Imich obtuvo el título de hombre más viejo, pero de ninguna forma era la persona de más edad. Como casi siempre, las mujeres dominaban el panorama de los abuelos del mundo. Nada menos que 66 superabuelas le superaban en años, de acuerdo al ranking de 2014. Y la que se alzaba en lo alto del podio era **Misao Okawa** (capítulo 4). Tras el fallecimiento de Imich, le llegó el turno a **Sakari Momoi** de Japón (capítulo 24) de ser el hombre más viejo. Solo tenía un día menos que Imich.

> **Alexander Imich** (Częstochowa, 4 de febrero **de** 1903 – Manhattan, Nueva York, 8 de junio **de** 2014) **ejerció a lo largo de su vida de** químico, parapsicólogo **y supercentenario polaco-estadounidense. Llegó a ostentar el cargo de**

presidente del Centro de Investigación de Fenómenos Anómalos en la ciudad de Nueva York.

Nació en **Częstochowa**, Polonia, cuando su país todavía formaba parte del **Imperio ruso**. Vino al mundo dentro de una **familia judía** y ese hecho determinaría su vida. **Es uno de los pocos supercentenarios conocidos por razones ajenas a su longevidad.**

El **9 de octubre** de 2013 con 110 años y 247 días, Imich se convirtió en uno de los 100 hombres más longevos. El 24 de abril de 2014 se convirtió en el hombre vivo más viejo del mundo tras fallecer Arturo Licata a los 111 años y 357 días.

Cuando tenía 15 años y aún estaba en la escuela, Imich y el resto de sus compañeros de clase **se unieron a las fuerzas polacas para luchar contra los** bolcheviques **en** 1918. Su hermano mayor se desempeñó como instructor en la división de vehículos; fue por esa razón que siendo tan joven logró conducir camiones para el ejército polaco hasta que las fuerzas bolcheviques fueron expulsadas e Imich pudo regresar a la escuela.

Obtuvo su doctorado en **zoología** en la **Universidad Jaguelónica** de **Cracovia** en 1929, pero como no pudo obtener una colocación adecuada en la zoología, se cambió a química. Durante los **años 1920** y **1930** hizo una investigación sobre un **médium**, Matylda S., para la Sociedad Polaca para la Investigación Psíquica. Imich publicó un informe al respecto en **1932** en una revista alemana llamada Zeitschrift für Parapsychologie [Revista de Parapsicología], pero todas las notas y fotos de la investigación que no se publicaron se perdieron durante la **Segunda Guerra Mundial**.

Durante la Segunda Guerra Mundial, él y su esposa Wela Imich huyeron a **Białystok** (en ese entonces parte de la **Unión Soviética**), donde se desempeñó como químico. **La pareja fue posteriormente internada en un campo de trabajos forzados hasta la finalización de la guerra debido a su negativa a adoptar la ciudadanía soviética. Fueron liberados y posteriormente decidieron emigrar a** Estados Unidos **en** 1952, **en parte también debido a que familiares y amigos habían muerto durante la guerra**.

Tras una **larga carrera como consultor químico**, se jubiló en Nueva York. Después de que su esposa Wela murió en **1986**, Imich retomó su interés por la parapsicología; escribió numerosos artículos para revistas especializadas y editó un libro, "Los cuentos increíbles de lo paranormal", que fue publicado por Libros Bramble en **1995**. En su libro, habla de cómo durante su investigación sobre el médium Matylda S. contempló anillos que se desvanecían de los dedos de una persona y aparecían en los de otra, espíritus que se materializaban donde antes no había nada, objetos grandes que surgían enfrente de él en el aire. "Nunca olvidaré el beso de un fantasma", contó. "Una cara invisible, cuyo aliento podía con claridad oír y sentir, besó la mía. Fue una sensación intensa y placentera".

Imich puso en marcha el Centro de Investigación de Fenómenos Anómalos en 1999, tratando de encontrar una manera de producir la llamada "demostración crucial", que por fin probaría la realidad de los fenómenos paranormales a los principales científicos y el público en general.

Imich afirmaba que su **práctica de la** restricción **calórica** (el tener una dieta baja en calorías que se vio en el apartado anterior de este capítulo) era el gran secreto de su longevidad.

30. Los datos más curiosos de los superabuelos

¿Quién fue el que lo tuvo más crudo?

Thomas Peters, un superabuelo nacido en 1745 y que logró alcanzar supuestamente la edad de 111 años. En aquella época eso tenía mucho más mérito, sin vacunas ni antibióticos de los que echar mano.

¿En qué ha ido cambiando el club de los supercentenarios a medida que transcurrían los siglos?

Está claro: ¡antes había muchos más hombres! Del siglo dieciocho al diecinueve ya menguó de forma significativa la presencia masculina en la lista. ¿Se han debilitado los varones en la era moderna? ¿O ellas se han hecho más fuertes?

¿Cuál es el periodo más corto de tiempo en que una persona ha sido la más vieja del mundo?

Mitoyo Kawate y Florence Knapp se encontraron en lo alto del podio de los superabuelos por un breve tiempo. La japonesa Mitoyo Kawate mantuvo el título por solo 13 días, mientras que Florence Knapp lo retuvo 15 días. La primera comenzó su reinado el 31 de octubre de 2003 y falleció el 13 de noviembre. Knapp estuvo desde el 27 de diciembre de 1987 hasta el 11 de enero de 1988.

En enero de 2007, este curioso récord del reinado más corto lo rompió Emma Tillman (capítulo 19), que ocupó el trono de los abuelos del mundo durante 4 días.

¿Cuál ha sido la diferencia de edad más corta entre la persona con más años del mundo y la que la seguía?

O lo que es lo mismo, entre la primera y la segunda persona más longeva del planeta en el momento de heredarla. Hasta la fecha, es de 2 días. El 2 de febrero de 1987, cuando falleció la californiana Mary McKinney a los 113 años y 248 días, la siguiente persona viva que obtuvo el título de más anciana fue Anna Eliza Williams de Inglaterra. Había nacido dos días después de McKinney. Sin embargo, la segunda persona más vieja al inicio del reinado de la londinense Elizabeth Alice Kensley, el 17 de febrero de 1963, y durante los primeros 63 días, tenía solamente un día menos. Era Kiet Portier-Tan, de los Países Bajos. Por esta circunstancia, hasta 2007 no se dirimió de forma clara quien había sido el superabuelo número uno en aquella época.

¿Hubo alguna superabuela (o superabuelo) que, pese a su extraordinaria longevidad, nunca llegara a lo más alto del podio?

Sí que la hubo. Fue Lucy Hannah (capítulo 19), que llegó a vivir 117 años y 248 días, y murió en 1993. Hasta la fecha es la tercera persona certificada que más haya vivido de todos los tiempos. Nunca pudo alcanzar sin embargo lo alto del podio debido a que el título lo sostuvo con mano de hierro la imbatible Jeanne Calment (capítulo 1) durante esos años.

¿Cuál fue el año en que nacieron más supercentenarios?

1873. En 1873 llegaron al mundo 4 personas que, andando el tiempo, alcanzarían una longevidad extraordinaria. El 22 de marzo nació Mamie Eva Keith, que viviría hasta el 20 de septiembre de 1986 (113 años y 182 días). El 30 de mayo, Mary Mckinney, cuya muerte se produjo el 2 de febrero de 1987 (113 años y 249 días). El 2 de junio nació Anna Eliza Williams, la cual falleció el 27 de diciembre de 1987 (114 años y 208 días). Y el 10 de octubre vio la primera luz Florence Knapp, cuya muerte se produciría el 11 de enero de 1988 (114 años y 93 días). Toda una colección de superabuelos en el mismo año.

El siguiente año más prolífico en supercentenarios en realidad son tres, que empatan: 1855, 1863 y 1889. En cada uno de estos años nacieron tres superabuelos.

¿Qué edad es la promedio para convertirse en la persona más vieja del mundo?

En torno a los 114 años. Ya se sabe, si se llega a esa edad, uno tiene opciones claras de ocupar el trono.

Las cifras no mienten: Marie Brémont en 2001 y Maud Farris-Luse en 2002 fallecieron a los 115 años de edad, pero se convirtieron en la persona más vieja de sus respectivas épocas a los 114. Si se observa la lista cronológica de los supercentenarios más longevos verificados desde el año 1955, la edad más repetida, sobre todo desde la década de 1980 del siglo pasado, es sin duda 114 para llegar a lo más alto. Florence Knapp (1987), Eva Morris (1999), Grace Clawson (2002), Adelina Domingues (2002), Mitoyo Kawate (2003), Ramona Trinidad Iglesias-Jordan (2003), María Capovilla (2004), Emma Tillman (2007), Yone Minagawa (2007), Edna Parker (2007), Gertrude Baines (2009), Kama Chinen (2009), Eugénie Blanchard (2010), Maria Gomes Valentim (2010), Besse Cooper (2011), todas llegaron a los 114 años. A partir de 2011, el listón se eleva un poco, y las últimas supercentenarias ya han subido al trono con 115 años o más.

¿Se necesita tener buena vista como condición previa e indispensable para disfrutar de una buena vida?

En absoluto, claro que no. Ni tampoco buen oído, ni una vida sana y pura. Pero en lo relativo a la vista, curiosamente mucha de la gente más anciana, como Jeanne Calment (capítulo 1) que vivió hasta los 122 años, o María Capovilla (capítulo 9) que vivió hasta los 116, **nunca llevaron gafas**. Claro que otros superabuelos sí que lo hicieron sin que fuera obstáculo para seguir cumpliendo años.

Fotos de Sarah Knauss (capítulo 14) a los cien y 119 años de edad la mostraban con gafas. Sin embargo, otra instantánea de cuando era joven, a los 17 años, la retrataba sin ellas. La persona más vieja del mundo entre 1997 y 1998, Marie-Louise Meilleur, no llevaba gafas a los 117 años, pero una foto de cuando tenía 95 sí que la mostraba con anteojos. Alguien que llevó gafas casi toda su vida, por ejemplo, fue Alphaeus Philemon Cole, destacado artista y grabador norteamericano, que llegó a los 112 años y 136 días de edad. Además de su trayectoria profesional, a la hora de su muerte en la ciudad de Nueva York, el 25 de noviembre de 1988, ostentaba el título de hombre más viejo del mundo.

¿Las personas más viejas del mundo todas se casan? ¿Y tienen hijos?

No necesariamente, aunque lo cierto es que en un abrumador porcentaje se han casado, por lo menos una vez en la vida. Jessie Gallan (en el capítulo 13 de este libro) abogaba por el porridge como sustitutivo de los hombres, pero es una excepción.

Lo normal es la inundación de hijos, nietos, bisnietos, tataranietos, y hasta retataranietos al correr de los años. Es el caso de Elizabeth Bolden (capítulo 19), María Capovilla (capítulo 9), Sarah Knauss con 119 años (capítulo 14) y Marie-Louise Meilleur (capítulo 16).

Sin embargo, hubo casos como el de la francesa Marie Brémont de 115 años y 42 años. Su primer marido, el trabajador del ferrocarril Constant Lemaitre, con el que se casó en 1910 a la edad de 24 años, murió en la Primera Guerra Mundial. Volvió a contraer matrimonio unos veinte años más tarde, en 1936, a la edad de 50 años. Esta vez con el taxista Florentin Brémont, que murió 31 años después, en 1967, cuando la superabuela tenía 81 años. Con ninguno de los dos esposos tuvo hijos. No obstante, Brémont aseguró que había sido feliz con sus dos maridos y con su vida, pese a la falta de descendencia.

Su sucesora en el podio, Maud Farris-Luse, de 115 años, disfrutó asimismo de dos maridos. Se casó primero con un granjero en 1903, el cual falleció en 1951. Tras lo cual volvió a pasar por la vicaría, pero sus segundas nupcias duraron poco, pues él falleció tres años después. Otra superabuelita con dos esposos fue Marie-Louise Meilleur (capítulo 16), que llegó a los 117 años.

Charlotte Benkner, de 114 años, la persona nacida alemana más longeva de todas las épocas que haya sido reconocida oficialmente, se casó y tampoco tuvo descendencia, pese a confesar que le encantaban los niños. Lo mismo ocurrió en el caso de Hendrike van Andel-Schipper (capítulo 10).

La mujer más anciana del mundo a finales de 2006 y principios de 2007, Julie Winnefred Bertrand (capítulo 8), nunca se casó ni tuvo hijos. De modo que cuando Emiliano Mercado y ella coincidieron en lo alto del podio (primera y segunda posición a finales de 2006 y principios de 2007), se dio la curiosa circunstancia de que dos solteros sin descendencia dominaron el trono de los abuelos del mundo durante un breve periodo de tiempo.

Si hablamos de hombres, el más viejo del mundo de 2001-2002, Antonio Todde, estaba casado, al igual que Joan Riudavets Moll (capítulo 15) con 114 años y Fred Hale con 113 en 2004. Pero luego nos topamos con Emiliano Mercado del Toro (capítulo 23) que, aunque nunca contrajo matrimonio, dijo haber tenido varias novias, se entusiasmaba con alguna *vedette* exuberante que vino a visitarle cuando ya era supercentenario, y contaba jugosas anécdotas de sus visitas a famosos lupanares. Vamos, que incluso siendo soltero, mucho de célibe no tenía a sus 115 añitos.

¿Hay alguna raza dominante en proporcionar más superabuelos al mundo?

No, no hay raza que predomine en el selecto club de los supercentenarios. Sí que existen algunas zonas del mundo donde se concentran mayor número de centenarios y supercentenarios. Ahí están las islas de Okinawa en Japón, Cerdeña en Italia, Icaria en Grecia (capítulo 29), Bama en China (capítulo 26), la península de Nicoya en Costa Rica, regiones de Canadá, y algunas partes de California como Loma Linda.

Sin embargo esta alta longevidad aparente en algunas partes del mundo podría relacionarse con que se hallan situadas en países que desarrollaron un adelantado y estricto sistema de certificados de nacimiento, para controlar con exactitud venidas al mundo y decesos de su población.

Los Países Bajos es uno de los pioneros en registrar los nacimientos de sus habitantes y, en consecuencia, existe un alto porcentaje de supercentenarios localizados en esta nación, tan temprano como es el siglo dieciocho. La estadística holandesa se redujo de forma significativa en la centuria siguiente. ¿Por qué? Porque en el XIX el pequeño país no podía competir con otros mucho más grandes como los Estados Unidos y Francia, que pusieron en marcha sus propios censos de población a partir de ese momento. Alemania fue otro territorio que contó con un precoz registro civil, pero se promulgó una estricta legislación para impedir que los datos se hicieran públicos, de manera que las personas alemanas más ancianas conocidas son las que emigraron a los Estados Unidos.

Japón fue el primer país asiático en contar con un registro civil, el cual empezó a operar a partir de 1868. De tal instrumento carecieron en cambio China e India. De ahí que, pese a ser dos de los países más poblados del mundo, la persona certificada como más vieja del mundo nunca sea china o india. Casi con seguridad que existen supercentenarios que podrían aspirar al trono de los superabuelos en estas dos naciones, pero no disponen de medios aceptados por los Guinness para probarlo.

¿Cuál ha sido el periodo más largo de tiempo en que un superabuelo ha sobrevivido a sus padres?

El récord extraoficial le corresponde a un español, el menorquín Joan Riudavets Moll (capítulo 15), hombre más viejo del mundo en 2004. Nació el 15 de diciembre de 1889. Su madre, **Catalina Moll Mercades**, murió a los 25 años, antes de terminar ese mismo mes de diciembre. De modo que él la sobrevivió por algo más de 114 años.

¿Quién logró el título de más anciano que tuviera los padres más 'antiguos'?

Aquí tenemos un buen candidato en Moses Hardy, que fue el último veterano negro superviviente de la I Guerra Mundial y uno de los últimos veteranos americanos de esa guerra que sobrevivió hasta el siglo XXI. También tenía el título del segundo hombre de más edad del planeta entre el 19 de noviembre de 2004 y el 7 de diciembre de 2006. Pero además se dio la curiosa circunstancia de que, cuando nació, su padre tenía ya 73 años, de modo que había nacido en 1820. Moses Hardy llegó al mundo el 6 de enero de 1893. Su madre había nacido en 1853 y tenía 39 años cuando dio a luz a este supercentenario.

Con lo cual, un hombre nacido en 1820 tiene un hijo a la edad de 73 años, cuando ya se acababa el siglo diecinueve. Y su hijo vive durante todo el siglo XX y los primeros años del XXI. Entre dos generaciones solamente se recorrieron tres siglos. Luego llamamos a nuestros padres 'antiguos'. Qué va.

¿Se sabe de intervalos de tiempos en que hayan nacido supercentenarios durante varios días seguidos?

La marca establecida, que se sepa, está en tres días seguidos. El primer lapso de tiempo en que 'llovieron' futuros supercentenarios al mundo ocurrió en 1872. Las fechas de ese año fueron el 22 de marzo, el 23 de marzo y el 24 de marzo.

Para la segunda ronda múltiple de abuelos del planeta hay que esperar a 1889. Este fue un año particularmente prolífico. El 10 de febrero, 11 de febrero y 12 de febrero aportaron un supercentenario más por día. Y menos de un mes más tarde se repetiría la jugada, el 1, 2 y 3 de marzo.

Y en una sola jornada, ¿cuántos supercentenarios han llegado a nacer?

Volvemos al mágico número 3. Ocurrió en varias ocasiones. Tres superabuelos vieron la primera luz el 1 de abril de 1887. Otros tres nacieron el 12 de septiembre de 1889, y tres más el 9 de marzo de 1895.

¿Qué año tiene la mayor cantidad de nacimientos de supercentenarios?

Después de las últimas dos respuestas, seguro que es fácil de adivinar sin ni siquiera consultar la tabla que viene a continuación y que se elaboró en febrero de 2007.

1896: 56
1895: 60
1894: 63
1893: 77
1892: 61
1891: 48
1890: 43
1889: 78
1888: 59
1887: 51
1886: 38
1885: 44
1884: 41
1883: 36
1882: 27
1881: 32
1880: 27
1879: 23
1878: 26
1877: 14
1876: 26
1875: 18
1874: 13
1873: 11
1872: 14
1871: 8

1870: 11
1869: 8
1868: 4
1867: 3
1866: 3
1865: 1

Efectivamente, ¡tachán!, otra vez el año 1889.

¿De modo que muchas personas longevas nacidas a finales del siglo diecinueve lograron llegar al XXI?

Hubo un puñado de nacidos en la década de 1880-1890 que cruzaron todo el siglo XX y aterrizaron en el siguiente. Además, en torno a 30 supercentenarios nacidos en la década de 1870 llegaron a los 90 del siglo XX. Veamos la tabla con los nacidos entre 1870 y 1880 que más vivieron, de más a menos.

1875, 21 de febrero - Jeanne Calment. Hasta el 4 de agosto de 1997. [122 años 164 días]
1879, 18 de enero - Tane Ikai. Hasta el 12 de julio de 1995. [116 años 75 días]
1878, 27 de octubre - Margaret Skeete. Hasta el 7 de mayo de 1994. [115 años 192 días]
1878, 28 de diciembre - Odie Matthews. Hasta el 14 de abril de 1993. [114 años 107 días]
1875, 16 de julio - Lucy Hannah. Hasta el 21 de marzo de 1993. [117 años 248 días]
1879, 24 de agosto - Lillian Ross Hasta el 20 de marzo de 1993. [113 años 108 días]
1879, 21 de enero - Rosa Comfort Hasta el 6 de noviembre de 1992. [113 años 290 días]
1879, 4 de septiembre - Cora Humphrey. Hasta el 1 de noviembre de 1992. [113 años 58 días]
1879, 7 de noviembre - Sadie Mayer. Hasta el 7 de agosto de 1992. [112 años 274 días]
1878, 23 de marzo - Waka Shirahama. Hasta el 16 de junio de 1992. [114 años 85 días]
1879, 30 de agosto - Katherine Jones. Hasta el 27 de abril de 1992. [112 años 241 días]
1877, 8 de septiembre - Ettie Mae Greene. Hasta el 26 de febrero de 1992. [114 años 171 días]
1879, 15 de octubre - James Wiggins. Hasta el 16 de octubre de 1991. [112 años 1 días]
1878, 6 de junio - Josephine Choquet. Hasta el 14 de febrero de 1991. [112 años 253 días]
1874, 18 de noviembre - Carrie C. White. Hasta el 14 de febrero de 1991. [116 años 88 días]
1879, 4 de mayo - Lottie Lewis. Hasta el 30 de diciembre de 1990. [111 años 240 días]
1879, 19 de marzo - Mathilde Gauchou. Hasta el 30 de diciembre de 1999. [111 años 286 días]
1878, 20 de agosto - Claire Dunning. Hasta el 27 de septiembre de 1990. [112 años 38 días]
1879, 14 de octubre - Henri Perignon. Hasta el 18 de junio de 1990. [110 años 247 días]
1879, 13 de noviembre - Laura Lord Scales. Hasta el 12 de junio de 1990. [110 años 211 días]
1877, 19 de agosto - John Evans. Hasta el 10 de junio de 1990. [112 años 295 días]
1879, 17 de febrero - Dollie Bushey. Hasta el 8 de mayo de 1990. [111 años 80 días]

¿Y de la década de 1860, alguien logró llegar oficialmente a los 80 del siglo XX?

Aún mejor. Hubo cerca de 11 personas nacidas entre 1860 y 1870 que llegaron, oficialmente reconocidos, a la década de los 80 del siglo XX.

Aquí tenemos a los últimos supervivientes de 1860.

1865, 29 de junio. Shigechiyo Izumi. Hasta el 21 de febrero de 1986. [120 años 237 días]
1869, 24 de agosto. Nellie Spencer. Hasta el 13 de noviembre de 1982. [113 años 81 días]

1869, 2 de diciembre. Jeanetta Thomas. Hasta el 5 de enero de 1982. [112 años 34 días]
1869, 29 de noviembre. Emma Vanderkarr. Hasta el 5 de diciembre de 1981. [112 años 6 días]
1869, 2 de septiembre. Jane Piercy. Hasta el 3 de mayo de 1981 [111 años 243 días]
1869, 2 de enero. Augustine Tessier. Hasta el 8 de marzo de 1981. [112 años 65 días]
1867, 14 de abril. Fannie Thomas. Hasta el 22 de enero de 1981. [113 años 283 días]
1869, 18 de marzo. Corinne Floyd. Hasta el 31 de diciembre de 1980. [111 años 288 días]
1868, 26 de diciembre. Florence Pannell. Hasta el 20 de octubre de 1980. [111 años 299 días]
1868, 21 de septiembre. Alice Foote. Hasta el 14 de junio de 1980. [111 años 267 días]
1869, 7 de noviembre. Jessie Williams. Hasta el 28 de enero de 1980. [110 años 82 días]

Más difícil todavía. ¿Sobrevivió alguien de las décadas de 1850, 1840 y 1830 hasta, respectivamente, las de 1970, 1960 y 1950?

Entre los nacidos entre 1850 y 1860, solo una persona que se sepa, la persona reconocida como más anciana en los primeros días de 1970, Ada Rowe, logró llegar a la década de los 70 del siglo pasado. Por 11 días. Tras su fallecimiento, la siguiente persona en ocupar el podio ya había nacido en el año 1860.

También aparentemente una persona, James Henry Brett Jr., fue el último superviviente de la década de 1840 que logró llegar a los sesenta del siglo XX. Pero decimos aparentemente porque aunque él insistía en que había venido al mundo el 25 de junio de 1849, en 2006 se descubrió una entrada en el censo que daba lugar a dudas. En esa entrada aparecía un tal James Henry Brett Jr., también de Houston, que tenía 65 años de edad en abril de 1930, lo cual apuntaba a que su fecha de nacimiento había sido en 1864 en lugar de en 1849. A Brett se le incluyó por primera vez en el Libro Guinness de los Récords en 1963, por ser en aquel entonces la persona más vieja del mundo en someterse a una operación. Tuvo una operación de cadera el 7 de noviembre de 1960, al parecer con 111 años. Desde entonces esta plusmarca la han batido otros supercentenarios. Jeanne Calment superó con éxito una operación similar a los 114 años y 11 meses (enero de 1990). Bettie Wilson pasó por una intervención de vesícula a los 114 años, en septiembre de 2015.

Ni un solo niño nacido en la década de 1830 a 1840 alcanzó la década de los 50, al menos con documentación oficial que lo probase. Isabella Shepheard, que había nacido el 22 de agosto de 1839, falleció 13 meses antes de que empezara 1950.

Y ya ni hablemos de los nacidos entre 1820 y 1830, que ni siquiera se acercaron a la década de los 40 del siglo veinte.

Solo recientemente, como vemos, ha empezado a haber seres humanos que demuestran con pruebas que han alcanzado su duodécima década de vida.

Metamos el dedo en la llaga: ¿se puede ser gordito y aspirar al club de los supercentenarios?

Por intentarlo que no quede, pero siendo realistas, las probabilidades disminuyen mucho. La gente con sobrepeso apenas tiene opciones de alcanzar los cien o 110 años de vida. Visto desde otro punto de vista, se sabe que la gente con musculatura pronunciada también lo tiene crudo para convertirse en superabuelo. La altura es otro factor negativo. Mejor bajito, delgadito, y con poco músculo.

(Voz plañidera) ¿Por lo menos puedes haber sido gordita y alta de joven?

Hablamos en femenino porque, si eres mujer, ya tienes un tercio del camino andado de entrada. Felicidades. Y además, sí que puedes permitirte algún lujo en altura y grosor extra cuando empiezas el rodaje. Todavía te quedarán muchos años para encoger y adelgazar después, ánimo. Es el caso de Julie Winnifred Bertrand (capítulo 8), que en su cumpleaños número 115 mencionó que de joven, con 1.73 metros de altura, pensaba 68 kilos. Aún de supercentenaria seguía pareciendo una mujer alta y grande.

Llegamos a la cuestión del millón: ¿por qué las mujeres viven más que los hombres?

Una posible explicación asegura que las mujeres desarrollan más enzimas antioxidantes que los hombres, de forma que en los mamíferos es usual que las hembras vivan más tiempo que los machos.

Los superabuelos suelen acabar siendo cuidados en las residencias de ancianos o instituciones similares, en razón a que son los organismos que disponen de los mejores cuidados para gentes especialmente longevas. ¿Qué abuelo o abuela del mundo ha pasado más tiempo en uno de estos establecimientos?

Una de las características más llamativas de los supercentenarios es su capacidad de poder cuidarse a sí mismos y ser independientes hasta una edad increíblemente avanzada. Vemos el caso de Hendrikje van Andel-Schipper (capítulo 10) que esperó a mudarse a una residencia hasta que tenía 105 años. Hasta entonces, se las arreglaba muy bien sola. Murió dos meses después de su cumpleaños 115. O sea, que fueron diez años los que permaneció en la institución. La increíblemente longeva Jeanne Calment (capítulo 1) vuelve de nuevo a escena: ella no se rindió hasta que tuvo 110 años y un percance en casa la convenció de que era hora de que otros la cuidaran. Estuvo en la residencia, donde era muy querida, durante 12 años y medio. Sarah Knauss (capítulo 14), que llegó a cumplir 119 años, se mudó a los 110. La inglesa Eva Morris, la persona más vieja del mundo durante casi todo el año 2000, ingresó en una de estas casas a la edad de 107. Murió a punto de cumplir los 115 años, con 114 años y 360 días. Marie Brémont, que fue la gran abuela del mundo en la primera mitad del 2001, y llegó a los 115, se mudó con 106.

Pero claro, luego tenemos a la sección de los que optan por la comodidad desde muy 'temprano' en la vida. Destaca por ejemplo el más original de los superabuelos, que veremos con más detalle en el capítulo 37. Walter Breuning, nacido el 21 de septiembre de 1896, vivió 32 años en una residencia de Great Falls, Montana, llamada Rainbow Retirement and Assisted Living Center. Breuning se mudó allí cuando tenía 83 años y permaneció como residente hasta su muerte con 114 años.

¿Alguno de los superabuelos o superabuelas tuvo un marido o esposa más jóvenes? Cuando hablamos de más jóvenes, en realidad queremos decir *MUCHO* más jóvenes (aquí insertemos un guiño pícaro).

Veamos. Un hombre de 120 años con una esposa de 80 años, ¿sería tan sorprendente? O una mujer de 115 con un marido de 90. Buscamos si hubo segundos o terceros maridos ya en la etapa supercentenaria para estas superabuelas. Pero no, ninguna de ellas se casó con un 'jovencito' a esas alturas.

No desesperen. Fannie Adler Greenberg vivió del 24 de mayo de 1895 al 5 de octubre de 2007. 112 añitos. Y se cuenta la anécdota de que con ocasión de su 111 cumpleaños, la acompañó su novio de 95 años, que aprovechó la ocasión especial para darle un beso en la mejilla. Fannie había enviudado muchos años antes, en 1978.

En este apartado volvemos a Walter Breuning. Lo de Breuning con su esposa (o esposas, como se descubrió posteriormente a su muerte) es caso aparte. No dejen de leer el capítulo 37.

¿Qué matrimonio llegó a más avanzada edad?

Charlotte Hughes es la persona que hasta la fecha ha alcanzado oficialmente más avanzada edad en el Reino Unido: 115 años y 228 días. Nació el 1 de agosto de 1877 y falleció el 17 de marzo de 1993. Resulta además que Hughes se casó muy tarde, a los 63 años, con un hombre algo más joven. Aún así, el matrimonio duró 40 años, porque él también hizo gala de longevidad y falleció a los 88 años, cuando ella tenía 103. Su secreto, beber té.

Hughes incluso condescendió a beber una taza de té con Margaret Thatcher, a pesar de que un principio puso reparos, puesto que su inclinación política era por el laborismo. Para acudir a encontrarse con Thatcher en Londres tomó por primera vez en su vida el tren expreso.

Luego describiría a la conocida como Dama de Hierro como "una mujer muy simpática". Hughes aún hizo más: a los 110 años voló en el Concorde sobrevolando el Atlántico. Viajó al Nuevo Mundo con su silla de ruedas. Le dio la bienvenida el alcalde de Nueva York y apareció en la televisión norteamericana.

Hasta los 113 años no se mudó a una residencia, sino que vivía sola en casa. Recibía ayuda externa diaria y el cuidado de la enfermera de distrito, pero permaneció independiente hasta sus dos últimos años de vida, algo increíble. Además retuvo sus facultades mentales hasta el final. Era algo mandona, según sus familiares, pero también vivaz y ocurrente. Y tenía sus pequeños secretitos para mantenerse joven a pesar de la edad. En una ocasión contestó cuando le preguntaron como había llegado a cumplir tantos años que era gracias "al brandy fuerte, beicon y huevos, y un estilo de vida saludable". ¿Cómo el brandy y el beicon encajan en lo que conocemos como 'estilo de vida saludable'? Ni idea, pero a tenor de los lingotazos de los que presumen muchos abuelos del mundo, merece la pena probarlo (siempre con moderación y sin excesos, se sobrentiende). La superabuela británica recomendó también el llevar una "vida buena y honrada", y seguir los diez mandamientos.

¿Cuál es la edad más avanzada a la que ha llegado alguien nacido y muerto en la misma casa?

Se conoce un caso, pero no es de un supercentenario, aunque casi. El oriundo de los Países Bajos Berend Gengler vivió del 10 de febrero de 1892 hasta el 6 de octubre de 2000, toda su vida (108 años y medio) en la misma casa de una pequeña aldea holandesa, Tweede Exlormond. Véase también el caso de Francisco Núñez Olivera en el capítulo 46. Salvo una escapadita de 3 años para hacer la mili en Marruecos, periodo en que se lo pasó tan bien que su familia no supo nada de él, Núñez Olivera se mantuvo como un clavo en la casa de labranza que fue siempre su hogar.

¿Cuál fue la edad más avanzada que había alcanzado un hijo a la muerte de su padre o madre supercentenario?

Aquí entra en juego Sarah Knauss (capítulo 14) que fue la segunda mujer más vieja de la que se tenga constancia. Knauss alcanzó los 119 años y su hija, Kathryn Knauss Sullivan, que la sobrevivió, murió a los 101 años de edad. Vivió del 17 de noviembre de 1903 al 21 de enero de 2005, y cuando murió Knauss contaba con 96 años y 43 días.

La hija de la supercentenaria Susanna Lynn (1888-2001) falleció a los 96 años en 1997.

¿Cuáles son las edades más elevadas alcanzadas por una combinación de madre e hija centenarias?

A mediados de 2006 se descubrió el caso de Mary Cota y su hija Rosabell Fenstermaker. Cota vivió de 1870 a 1982, en total 112 años y 17 días. Su hija Rosabell vivió de 1893 a 2005, 111 años y 344 días. Entre madre e hija casi vivieron 224 años.

Pero este caso de Mary Phil Cota trae aún más cola. La supercentenaria tuvo en total 5 hijas, todas ellas longevas, que fueron progresivamente cumpliendo más años cuanta menos edad tenían, de modo que la más joven resultó al final ser la más longeva. No obstante, ninguna de sus hijas llegó a vivir tanto como su madre. Además Cota tuvo 4 hijos varones, pero ninguno de ellos vivió más allá de 90 años. Las edades alcanzadas por las hijas de esta abuela del mundo fueron las siguientes:

Ruth Wilder (83), falleció el 12 de mayo de 1982.
Edna Sowards Baker (99), murió el 28 de noviembre de 1991, a punto de cumplir el siglo.
Edith Keasler (100). Esta hija sí llegó a centenaria. Falleció el 12 de octubre de 1995.
Marjorie Marie Richardson Pruitt (102), murió el 26 de diciembre de 2004.
Rosabell Fenstermaker (111 años 344 días), murió el 14 de octubre de 2005.

Grace Thaxtons alcanzó la edad de 114, y su madre los 109 años (de agosto de 1860 a diciembre de 1969). Si sumamos ambas vidas hacen 223 años.

Sarah Knauss, como ya hemos visto, llegó a los 119 años, y su hija a los 101. Así que contabilizaron juntas 221 años.

Si estás interesado en llegar a ser el hombre o la mujer más vieja del mundo en el futuro, ¿dónde tendrías que aplicar?

Nada más fácil. Basta con enviar un correo electrónico a los premios Guinness, con un archivo adjunto de tu certificado de nacimiento, que demuestre que eres el ser humano vivo más anciano de la Tierra.

Vale, como segunda opción, ¿se puede enviar la documentación de una abuelita?

Por supuesto. No dudes en hacerlo si tu abuela ronda ahora mismo los 114 años, o va a convertirse pronto en una superabuela de 110 años o más, y crees que todavía le queda mucha cuerda por delante. Tienes el trono prácticamente en el bote si la dulce ancianita nació en el siglo XIX, posee documentación oficial que lo demuestra, y aún sigue viva, claro.

Para hacernos idea, incluímos esta tabla, que muestra la fecha y edad en que los superabuelos sucesivos se convirtieron en las personas más ancianas del planeta Tierra

117 años 204 días Sarah Knauss (16 abril, 1998)
116 años 340 días Marie-Louise Meilleur (4 agosto, 1997)
116 años 12 días Elizabeth Bolden (27 agosto, 2006)
115 años 358 días Jeanne Calment (14 febrero, 1991)
115 años 132 días Emiliano Mercado del Toro (11 diciembre, 2006).
114 años 257 días Maria Capovilla (29 mayo, 2004)
114 años 191 días Marie Brémont (2 noviembre, 2000)
114 años 183 días Kamato Hongo (18 marzo, 2002)
114 años 169 días Mitoyo Kawate (31 octubre, 2003)
114 años 136 días Maude Farris-Luse (6 junio, 2001)
114 años 115 días Edna Parker (13 agosto, 2007)
114 años 78 días Florence Knapp (27 diciembre, 1987)
114 años 74 días Ramona Trinidad Iglesias-Jordan (13 noviembre, 2003)
114 años 63 días Emma Tillman (24 enero, 2007)
114 años 52 días Eva Morris (30 diciembre, 1999)
114 años 25 días Yone Minagawa (28 enero, 2007)
113 años 245 días Anna Eliza Williams (2 febrero, 1987)
113 años 113 días Mary McKinney (20 septiembre, 1986)
113 años 54 días Carrie C. White (11 enero, 1988)
112 años 336 días Mamie Eva Keith (21 febrero, 1986)
111 años 299 días Niwa Kawamoto (31 mayo, 1975)
111 años 232 días Alice Stevenson (27 febrero, 1973)
111 años 140 días Shigechiyo Izumi (16 noviembre, 1976)
111 años 64 días Johanna Booyston (21 marzo, 1968)
110 años 289 días Delina Filkins (17 febrero, 1926)
110 años 218 días Mito Umeta (31 octubre, 1973)
110 años 161 días Elizabeth Watkins (18 agosto, 1973)
110 años 1 day Matilda Standley Rogers (16 marzo, 1962)
109 años 335 días James Henry Brett, Jr (25 junio, 1959)
109 años 209 días John Mosely Turner (10 enero, 1966)
109 años 198 días Hannah Smith (24 julio, 1965)
109 años 181 días Josefa Salas Mateo (11 enero, 1970)
109 años 103 días Auguste Pahl (6 marzo, 1965)
108 años 349 días Joseph Saint-Amour (10 de febrero, 1961)
108 años 283 días Lovisa Svensson (30 agosto, 1962)
108 años 149 días Elizabeth Alice Kensley (8 octubre, 1963)
108 años 108 días Ellen Dart (17 febrero, 1963)
108 años 60 días Rosalia Spoto (24 octubre, 1955)
108 años 12 días Katherine Plunket (4 diciembre, 1928)

31. La centenaria que logró el doctorado que le prohibieron los nazis

Ingeborg Rapoport

En 2015, los medios de comunicación de todo el mundo se hicieron eco de una curiosa noticia. "Tras 80 años, justicia en la Universidad", decían los titulares.

Porque hace mucho, mucho tiempo... había en 1938 una jovencita de 24 años llamada Ingeborg Rapoport que lo tenía todo listo para obtener su doctorado. Había entregado una tesis sobre la difteria. El único paso aún pendiente era el examen oral. Y la época en la que le tocó nacer y vivir. Porque Ingeborg Rapoport estudiaba en la Alemania nazi y era judía, herencia de su madre. Las leyes raciales recién aprobadas por Hitler y sus secuaces en 1935 impedían expedir títulos a gente como ella.

78 años después, el 9 de junio de 2015, la Alemania que un día le cerró todas las puertas le rendirá homenaje. Y ese mismo día, a sus 102 años, recibirá por el fin el título de doctora que tan merecido se tenía ya de joven.

Cuando entrevistaron a Rapoport a propósito de este insólito acontecimiento, ella citó unos versos del español Manuel Machado: **"El ciego sol se estrella en las duras aristas de las armas. Polvo, sudor y hierro. ¡El Cid cabalga!"**. En su casa del este de Berlín, la centenaria mantiene toda su lucidez mental y confiesa: "Ese ha sido el examen que más trabajo me ha costado en la vida".

Nadie le regaló a Rapoport el doctorado. La Universidad en un primer momento ofrecía un título honorífico, pero ella quería la distinción que se había ganado y no componendas bien intencionadas. Si lo hacía, debía ser con todas las de la ley.

La iniciativa partió del decano de la Facultad de Medicina de la Universidad de Hamburgo, que en un acto le dijo unas memorables palabras: "Usted va a tener noticias mías en breve". A los pocos días, el decano le propondría hacer lo posible para recuperar su doctorado. Pero en el camino los obstáculos fueron muchos. Rapoport, que se hallaba prácticamente ciega, no podía investigar los avances científicos de los últimos años. La brecha temporal se solucionó con la colaboración de colegas, quienes ayudaron a la centenaria a ponerse al día. En la etapa final, el decano y otros profesores la examinaron en su propio salón hace dos semanas. Pasó la prueba con creces. "No lo he hecho por mí. A estas alturas de mi vida un título ya no me aporta nada. Era una cuestión de principios. Se trata de restituir la injusticia cometida", aseguró Rapoport. "Además, quería hacer bien el examen para no decepcionar al decano", añade con una sonrisa.

Hubo escollos burocráticos también. La centenaria se confesó "muy desordenada". Incluso si no lo fuese, cualquiera hubiera tenido problemas para encontrar ¡78 años después! el certificado en el que se le denegaba el título. El texto del documento es estremecedor. **"Por la presente certifico que Ingeborg Syllm [su apellido de soltera] me entregó un trabajo que sería válido como doctorado si las leyes vigentes no lo hicieran imposible por la ascendencia de la señorita Syllm"**, dice sin rodeos el documento, firmado por el director de la Clínica Universitaria Infantil de Hamburgo el 30 de agosto de 1938. "Sin este papel, no habría sido posible poner en marcha el proceso", añade la doctora.

Antes de convertirse en la persona de más edad que consigue un doctorado ya había logrado un récord anterior, al ocupar en 1969 la primera cátedra de neonatología de toda Europa en el hospital berlinés de Charité, en la antigua República Democrática de Alemania.

En 1938 huyó del país que gobernaba **Adolf Hitler** rumbo a Estados Unidos. "Me sentí expulsada de mi propio hogar. Aquí se quedaba toda mi familia y yo me iba tan solo con 38 marcos en el bolsillo", recuerda. Al otro lado del Atlántico conocería a su marido, tendría cuatro hijos y obtendría otro doctorado. Pero de allí también tuvo que huir. Las simpatías comunistas del matrimonio no eran bien vistas en la época de la caza de brujas del senador McCarthy. La familia se trasladó primero a Austria y en 1952 a la RDA. **"Pese a todo lo que he pasado no me quejo. Las cosas han salido bien"**, concluye.

Nació el 2 de septiembre de 1912 como Ingeborg Syllm en Kribi, Camerún, que por aquel entonces era una colonia alemana. Poco después de su llegada al mundo, su familia se mudó a Hamburgo, en Alemania, donde creció con su padre protestante y su madre judía. Ella fue educada en la religión protestante.

Al empezar 1938, Rapoport era una estudiante de doctorado en la Universidad de Hamburgo de la Alemania nazi. Había optado por estudiar medicina inspirada por el trabajo de Albert Schweitzer, **médico, filósofo, teólogo,** y **músico alemán** nacionalizado **francés, misionero** médico en **África** y **Premio Nobel de la Paz** en **1952**. Tres años antes los nazis habían promulgado sus leyes raciales, en razón de las cuales Rapoport quedaba catalogada como "Mischling judía". La palabra "Mischling" era el término usado durante el Tercer Reich para calificar a personas que tenían ancestros tanto arios como judíos. Significa "mestizo" en alemán. Como consecuencia de su herencia materna judía, se le denegó el doctorado a esta joven. El supervisor de su tesis, Rudolf Degkwitz, era miembro del Partido Nacionalsocialista Obrero Alemán, o Partido Nazi. Sin embargo, al final acabó en prisión al oponerse al programa de eutanasia infantil que promovía el decano de la facultad, este último un fanático seguidor del nazismo.

Tras un periplo mundial huyendo primero del nazismo en Alemania y luego del macartismo en los Estados Unidos, recaló en Berlín, donde tiene su residencia. Estudió en las universidades de Hamburgo y la Facultad de Medicina Femenina de Pensilvania. Su profesión fue la de médico neonatologista, ocupándose de los recién nacidos.

En los Estados Unidos, concretamente en Cincinnati, conoció y se casó con Samuel Mitja Rapoport, con quien tuvo cuatro hijos. Emigró allí el mismo año en que le rechazaron la tesis, 1938. Estudió en las facultades de medicina de Brooklyn (Nueva York), Baltimore y Akron (Ohio). Consiguió su título universitario de doctor en medicina en la Facultad Médica Femenina de Pensilvania (Woman's Medical College), en Filadelfia, que luego sería absorbida por la Universidad Drexel.

Rapoport trabajó de neonatologista, dedicada al cuidado de recién nacidos, en Cincinnati, Ohio. Durante su carrera profesional se convirtió en la responsable del departamento pediátrico. Fue la primera persona en Europa en tener un cargo directivo en medicina neonatal.

El tristemente famoso Comité de Actividades Antiamericanas del Congreso de los Estados Unidos se fijó en Rapoport y su marido, que repartían copias del diario comunista Daily Worker en vecindarios desfavorecidos de Cincinnati durante la década de los 50 del siglo pasado. Al ser señalados como comunistas la familia volvió a Europa: primero a Viena, y luego a la República Democrática de Alemania, detrás del Telón de Acero.

Rapoport abrió la primera clínica de neonatología en Alemania en el hospital Charité de Berlín Este. En 1997, publicó sus memorias.

Uno de sus cuatro hijos, Tom Rapoport, se convirtió en profesor de la Escuela Médica de Harvard (Harvard Medical School). Otro hijo, Michael, se hizo matemático. Esta extraordinaria mujer enviudó en 2004 y seguía viviendo en Berlín cuando Alemania se reunificó.

Nada menos que 77 años después de presentar su tesis doctoral, en mayo de 2015, se le permitió finalmente defenderla ante un comité de la facultad de medicina de la Universidad de Hamburgo. A los 102 años obtuvo su doctorado. Por fin se había hecho justicia de un caso histórico.

Sus mejores momentos

Consejos originales para vivir más (Fuente: finanzas.com)

Forzada por las circunstancias, Ingeborg Rapoport tuvo una vida extraordinaria. Y extralarga. Tantos estudios científicos se han desarrollado en busca del secreto de la longevidad, que en ocasiones aportan datos contradictorios. Algunos de los consejos más insólitos extraídos de estas investigaciones son los siguientes:

- Como Rapoport, tenga un objetivo. Incluso cuando ya se acerque al siglo como ella. Los de

Okinawa (capítulo 3) tienen una palabra, **'ikigai'**, que designa la razón para levantarse de la cama cada mañana. No hablamos aquí de imposiciones ni de deberes, sino de cosas que realmente desee hacer de corazón y que le produzcan auténtica ilusión. Encuentre sus 'ikigai' y aténgase a ellas.

- Ni se le ocurra dormir menos de seis horas, pero tampoco más de 9 horas al día. Esto último podría resultar fatal. Si se le suelen pegar las sábanas, se eleva en un 30 por ciento el riesgo de muerte prematura.

- El trasero, siempre en pie. Estar sentado menos de tres horas al día alarga la vida un par de años. Incluso si tiene que permanecer sentado el trabajo, levántese y dé una pequeña vuelta cada hora con cualquier excusa. Cualquier actividad, por pequeña que sea, libera una proteína llamada BDNF que contribuye a la supervivencia de las neuronas.

- A la pata coja mientras se viste cada mañana: que sí, que así entrena a su cuerpo en mantener un mejor equilibrio corporal, y tonifica la pelvis, la espalda y el abdomen. Y previene potenciales fracturas de cadera cuando vaya siendo mayor.

- Resople por una pajita para aprender a respirar desde el vientre. Inhale y exhale el aire con lentitud a través de la pajita, y ralentizará su ritmo cardiaco.

- Prohibido sacrificarse ni obligarse a hacer nada: sacrificios los justos. La longevidad se promueve siendo feliz, y nadie es feliz haciendo por obligación aquello que en realidad no quiere hacer. En la medida que le sea posible (y un poco más) haga solamente aquello que ama. Disfrute, disfrute, disfrute, y los cien años llegarán.

- Cante sin falta en la ducha o en el coche a la mínima ocasión. Cantar disminuye el estrés, la depresión y las enfermedades del corazón. También puede unirse a un coro, siempre que no desafine mucho, claro.

- Ponga geranios y hortensias en su vida. Y malas hierbas también, para arrancarlas. Practicar la jardinería una hora equivale a un paseo de siete kilómetros.

- Para los adictos al trabajo o los que no tienen vida fuera de la oficina, ni piense en jubilarse. Ha habido casos de personas de este tipo que han envejecido veinte años en los meses posteriores a su retiro forzoso. De modo que disfrute de su vicio y siga al pie del cañón mientras pueda. Sin sentirse culpable, oiga. Cada uno tiene que buscar su propia forma de ser feliz.

- Una vida equilibrada y ordenada, con rutinas establecidas que le hagan sentir cómodo y seguro. Ojo, que no hablamos de rigideces. Las rigideces constriñen. Más bien se trata de fluir con la vida sin agobios ni presiones, amoldándose suavemente a cada recodo del camino.

- Un perro, imprescindible. Lo sacará a pasear (él a usted) y no solo eso, su mejor amigo le conseguirá siete años más de esperanza de vida, pues tanto caminar arriba y abajo mejora la frecuencia cardiaca. Por no hablar de las largas conversaciones que puede mantener con él sin que le replique.

- Tire la tele por la ventana. Según el Instituto Nacional del Cáncer de EE. UU. cada hora delante del televisor le restará 22 minutos de vida (aparte de la hora original perdida, claro).

- Use la mano que no está acostumbrado a usar para hacer las cosas. Volverá locas a sus neuronas y así se entrenan.

- No aprenda tanto a todas horas. Dele un descanso a su cerebro de vez en cuando, hombre.

- Prohibido hablar durante 20 minutos cada día. Aunque no haya tomado los votos cistercienses, así reducirá su ansiedad un 25%.

- Vaya a un servicio religioso una vez por semana. Y no basta con simplemente usar la manida razón del 'yo pasaba por aquí'. Resulta que hay ya más de un millar de estudios que han encontrado un vínculo entre fe y longevidad. Creer en algo, aunque sea en la ley de Murphy, ayuda a dar sentido a la vida, y a gestionar el estrés. Su esperanza de vida aumentará entre 1,8 y 3,1 años, según afirma la Universidad de Pittsburgh.

- No mienta. O siendo realistas, procure mentir lo menos posible, y así evitará taquicardias, problemas digestivos, y dolores de cabeza, garganta y articulaciones.

- Si sonríe, siete años más de vida. Mejor aún, veinte carcajadas diarias y combatirá con efectividad el cáncer y le bajará la presión arterial.

- Sea optimista, no se queje tanto, y no se obsesione con pensamientos obsesivos sobre minucias. Tendrá doce años más de vida.

- Cásese pero rapidito. Los casados viven más que los solteros.

- Y no deje de tener descendencia. Un hombre sin hijos tiene el doble de probabilidades de morir prematuramente por cáncer, enfermedades del corazón o accidentes que otro que se haya reproducido.

- Haga al menos seis (buenos) amigos –no valen los 'Me gusta' de Facebook-, y le ayudarán a frenar el envejecimiento de las neuronas. Por no hablar de lo sabroso de los cotilleos que compartan.

- Tenga un par de orgasmos a la semana: ganará dos años a la de la guadaña.

Videoteca: Ingeborg Rapoport recibe su diploma https://www.youtube.com/watch?v=XG2dtFjhe3E

Videoteca: Repaso a la vida de Rapoport (en inglés) https://www.youtube.com/watch?v=NUEZnpbtElE

Citas

"Ese ha sido el examen que más trabajo me ha costado en toda mi vida"
"Era una cuestión de principios. Se trata de restituir la injusticia cometida"
"Pese a todo lo que he pasado no me quejo. Las cosas han salido bien"

Cuando le preguntaron el secreto de su longevidad dijo:

"*El ciego sol se estrella en las duras aristas de las armas. Polvo, sudor y hierro. ¡El Cid cabalga!*" – citando a Manuel Machado cuando logró el doctorado a los 102 años.

32. Se reencuentran tras la Guerra Civil... 68 años después

Las hermanas Punzón

Fue una historia notable que ocurrió en 2007. Tras casi siete décadas separadas, por fin Josefa Punzón, con 111 años, pudo reencontrarse con su hermana Antonia de 97 años.

Antonia y su familia siempre habían pensado que Josefa estaba muerta desde mucho tiempo atrás. No obstante, al convertirse en superabuela y celebrar su cumpleaños número 111 Josefa apareció en las noticias, ante la estupefacción de su hermana.

Las hermanas Punzón no se veían desde que finalizó la Guerra Civil.

"¡Qué estropeada que está mi hermana", señaló la 'pequeña' Antonia, de 97 años, al ver de nuevo a Josefa, que ya ha soplado 111 velas, tras 68 años de separación. Fue la reacción lógica después de tanto tiempo, cambiar la imagen mental que cada una tenía de la otra, desde mujeres jóvenes a ancianas centenarias. La gran suerte que tuvieron las hermanas Punzón Nieto residió en el gen de la longevidad, si tal existe, que al parecer ambas comparten.

En agosto de 2007, Vícar, municipio de la provincia española de Almería, fue testigo de una reunión increíble. Después de 68 años de no saber nada la una de la otra, Josefa (111 años) y Antonia Punzón Nieto (97), estaban juntas de nuevo. La Asociación Almeriense de Emigrantes Retornados (ASALER) se encargó de gestionar este emocionante momento.

Ocurrió a primera hora de la tarde en la Residencia Fuente Vícar, donde se encontraba Antonia desde hacía una semana. Es una institución inaugurada a principios de ese mismo año 2007 en la localidad almeriense de La Gangosa. La familia cercana llegaba casi sin creerse lo que iba a suceder algo más de una hora después. Hijos, nietos y bisnietos de Antonia quisieron acompañarla en aquel momento entrañable. "Mi madre siempre dijo que mi tía Josefa había muerto", comentaba Encarna.

A las puertas de la residencia se formó un pasillo que dejaron los parientes, empleados de la institución y los medios de comunicación. Y allí se abrazaron Antonia y Josefa, entre lágrimas.

Josefa, supercentenaria y ciudadana del municipio de Salobreña, Granada, preguntó por la familia que había perdido hacía tanto tiempo. Antonia solo pudo responder: "Pensaba que estabas muerta". A pesar de los problemas de audición de ambas hermanas, se las arreglaron para informarse la una sobre la otra.

En el trasfondo de esta escena se halla la Guerra Civil de 1936, que destrozó a una familia y alejó a sus miembros por completo, sin que hasta aquella fecha hubiesen tenido noticias los unos de los otros. Con la reaparición de Josefa empezaba a sanar la herida. "Después de tantos años es la primera vez que veo a una de mis hermanas", dijo Josefa a los presentes, recordando que aún tenía otras dos. "En la guerra nos perdimos todas".

Josefa, a su avanzadísima edad, aguantó bien la jornada, a pesar de que debió de resultarle agotadora. Había cumplido el sueño que concibió desde que se enteró de que su hermana todavía estaba viva. "Quería conocerla antes de morir".

La Asociación Almeriense de Emigrantes Retornados ayudó a Josefa a volver al Barrio Alto de la capital de la provincia, donde había pasado su juventud, y a acudir a otros lugares relevantes de su vida. El colofón fue la entrevista con Antonia.

La familia apenas podía creerse que fueran testigos de excepción de aquel momento. Se hallaban encantados. "Es muy gratificante que de un día para otro contemos con una rama más de nuestra familia", corroboró uno de los nietos de Antonia. Y otro agregó: "Las sorpresas positivas también vienen solas, no solo las malas".

33. En 115 años solo tuvo que ir al hospital una vez

María de Jesus dos Santos

Maria de Jesus dos Santos fue una supercentenaria portuguesa que durante 37 días se convirtió en la persona de más edad del planeta, hasta su fallecimiento a los 115 años y 114 días. Había nacido el 10 de septiembre de 1893, en la última década del siglo diecinueve, y murió bien entrado el veintiuno, el 2 de enero de 2009.

Sucedió en el trono de los abuelos del mundo a la americana Edna Parker, que tenía 115 años y 220 días.

El 25 de enero de 2007, cuando cumplió los 113 años y 137 días, entró en la prestigiosa lista de las cien personas confirmadas oficialmente como las más ancianas de la Tierra de todos los tiempos. Al año siguiente, el 11 de junio de 2008, a la edad de 114 años y 275 días, superó la marca de Maria do Couto Maia-Lopes y se convirtió en la persona portuguesa más anciana que haya existido nunca (con pruebas documentales).

En el momento de su muerte, ocupaba el puesto número 20 de las personas con más edad reconocidas oficialmente que haya conocido el mundo.

Nacida con el nombre de Maria de Jesus, se casó con José dos Santos in 1919.

Enviudó en 1951, cuando tenía 57 años.

Sin embargo, como es acostumbrado en Portugal, Maria de Jesus no utilizaba el apellido de su marido, sino que mantuvo el suyo propio.

De su matrimonio nacieron cinco hijos, de los cuales les sobrevivieron tres. Una hija, Madalena, nacida el 25 de diciembre de 1924, vivía con su madre.

De Jesus dejó también 11 nietos, 16 bisnietos y 6 tataranietos.

A lo largo de toda su vida entera, solamente tuvo que acudir al hospital una vez.

En general mantuvo un estado de salud envidiable a medida que cumplía años.

Únicamente su movilidad fue resintiéndose cuando se hizo anciana, sobre todo en el último periodo de su existencia.

Contrariamente a la mayoría de otros supercentenarios, no acabó sus días en una residencia de ancianos, sino que hasta el final pudo continuar viviendo en su propia casa.

Mantuvo la consciencia hasta el final, y era capaz de sonreír y saludar a los visitantes que acudían a su hogar para conocerla o interesarse por ella.

No obstante, al superar ampliamente el siglo ya no pudo reconocer más a su propia familia, debido a serios problemas de vista y oído.

Podía no obstante caminar aún, dando algunos pasos con la ayuda de un andador.

A la superabuelita le encantaba repasar sus viejos álbumes de fotografías de familia. También disfrutaba enormemente cuando tomaba el sol en su porche, o cuando comía con fruición pudín de arroz estilo portugués, o se tomaba un largo baño.

La receta del pudín de arroz al estilo portugués se basa simplemente en arroz con leche baja en grasa, azúcar refinada y huevos. Sus ingredientes para unas 8 porciones son: 1 taza de azúcar refinada, 3 tazas de leche baja en grasa, 1 taza de arroz blanco crudo y 2 huevos batidos. Se prepara en 5 minutos, luego se deja cocer una hora, y listo. Se mezcla el azúcar y la leche en una cacerola grande a fuego alto. Cuando empieza a soltar burbujas, se incorpora el arroz y se reduce el fuego a medio bajo. Se deja cocer sin que llegue a hervir durante 60 minutos, revolviendo con frecuencia, hasta que el arroz se haya ablandado. Se retira el arroz del fuego y se agregan lentamente los huevos batidos mientras se revuelve con energía hasta que se hayan incorporado totalmente. El plato se sirve caliente. Se espolvorea un poco de canela sobre este cremoso pudín antes de servir.

Aparte de estos pequeños placeres de la vida, Maria de Jesus al parecer nunca fumó, ni bebió, ni tomó café.

También evitaba el comer carne, prefería las verduras, aunque sí que incluía en su dieta diaria los pescados.

34. Él fue el primero

Geert Adriaans Boomgaard

La ciudad de Groninga (en neerlandés: Groningen; en bajo sajón: Grun'n) es la capital de la provincia homónima, y también del municipio que se sitúa al norte de los Países Bajos. Groninga es la ciudad más importante de esta región. En 2011 contaba con alrededor de 190.334 habitantes. Allí nació y murió un hombre singular, Geert Adriaans Boomgaard (21 de septiembre de 1788, Groninga – 3 de febrero de 1899, Groninga), conocido mundialmente porque se le considera posiblemente como el primer caso de un supercentenario en la historia de la humanidad.

Poco se sabe acerca de su vida. Nació y residió toda su vida en **Groningen**. Su padre fue un capitán de barco y los registros civiles indican que Geert realizó el mismo trabajo que su padre. Aunque otras fuentes indican que sirvió como soldado en la **Grande Armée** (Gran Ejército) bajo la órdenes de **Napoleón**.

Este oriundo de los Países Bajos, al parecer y basándonos en algunas de las evidencias con la que contamos, sirvió como soldado en la **Grande Armée** de **Napoleón**. Boomgaard podría de hecho haber sido el veterano de mayor edad durante muchas décadas.

La Grande Armée (en **español**, 'Gran Ejército') es el término militar que se adoptó en **Francia** para designar a su fuerza principal en las **campañas militares**. Pero en la práctica el nombre se aplica en concreto al ejército napoleónico, aquel **ejército** de muchas nacionalidades que aglutinó en torno a su figura el emperador **Napoleón I de Francia** en sus campañas de inicios del **siglo XIX**, las cuales llevaron su nombre y fueron conocidas como las **Guerras Napoleónicas**.

La primera vez que Napoleón usó el término 'Grande Armée' fue con ocasión de la reunión de tropas que se hizo en **Boulogne-sur-Mer** con el fin de invadir **Inglaterra**. El corso no pudo cumplir su objetivo al ser derrotada la flota hispano-francesa en **Trafalgar** (**1805**), y ser entonces imposible trasladar semejante cantidad de hombres y equipos hasta las **Islas Británicas**. En su lugar, Napoleón hubo de dirigir su gran ejército hacia el **Rin** para contener los planes **austriacos** y **prusianos** de invadir Francia.

Originalmente, la Grande Armée consistía en seis cuerpos bajo el mando de los **mariscales de Napoleón**. A medida que Napoleón conquistaba más y más territorios del continente, el ejército aumentaba de tamaño, hasta alcanzar un máximo de 600.000 hombres en **1812**, justo antes de la invasión de **Rusia** en la guerra de la **Sexta Coalición**. En ese momento, **la Armée se componía de 300.000** franceses, belgas y holandeses **(entre estos últimos se contaría Geert Adriaans Boomgaard)**, 95.000 **polacos**, 25.000 **italianos**, 24.000 **bávaros**, 20.000 **sajones**, 17.000 procedentes de **Westfalia**, 20.000 **prusianos**, 35.000 **austriacos**, 15.000 **suizos**, 4.000 **españoles**, y 3.500 **croatas**. Con excepción de los cuerpos polacos y austriacos, cada contingente era comandado por un general francés.

Las Fuerzas de la Grande Armée integraban tropas de caballería (coraceros y dragones como caballería pesada, lanceros de caballería media, y húsares ligera, y también carabineros y cazadores a caballo). También la infantería regular y ligera. Y la artillería con sus cañones. Además las unidades de élite de la Guardia Imperial, los ingenieros y constructores de puentes del ejército de Napoléon (los pontoneros), la Joven Guardia de brillantes jóvenes oficiales, la Guardia Media, y la Vieja Guardia o broche de oro del ejército francés, compuesta de veteranos con más tiempo de servicio (de 3 a 5 campañas).

En medio de esa multitud se desempeñó Boomgaard, que nació antes de la **Revolución Francesa**, el 21 de septiembre de 1788, y murió cuando el siglo diecinueve ya se agotaba y el veinte llamaba con fuerza a la puerta, el 3 de febrero de 1899. Se cree que sirvió como soldado (guardia tambor) en el 33 Regimiento de Infantería Ligera de la Grande Armée de Napoleón.

Se casó el 4 de marzo de 1818, cuando tenía 29 años, con Stijntje Bus y volvió a casarse el 17 marzo de 1831 con Grietje Abels Jonker, después de la muerte de su primera esposa. Stijntje Bus falleció un mes después de dar a luz a su séptimo hijo, con 33 años. Un año después de quedar viudo celebró un segundo matrimonio con Grietje Abels Jonker, con quien tuvo cuatro hijos más. Grietje falleció a la edad de 71 años, el 18 de mayo de 1864.

> **El último hijo superviviente del primer abuelo del mundo reconocido, Jansje Hinderika, murió bastante joven en comparación con su padre. Tenía 57 años en el momento de su fallecimiento en mayo de 1885. Era una edad avanzada para la época, pero nada que ver con la de su progenitor, a quien todavía le quedaban 14 años de vida. Sobrevivió a sus once hijos.**

Boomgaard murió a los 110 años y 135 días de edad, y con su fallecimiento se convirtió en el primer superabuelo del que existe constancia documental. O al menos eso es lo que opinan la mayor parte de los expertos en genealogía. Un pequeño grupo de disidentes se decanta por el disputado caso de un compatriota suyo, **Thomas Peters o Pieters**, que supuestamente vivió de 1745 a 1857, y al cual incluso al principio el Libro Guinness de los Récords acogió con los brazos abiertos en sus listados de 1990. Esta candidatura se cuestionó a los pocos años, pero si confirmara definitivamente Geert Adriaans Boomgaard pasaría a ser el segundo supercentenario internacionalmente reconocido en vez del primero. Con Peters la polémica surgió en la década de 1990, cuando su nombre se trasladó de los pies de nota de los Guinness a las tablas principales. Al haberse perdido su certificado de nacimiento, existen incluso dudas de si alguna vez realmente existió este superabuelo. Si fue una persona real, Peters habría llegado a cumplir los 111 años y 356 días, más de un año por encima de Boomgaard.

La existencia de Boomgaard la dio a conocer E. J. Heeres cuando hizo públicos los resultados de su investigación en tres artículos del boletín periódico Gruoninga aparecidos en 1976, 1977 y 1978. El sitio web http://www.sthelene.org, que se dedica a reconstruir los archivos perdidos de la Medalla de Santa Helena (la primera medalla conmemorativa francesa), muestra la fotografía y la presunta medalla otorgada al superabuelo. **Medalla con la que Napoleón Bonaparte quiso homenajear ya en sus últimos años a los combatientes que habían luchado "por la gloria y la independencia de Francia" en las guerras de 1792 a 1815**.

La web además incluye la reproducción de un certificado donde se afirma que "Adriaans, Gerrit, de Groninga, Países Bajos, recibió esta medalla" por sus servicios en el ejército durante el reinado de Napoleón I. La Gran Cancillería número 1871 así lo registra, y el documento lleva la firma sellada del general Anne-Charles Lebrun, duque de Plaisance, que hizo realidad los deseos del emperador francés y creó la distinción para los veteranos napoleónicos en forma de medalla de Santa Helena, y que fue Gran Canciller entre los años 1853 y 1859.

El certificado de defunción de Boomgaard confirma que llegó a la edad de 110.

Con la anteriores evidencia que prueban su carrera militar, y debido a la avanzada edad que alcanzó, durante bastantes décadas Boomgard ostentó el título de veterano militar de más edad de todos los tiempos.

En la actualidad el título de veterano militar que haya alcanzado la edad más avanzada lo ocupa el portorriqueño **Emiliano Mercado del Toro**, que aunque nunca llegó a entrar en combate, como se cuenta en el capítulo 23 de este libro, puesto que todavía estaba en el campo de entrenamiento en el momento de firmarse el armisticio de la I Guerra Mundial, en 1993 recibió una medalla honorífica de manos del entonces presidente de los **Estados Unidos**, **Bill Clinton**, durante las conmemoraciones del 75º Aniversario del fin de este conflicto bélico.

Boomgaard vivió 110 años y 135 días en total. Su récord de persona más longeva lo batió Margaret Ann Neve el 30 de septiembre de 1902. Neve fue la primera mujer supercentenaria, y la primera persona supercentenaria de cualquier sexo del siglo XX. Nacida en el siglo XVIII, vivió hasta el siglo XX, siendo la primera persona supercentenaria verificada en vivir en tres siglos diferentes.

Como hombre de edad más avanzada Boomgaard permaneció imbatido durante 64 años, hasta que el 28 de octubre de 1966 lo sobrepasó el británico **John Moosely Turner**. Turner, nacido el 15 de junio de 1856 en Mitcham, sur de Londres, y fallecido el 21 de marzo de 1968 en Tottenham, mantuvo durante más de dos años el título de persona viviente de más edad del planeta. Estuvo ciego desde los 73 años. Al alcanzar los 111 años y 280 días, había logrado vivir un año y 145 días más que Boomgaard.

El viejo soldado napoleónico, sin embargo, se mantuvo vivo desde antes de la Revolución Francesa hasta que ya alboreaba el siglo XX. Todo un triunfo.

35. El orgullo de Irlanda

Kathleen Hayes

Kathleen Rollins Snavely, de apellido de soltera Hayes, nacida el 16 de febrero de 1902 y fallecida el 6 de julio de 2015, ha sido hasta la fecha la persona irlandesa que ha alcanzado la edad más avanzada.

Hija de Patrick y Ellen Hayes, vino al mundo en febrero de 1902 en Garraun, cerca de Fleakle, en el condado de Clare. Era una de tres hermanos. Emigró a los Estados Unidos en 1921 para vivir con un tío suyo en Siracusa (Syracuse), estado de Nueva York.

Se convirtió en la persona más anciana que se conoce en la actual República de Irlanda el 10 de enero de 2014, cuando había alcanzado la edad de 111 años y 328 días. Sobrepasó entonces a **Katherine Plunket**, que vivió del 22 de noviembre de 1820 al 14 de octubre de 1932.

Katherine Plunket tiene una historia muy diferente a la de Kathleen, aunque igual de fascinante. Fue una aristócrata irlandesa nacida en el condado de Louth que se convertiría en una destacada ilustradora botánica.

Kathleen rompió el récord anterior de 111 años y 327 días el 8 de enero de 2014. A continuación escaló hasta convertirse en la persona más longeva que ha existido nunca en la isla de Irlanda el 26 de marzo de 2015, cuando superó la edad de 113 años y 37 días de **Annie Scott** (1883-1996). Nacida el 15 de marzo de 1883, Annie Scott residía en Irlanda del Norte.

Snavely por su parte falleció en una residencia en Siracusa el 6 de julio de 2015, a la edad de 113 años y 140 días, tras haber hecho historia en Irlanda. No tuvo descendencia.

Aunque Kathleen Snavely mantuvo su agudeza hasta el final, no le gustaba mucho tratar con la prensa, prefiriendo llevar una tranquila vida privada sin mucha exposición a los medios. Eso no significaba en absoluto que no fuera la primera en apuntarse a un buen rato de diversión. Cuando cumplió los 113 años, algunos de sus familiares y amigos se organizaron para ofrecerle una fiesta. Pero hubo más celebraciones en aquel su último año de vida, la más entrañable quizá cuando **la ciudad de Syracuse y todo el condado de Onondaga declararon el famoso Día de**

San Patricio (17 de marzo), patrón de Irlanda, como el Día de Kathleen Hayes Rollins Snavely. En aquella ocasión, Snavely recordó el consejo que dio a sus hermanos más jóvenes el día que se despidió de su tierra irlandesa para emigrar a los Estados Unidos: "Trabajad duro y no os excedáis con la bebida; convertíos en alguien de quien pueda estar orgullosa".

Emigró a Syracuse en 1921, cuando tenía 19 años, y en el último periodo de su vida residió en una residencia, como muchos otros supercentenarios. También como muchos otros ancianos del mundo, pudo arreglárselas por su cuenta hasta muy avanzada edad.

Como documentó el gerontologista Finbarr Connolly, Kathleen se dedicó a romper marcas de edad una tras otra. El 5 de enero de 2015 adelantó a la suiza más longeva jamás registrada en los archivos, **Rose Rein**, que vivió de 1897 a 2010. En agosto de 2014 ya había adelantado a la plusmarquista superabuela de Escocia, **Jane Gray** (1901-2014). No pudo sin embargo con la imbatida francesa **Jeanne Calment** (capítulo 1), que recordemos llegó a los 122 años y 164 días en 1997, ni tampoco con **Misao Okawa** de Japón (capítulo 4), que murió con 117 años y 27 días al empezar abril de 2015.

Dura de oído pero de mente aguda. Así la describían en sus últimos tiempos de residente en San Camilo. Sentía un desagrado instintivo de hablar con la prensa y le disgustaban profundamente las informaciones sensacionalistas que iban apareciendo sobre su edad. Los periodistas solo lograron transmitir esbozos de su personalidad a través de los fragmentos de información que obtenían con cuentagotas del personal de San Camilo. Transmitían una imagen de **una mujer supercentenaria pero impresionantemente lúcida, que participaba en las actividades diarias con su silla de ruedas, y todavía recibía visitas de sus muchos amigos del área de Siracusa**.

El 16 de febrero de 2014 se contó en los medios de comunicación cómo había sido el cumpleaños número 112 de la supercentenaria irlandesa. En San Camilo tuvo lugar una pequeña celebración.

La Anciana Orden de los Hibernianos (Ancient Order of Hibernians, o AOH) trajo flores para Kathleen. En el cumpleaños, además de flores, hubo canciones. La hermana Kathleen Osbelt, fundadora de la Casa Franciscana y muy amiga de la cumpleañera, contó que la superabuelita "había pasado un día maravilloso, y lo mejor de todo fue cuando nos contó sus relatos". Como buena irlandesa, había encantado a toda la concurrencia compartiendo alguna de sus historias.

Unos días antes, una sobrina y sobrino nietos de Kathleen, Donna y Bruce Moore de Connecticut, viajaron hasta Nueva Inglaterra para visitar a la supercentenaria. "Sigue tan aguda como un clavo", dijo después Donna. "Continúa de maravilla". **Incluso llegó a ofrecer a sus familiares algunos consejos de negocios especialmente acertados durante la visita**. La tía abuela recibía tarjetas y cartas a causa de su longevidad. Sin embargo se negaba a conceder entrevistas, agregó, "porque no se ve a sí misma como nadie especial". Kathleen les había repetido una y otra vez que era "una persona como las demás".

Por mucho que a ella no se sintiera una celebridad, dado que su fama la consideraba una simple consecuencia de haber seguido cumpliendo años hasta mucho más allá del promedio de vida habitual, sin ningún mérito especial por su parte, lo cierto es que Kathleen Snavely llegó a ser una estrella de los foros de Internet. Por ejemplo los miembros del Club 110, un grupo de gente dedicada a intercambiar información y datos sobre los supercentenarios, se dedicaron a investigar a Snavely y sus ancestros durante meses, desenterrando su certificado de nacimiento e información biográfica desconocida hasta aquel momento relativa a la superabuela de los irlandeses.

Sus parientes más cercanos en los Estados Unidos provienen de la familia de sus hijastros en Lancaster, Pensilvania. Esta familia le llegó de la mano de su segundo matrimonio con un hombre llamado Jesse Snavely Jr., al que sobrevivió por muchos años. Anteriormente había estado casada en primeras nupcias con Roxie E. Rollins, y ambos, su primer marido y ella, pusieron en marcha un negocio propio, que gestionaron conjuntamente hasta el fallecimiento de él en 1968 a la edad de 66 años.

En Irlanda, en su pueblo natal de Feakle, condado de Clare, deja todavía parientes que la recuerdan. Por ejemplo, Peggy Hayes, cuyo difunto marido, Patrick Joseph, se hallaba emparentado con Kathleen (lo cual significa que Kathleen **también tenía lazos de sangre con el famoso violinista irlandés Martin Hayes, de la misma familia**). El padre de Martin, Pat Joe Hayes, fue el líder de la legendaria Tulla Ceili Band, y sobrino de Patrick Hayes, el padre de Kathleen. De modo que P.J. Hayes y Kathleen era primos hermanos. Peggy podía rememorar comentarios antiguos sobre la supercentenaria, que incidían en que había "emigrado joven y le fue bien", además de hacer hincapié en la longevidad propia de la familia de Snavely.

El certificado de nacimiento de Kathleen Hayes, fechado el 16 de febrero de 1902, informa de que sus padres fueron Patrick y Ellen Hayes (de soltera Moroney). El oficio de su padre, según el documento, era "granjero y tabernero", aunque las memorias de la localidad insisten más en la segunda faceta.

Kathleen fue la segunda de tres hijas. Su hermana mayor, Mary Anne, nació en 1901, y su hermana pequeña, Ellen, en 1909. El censo de 1911 (que registra a sus hermanas con los nombres de Anna May y Lena) informa asimismo de que la familia era de fe católica y de que todos sus miembros, salvo Ellen por tener tan solo un año de edad en aquel momento, sabían leer y escribir.

Existe la posibilidad de que la supercentenaria haya tenido también un hermano varón más joven, que sin embargo no aparece en los registros locales. La única entrevista conocida que concedió Kathleen en vida tuvo lugar en 2000. Se publicó en forma de nota de prensa de la Universidad de Siracusa. El motivo, que **la supercentenaria había donado un millón de dólares en memoria de su primer marido**. En la entrevista, Kathleen se refiere a un hermano que al parecer contaría en aquel momento con 88 años de edad y que todavía vivía en Irlanda.

Podría ser cierto, puesto que en muchas ocasiones la historia personal que relatan los supercentenarios no coincide con la versión oficial. En el mismo artículo en el que Kathleen habla sobre su vida, recuerda haber trabajado como aprendiz en varios negocios de Limerick y Dublín antes de coger el barco que la llevaría a América. Pero en la lista del pasaje aparece como de ocupación "doméstica". Kathleen corrigió este error una y otra vez a lo largo de su vida. "Nunca trabajé de personal doméstico. Había oído sobre toda esa gente rica de la calle James, y de cómo había muchos inmigrantes empleados en esas mansiones, pero yo ni cambié sábanas ni lavé ropas".

Y además, aunque la ciudad portuaria irlandesa había recuperado su nombre primitivo el año anterior, en el pasaje de embarque todavía se la llama Queenstown.

El 22 de septiembre de 1921 Kathleen abordó el barco llamado Scythia en Cobh, condado de Cork. Con 19 años, dejaba atrás la Irlanda de Michael Collins, el mítico líder revolucionario irlandés que vivió de 1890 a 1922, año en que fue asesinado durante la Guerra Civil. Collins ostentó los cargos de ministro de finanzas de la República Irlandesa, director de Inteligencia del **IRA** y miembro de la delegación irlandesa que negoció el **tratado anglo-irlandés**, siendo también presidente del gobierno provisional y comandante en jefe del ejército nacional. La jovencita que iba a ser testigo del discurrir de todo el siglo XX se encaminaba al Nuevo Mundo cuando Estados Unidos arrancaba con sus felices años 20.

La Ley Seca, o prohibición de bebidas alcohólicas en Estados Unidos, se hallaba en vigor, y la economía se encontraba en un momento esplendoroso para los norteamericanos. Warren G. Harding había salido elegido presidente un año antes, en las primeras elecciones donde se permitía el sufragio femenino.

Kathleen pasó ocho días en el mar. Llegó a su nuevo país el 30 de septiembre de 1921, y entró por la isla de Ellis, la puerta a EE. UU. durante un siglo. De acuerdo al registro de llegadas, tenía entonces 25 dólares a su nombre (la mitad de la cantidad recomendada para empezar con buen pie en la nueva Tierra Prometida). Se dirigió a Syracuse para residir en casa de su tío, Jeremiah Moroney, que vivía en el número 510 de la calle Marcellus.

A principios de los años 20, Siracusa constituía ante un todo un gran centro fabril. La decidida jovencita irlandesa pronto consiguió trabajo, primero en una escuela estatal para gente con dificultades de desarrollo, y luego en los grandes almacenes de E. W. Edwards. Ganaba, de acuerdo al archivo de la Universidad de Siracusa, 5 dólares por cada semana de seis días laborales. En seguida ascendió en el sector de la venta al por menor.

En Siracusa, su ciudad de adopción, conoció y se casó con su primer marido, Roxie E. Rollins. Rollins era uno de los seis hijos nacidos a un matrimonio de padre canadiense y madre estadounidense de Michigan. El joven emigró a los Estados Unidos desde Canadá en 1907. Muchos años después, cuando su esposo ya hacía mucho tiempo que había fallecido, Kathleen confesó a la web syracuse.com que habían estado "muy enamorados. Ese fue el secreto de nuestro éxito".

En el censo de 1925, Kathleen y Roxie Rollins figuran ya como casados. Roxie poseía un pequeño pero prometedor negocio de lavandería que daba servicio a toda la región. Si primero al parecer vivieron con los padres de él, la buena marcha de la empresa les permitió disponer de su propia residencia para el siguiente censo de 1930.

Justo cuando la economía mundial colapsaba y se hundía en la peor crisis económica conocida hasta aquel momento, Roxie y Kathleen fundaban una compañía láctea, Seneca Dairy. Su primer establecimiento abrió sus puertas en la calle South Salina.

Un anuncio aparecido en enero de 1964 aseguraba: "Tendrás un montón de energía, incluso más allá de la cincuentena, si te propulsas cada día con la leche de Seneca Dairy".

Ambos miembros de la pareja trabajaron hasta rozar el agotamiento, siete días a la semana, y Seneca Dairy recompensó sus esfuerzos con creces. **Al acabarse la Gran Depresión, cuando tantos negocios habían hecho aguas, la empresa no solo había sobrevivido sino que contaba con más de 40 empleados, dos tiendas locales al por menor y una heladería.**

Volviendo la vista atrás en 2000, Kathleen recordaba: "Ninguno de nosotros dos había estudiado administración de empresas. Aprendimos sobre la marcha, en el

Desafortunadamente, Roxie y Kathleen nunca tuvieron hijos. Él falleció en 1968 a los 66 años. Dos años después, **cuando tenía 68 años de edad, Kathleen volvió a casarse con su segundo marido el 28 de febrero de 1970. Jesse Clark Snavely Jr. era viudo de su primera mujer, llamada Ella, y traía tres hijos a este nuevo enlace, llamados Jesse, Jere y James.**

Los Snavelys eran una familia con raíces profundas en el condado de Lancaster, del área de Pensilvania. Sus orígenes en esta zona podrían rastrearse hasta 1878, cuando Moses Snavely compró un molino en el área de Paradise Township. Su hijo Jesse, padre del segundo marido de Kathleen, vendió el molino en 1916 y adquirió en su lugar un negocio de madera, carbón y alimentación en Landisville. La compañía, denominada J. C. Snavely e Hijos S.A., todavía funciona hoy día. La gestiona la quinta generación de la familia Snavely.

Dado el significativo papel del esposo de Kathleen en el negocio familiar, y el hecho de que este segundo matrimonio se celebró en Pensilvania, es casi seguro que Kathleen dejó atrás Siracusa durante los años en que estuvo casada. La fecha de la muerte de Jesse Clark Snavely Jr. no se conoce con seguridad, pero como mucho para el año 2000 Kathleen había vuelto a su ciudad natal de adopción.

En diciembre de ese año hizo una donación de un millón de dólares a la Facultad de Económicas de la Universidad de Siracusa, en memoria de Roxie. "No puedo pensar en nada que le gustara más a mi [primer] marido que poder apoyar a otra gente joven y ambiciosa como lo éramos nosotros", comentó en aquella ocasión.

En el año 2014, y hasta que murió a finales de mayo, la segunda persona irlandesa viva de más edad en el mundo también había emigrado a Estados Unidos. Cuando falleció le faltaban tres meses y medio para cumplir los 110 años y entrar en el club de los supercentenarios. Se trataba de la **religiosa Mary Victor Waters**, que vivía en Tenafly, Nueva Jersey, en una residencia de las hermanas franciscanas.

Compartía con Kathleen Hayes su disgusto a la atención que recibía a causa de su edad. Así lo manifestó en una entrevista con el periódico digital NorthJersey.com: "Estaría de verdad encantada si se olvidaran de mi cumpleaños". La hermana Mary Victor Waters murió tranquilamente en el convento de Nuestra Señora de los Ángeles de Tenafly un mes más tarde de caer enferma en la última semana de abril de 2014.

La religiosa había nacido en Cornamona, condado de Galway, el 14 de septiembre de 1904. Emigró a los Estados Unidos en 1925. La hermana Mary ingresó en la congregación de las Hermanas Franciscanas Misioneras de la Inmaculada Concepción en 1928, y sirvió en varios estados, entre ellos Nueva York, Illinois y Massachusetts.

Llegó al convento de Nuestra Señora de los Ángeles en Tenafly en 2004, y allí ejerció de ayudante de la maestra de novicias, ayudando a preparar a las jóvenes que aspiraban a convertirse en religiosas.

Centenares de personas, que incluían a varios miembros de su familia y al alcalde de la localidad, acudieron a su funeral. Una de sus compañeras religiosas, la hermana Pat Coyle, la describió en aquella ocasión como "una mujer muy amable y considerada". Contó al periódico Irish Independent que la hermana Mary "seguía rezando y ofreciendo oraciones por mucha gente hasta justo antes de caer enferma".

Volviendo a **Kathleen Snavely**, los medios de comunicación se quedaron con las ganas de hacerle muchas preguntas. Querían saber si sus abuelos alguna vez le habían contado sobre la Gran hambruna irlandesa, la mayor catástrofe de la historia de su país donde un cuarto de la población de la isla falleció o tuvo que emigrar en el siglo XIX. Cuál había sido la experiencia de Kathleen en sus años de juventud cuando se desarrollaba la guerra civil. Luego había cuestiones más mundanas. ¿Llegaron Roxie y ella a bailar el charlestón en uno de aquellos salones de baile tan característicos de los años 20? ¿Cómo se sintió ejerciendo de mujer empresaria y emprendedora en una época en que casi ninguna fémina se dedicaba a los negocios? Y sobre todo, ¿cuál es la sensación que una experimenta al ver tanta Historia con mayúscula discurrir ante sus ojos?

El 16 de febrero de 2015 Kathleen Hayes Rollins Snavely celebró su último cumpleaños. Con una vida asombrosa a sus espaldas, tuvo la ocasión de vivir en una Irlanda completamente diferente a la de nuestros días, pero ella asegura que no ha retenido la mayor parte de sus recuerdos.

> **"He olvidado muchas de las viejas historias", dijo. "Me he dedicado a vivir toda mi vida. Realmente no creo que necesite recordar esas cosas".**

Pero los demás sí recordaban, y homenajeaban el recuerdo. Sus compatriotas irlandeses, orgullosos de ella, iban marcando en el calendario **todas las marcas que iba batiendo su superabuelita** a medida que corría el tiempo. Incluso hicieron una tabla, que reproducimos a continuación:

---

18 de abril de 2014 - Kathleen Snavely, a los 112 años y 61 días, supera a la ciudadana más longeva de todos los tiempos en NORUEGA, **Maren Bolette TORP** [1876-1989]

13 de agosto de 2014- Kathleen Snavely, a los 112 años y 178 días, supera a la residente más longeva de todos los tiempos de AUSTRIA, **Maria MIKA** [1882-1994]

21 de agosto de 2014 - Kathleen Snavely, a los 112 años y 186 días, supera a la ciudadana más longeva de todos los tiempos de BÉLGICA, **Joanna DEROOVER** [1890-2002]

24 de agosto de 2014 - Kathleen Snavely, a los 112 años y 189 días, supera a la nativa más longeva de todos los tiempos de ESCOCIA, **Jane GRAY** [1901-2014]

2 de noviembre de 2014 - Kathleen Snavely, a los 112 años y 259 días, supera a la ciudadana más longeva de todos los tiempos de FINLANDIA, **Lempi ROTHOVIUS** [1887-2000]

9 de enero de 2015 - Kathleen Snavely, a los 112 años y 327 días, supera a la residente más longeva de todos los tiempos de SUIZA, **Rosa REIN** [1897-2010]

13 de febrero de 2015 - Kathleen Snavely, a los 112 años y 362 días, supera a la residente más longeva de todos los tiempos de ALEMANIA, **Maria LAQUA** [1889-2002]

17 de febrero de 2015 - Kathleen Snavely, a los 113 años y 1 día, supera a la ciudadana más longeva de todos los tiempos de SUECIA, **Astrid ZACHRISON** [1895-2008]

26 de marzo de 2015 - Kathleen Snavely, a los 113 años y 38 días, supera a la NATIVA IRLANDESA MÁS LONGEVA DE TODOS LOS TIEMPOS, **Anne Isabella SCOTT** [1883-1996]

30 de marzo de 2015 - Kathleen Snavely, a los 113 años y 42 días, supera al hombre más longevo de todos los tiempos de GRAN BRETAÑA, **Henry ALLINGHAM** [1896-2009]

5 de mayo de 2015 - Kathleen Snavely, a los 113 años y 78 días, supera a la GEMELA más longeva de todos los tiempos, **Mary CROMBIE** de Illinois, EE. UU. [1890-2003]

Sus mejores momentos

Nacida para los negocios

Con 112 años, Kathleen Snavely dio muy acertados consejos de negocios a unos parientes que habían ido a visitarla. Aún conservaba la chispa que la llevó a crear un imperio comercial junto a su primer marido. Ambos autodidactas, aprendieron sobre la marcha todo lo que había que saber sobre dirección y administración de empresas. Kathleen confesó que su primer marido y ella habían estado "muy enamorados" y agregó: "Ese fue el secreto de nuestro éxito". De tener una pequeña lavandería pasaron a fundar una compañía láctea, junto en el momento en que estallaba la Crisis de 1929. El desplome generalizado de la economía en los Estados Unidos no hizo mella en el joven matrimonio, que trabajó unido de sol a sol y vio premiados sus esfuerzos: la empresa no solamente sobrevivió sino que al acabarse la Gran Depresión contaban con 40 empleados, dos tiendas locales al por menor y una heladería.

La Anciana Orden de los Hibernianos

La Anciana Orden de los Hibernianos (Ancient Order of Hibernians, o AOH) le llevó flores a Kathleen en su cumpleaños 112. Hibernia es el nombre en latín de la isla de Irlanda. La Orden, activa en todos los Estados Unidos, busca ayudar tanto social como económicamente a los irlandeses que llegan al país. Se trata de una organización católica irlandesa, de las más antiguas que existen en EE. UU., fundada en la región minera de Pensilvania y en la ciudad de Nueva York en mayo de 1836. La Orden traza sus orígenes a 300 años antes, cuando organizaciones similares ya existían en Irlanda. Surgieron por la necesidad de proteger a los irlandeses católicos, en especial al clero de esa fe, cuando Inglaterra promulgó las leyes penales de 1691 en contra del catolicismo. En el siglo XIX una situación similar se repitió en América. En el siglo que se extiende a partir de 1820 llegaron a Estados Unidos 5 millones de inmigrantes irlandeses. Su presencia provocó una vigorosa reacción entre ciertos estadounidenses locales, conocidos como los "nativistas", que denunciaban a los irlandeses por su comportamiento social, su impacto en la economía y por su credo católico. Violentos nativistas protagonizaron ataques contra conventos e iglesias católicas. La AOH protegió y ayudó en todo lo que pudo a sus compatriotas recién llegados.

El país que más mima a los centenarios

Irlanda cuida con especial mimo de sus centenarios. Cuando uno de sus ciudadanos alcanza la edad de oro del siglo, reciben una carta del presidente irlandés felicitándoles, una moneda conmemorativa, y un cheque que en 2015 superaba los 2.500 euros. A partir de ese momento, a cada nuevo cumpleaños del centenario se repetirá el ritual de envío de la carta y la moneda. En 2014, por ejemplo, fueron 423 centenarios irlandeses los que recibieron los regalos.

Citas

"Trabajad duro y no os excedáis con la bebida. Convertíos en alguien de quienes pueda estar orgullosa" – Consejo que les dio Kathleen Snavely a sus hermanos justo antes de emigrar a América.

"Soy una persona como los demás, nada especial"

"Realmente no creo que necesite recordar las viejas historias" – Cuando le preguntaron por su juventud en la complicada República de Irlanda de principios del siglo XX.

"Si te gustan los negocios y disfrutas gestionándolos, la experiencia te enseñará cómo manejarlos"

"No puedo pensar en nada que le gustara más a mi marido que apoyar a otra gente joven y ambiciosa como lo éramos nosotros" – Cuando hizo una donación de un millón de dólares a la Facultad de Económicas de la Universidad de Siracusa, en memoria de su primer marido.

Cuando le preguntaron el secreto de su longevidad dijo:

"Me he dedicado a vivir toda mi vida"

36. Asidua a casinos

Jeralean Talley

Jeralean Talley (apellido de soltera Kurtz; 23 de mayo de 1899 – 17 de junio de 2015) fue una supercentenaria norteamericana que se convirtió, a la edad de 116 años y 25 días, en la persona viva más anciana del planeta. Con anterioridad se pensaba que era el individuo americano de más edad, desde que había muerto **Elsie Thompson** el 21 de marzo de 2013. Pero en julio de 2014 se pudo verificar que **Gertrude Weaver** (capítulo 5) era mayor. Cuando Weaver falleció el 6 de abril de 2015, la sucedió Talley. Esta superabuela recibió cartas del presidente de los Estados Unidos Barack Obama en sus cumpleaños números 114 y 116, en las que se reconocía su longevidad.

Talley nació el 23 de mayo de 1899 en la localidad de Montrose del estado de Georgia. Sus padres fueron Samuel y Amelia Kurtz. Era una de 12 hermanos. Pasó sus primeros años en una granja donde de la mañana a la noche recogía algodón y cacahuetes, y cosechaba patatas dulces. Se mudó a Inkster en Michigan en 1935, donde vivió hasta su muerte. En 1936 se casó con Alfred Talley (30 de enero de 1893 – 17 de octubre de 1988). Tuvieron descendencia, una niña, Thelma Holloway, nacida en 1937. Jeralean y Alfred estuvieron casados 52 años antes de que él muriese en octubre de 1988, a la edad de 95 años. La supercentenaria tuvo en vida tres nietos, diez bisnietos y 4 tataranietos. Además era la madrina del hijo de su gran amigo Michael Kinloch. Su ahijado se llamaba Tyler y llegó a verlo convertirse en veinteañero. Cuando lo conoció por primera vez, de recién nacido, le puso un billete de 5 dólares en su diminuto puño. "Dios me dijo que cuando naciera tu hijo, debería darle 5 dólares", le contó al padre del bebé.

> Solo una vez la abuela del mundo intentó conducir un coche. Con la mala suerte de que se equivocó de marcha y solo logró ir hacia atrás, en lugar de hacia delante. Nunca quiso probar de nuevo.

Según contaba su hija Thelma, **Jeralean permaneció activa toda su vida, e incluso en sus últimos años cosía vestidos, hacía colchas y jugaba a las máquinas tragaperras en los casinos**. Jugó a los bolos hasta que cumplió los 104 años, momento en que sus piernas se debilitaron. También practicaba la jardinería y cortaba el césped hasta muy avanzada edad. Incluso continuó yendo en excursiones anuales de pesca con su amigo Michael Kinloch y su hijo Tyler (que también era su ahijado). **En mayo de 2013, a la edad de 114 años, pescó 7 siluros.**

Talley era miembro de la iglesia baptista Misioneros de la Nueva Jerusalén, cuyos miembros la llamaban "Madre Talley". En mayo de 2013, tuvieron una forma original de celebrar el cumpleaños número 114 de la supercentenaria: le pusieron su nombre al camino de entrada al templo. Talley además recibió en esa ocasión una carta personal del presidente Barack Obama, quien se refería a ella como "parte de una generación extraordinaria". La misiva volvió a repetirse cuando cumplió 116 años, pero en esta segunda carta Obama aludía a "lo extenso de su experiencia y la profundidad de sus conocimientos" que según el presidente "refleja el largo camino que nuestra nación ha recorrido desde 1899". Añadía Obama que "durante todo este tiempo, ha habido reveses y avances, salidas en falso y victorias improbables, y a través de todas estas vicisitudes el espíritu de nuestro país ha aguantado –reforzado y enriquecido en cada generación".

Talley decía regirse por la Regla de Oro: "Haz a otros lo que te gustaría que te hicieran a ti". Se la conocía en su comunidad por su sabiduría, buen juicio e ingenio, y algunas veces los conocidos recurrían a ella en busca de consejo. La supercentenaria recomendaba a la gente que empleara el sentido común, y añadía: **"Nunca tuve mucha educación pero el poco juicio de que dispongo, trato de usarlo"**.

El 17 de junio de 2015 Talley murió después de pasar una semana hospitalizada. Había rezado para no tener una agonía dolorosa, y obtuvo su deseo. Falleció pacíficamente en su sueño tras haber vuelto a su hogar en Inkster del hospital. Su amigo de toda la vida Michael Kinloch comentó: "Por cierto que Dios le concedió su deseo". De ella dijo su hija Thelma Holloway, que tenía 77 años en el momento de fallecer su madre: "Solo tenemos que recordarla como la persona maravillosa y caritativa que era".

Casi un mes antes de su muerte, el 23 de mayo de 2015, había cumplido los 116. Cuando le preguntaban con insistencia por la increíblemente avanzada edad que había logrado alcanzar, ella solo respondía: **"Yo no tengo ni arte ni parte en eso"**. Nunca cambió su respuesta al correr de los años. Y sin embargo el camino había sido largo, con vivencias de tres siglos distintos. Talley superó el promedio de esperanza de vida, que en la actualidad se sitúa en unos 78,8 años, por más de 37 años. Toda una marca.

La sucedió en el trono de los supercentenarios Susannah Mushatt Jones, también estadounidense y nacida en Alabama el 6 de julio de 1899. Con lo cual a mediados de 2015 solo quedaban en el planeta Tierra dos personas (reconocidas oficialmente) nacidas en el siglo XIX.

Jeralean Talley hacía gala de arraigadas antiguas costumbres. Es lo que suele ocurrir cuando una vive hasta los 116 años. Cada mañana, se bebía su café negro con un poco de azúcar. No le gustaba el queso, así que nunca lo comía. Su mente estaba en buen estado. Ella misma aseguraba que se sentía bien, cómoda en la casa que había sido su hogar por tantas décadas.

Había ido subiendo poco a poco por la escala de los supercentenarios. Cuando tenía 113 años, falleció Elsie Thompson de Florida y Jeralean se convirtió entonces en la persona de más edad de los Estados Unidos. A continuación ocupó el tercer lugar mundial de los más longevos a la muerte de la italiana **Maria Redaelli-Granoli**, a la que le faltó solo un día para llegar a los 114 años. Redaelli vivió del 3 de abril de 1899 al 2 de abril de 2013. Justo antes de morir, era la persona viva de más edad de Italia y también de toda Europa, y la cuarta persona más longeva del planeta, por detrás de **Jiroemon Kimura** (capítulo 2), **Misao Okawa** (capítulo 4) y **Gertrude Weaver** (capítulo 5).

Maria Angela Redaelli había nacido en Inzago, cerca de Milán, en la región de Lombardía. Se casó con Gaspare Granoli (1898-1979). La pareja tuvo dos hijos, Carla (1925) y Luigi (1930-2004). Trabajó en una fábrica de hilado de seda por casi 40 años mientras que su marido trabajaba en la siderurgia, concretamente en las industrias Breda, en Sesto San Giovanni, donde vivía la familia. En 1974, Redaelli se mudó a Novate Milanese para vivir con la familia de su hija.

Redaelli en sus últimos días mantuvo la buena salud y la mente clara, aún seguía activa en buena medida, e incluso era capaz de caminar. Aún más, aunque tenía algunos lógicos problemas con su vista y su oído, todavía leía periódicos y revistas cada día, y seguía con el mismo fervor de siempre en televisión los encuentros de su equipo favorito de fútbol, el Inter de Milán.

El 3 de abril 2012, celebró su cumpleaños 113º con una gran fiesta que organizó su ciudad, Novate Milanese, con la ayuda del club de fans local del Inter. A la abuela del mundo la llevaron en un coche de policía al centro de la ciudad, donde la recibió el alcalde Lorenzo Guzzeloni, y fue homenajeada por sus conciudadanos. Durante la fiesta Readelli recibió una camiseta especial y los mejores deseos de su equipo de fútbol.

La supercentenaria italiana falleció por causas naturales mientras dormía el 2 de abril de 2013 a la edad de 113 años y 364 días. La sobrevivió su hija, que ya tenía 88 años en el momento de la muerte de su madre, 3 nietos, y 10 bisnietos.

Talley ocupó entonces el tercer lugar en la lista de personas más longevas del mundo, que aún estaban vivas. "En el caso de Jeralean Talley, fue determinante para verificar su edad el censo de 1900", dijeron desde el grupo de investigación gerontológica. "Comprobamos padres y parientes con el fin de confirmar que esa persona es la misma que aparece en los registros".

Cuando (¡una vez más!) se le preguntó a Talley por qué creía ella que había vivido tanto, la supercentenaria delegó responsabilidades en un poder superior. Levantó su brazo y señaló al cielo. "No me pregunten a mí", replicó. "Pregúntenle a Él".

Solo una persona de cada 5 millones de estadounidenses vive lo suficiente para convertirse en supercentenaria, calculan los expertos en gerontología. El doctor Tom Perls, profesor de medicina en la Universidad de Boston y director del estudio sobre centenarios de Nueva Inglaterra, reconoció que al parecer la longevidad no tiene mucho que ver con el llevar una vida saludable a ultranza, lo que incluye hacer mucho ejercicio o fumar. Influyen mucho más los factores genéticos, en su opinión. Por las investigaciones llevadas a cabo hasta ahora, no se trata de unos pocos genes singulares, sino de una combinación de muchos genes que, cuando se produce, "es mejor que si te hubiera tocado la lotería". El problema es que solo tiene lugar en muy pocos individuos.

Perls contó que el doctor L. Stephen Coles, director ejecutivo del Grupo de Investigación Gerontológica, una institución que es una autoridad en la materia a nivel mundial, "empezó a estudiar a los supercentenarios porque quería descubrir los secretos que los hacían vivir tanto. Descubrió que mientras que la gente que llega a más avanzada edad en todo el mundo tienen religiones, ocupaciones y estilos de vida variados, les une el hecho de que sus padres, parientes e hijos con frecuencia también son longevos". Para el doctor Perls eso significaría que "la longevidad se hereda".

En el caso de Talley, efectivamente 11 de sus parientes superaron los 90 años. Cinco generaciones de la familia conviviendo al mismo tiempo.

Talley tuvo que dejar de jugar a los bolos, pero con un andador aún podía moverse por su casa, y a los 113 años aún mantenía la ilusión de la cita anual de pesca con Michael Kinloch, un amigo que era ingeniero, tenía entonces 54 años y vivía en la localidad de Canton. Lo había conocido más de dos décadas atrás en su iglesia. Kinloch siempre se asombraba por la memoria que aún conservaba la supercentenaria: "fenomenal". Ella le contaba historias de mucho tiempo atrás, como la de la única vez que había intentado conducir. El plan en principio parecía sencillo: era la década de los años 30 del siglo XX y Jeralean solo iba a meter el coche en el garaje. "En vez de avanzar, lo hice retroceder", recordaba casi un siglo más tarde riendo. Su marido, Alfred Talley, que murió en 1988, le pegó un grito. La respuesta de ella fue abrir la puerta del vehículo y salir... para nunca volver al asiento del conductor. Le dijo a su esposo que cada vez que necesitara ir a algún sitio, él la llevaría.

Otra amiga de Talley, Mary Kennedy, que ejerció como enfermera durante 40 años, contaba de ella que siempre se mantenía alerta, y tenía sentido del humor. "Es original", la definió, "no hay nadie como ella".

La receta que los medios de comunicación publicaron cuando Jeralean cumplió 114 años en 2013 fue triple. Si quieres llegar a vivir mucho tiempo, "sé agradable, adora a Dios, y come manitas de cerdo". Jeralean comía mucha carne de cerdo. Cada Navidad, le preparaba queso de cabeza de cerdo a su amigo Kinloch. Él siempre se lo agradecía. Además creía que, gracias a ese regalo anual que le preparaba, la superabuela se mantenía alerta y activa. Por cierto que, como a muchos otros supercentenarios, a Talley le encantaban los postres y dulces. A veces obsequiaba a sus amigos con pastel de nueces que obtenía del nogal que crecía en su patio.

En aquellos tiempos, entre los 113 y 114 años, todavía la superabuelita se sentía bien, vivía con su hija Thelma Holloway (entonces de 75 años), y contaba que **pasaba su tiempo viendo el Show de Ellen Degeneres y la Rueda de la Fortuna en televisión, y escuchando partidos de béisbol en la radio**. Jeralean no tenía equipo favorito. A veces se quedaba despierta hasta medianoche. Y **disfrutaba especialmente con sus comidas favoritas: ensalada de patatas, los panecillos de miel, los *nuggets* (trocitos) de pollo de McDonalds, y el chile de otro establecimiento de comida rápida, Wendy**.

Cuando sus piernas se debilitaron y ya no pudo jugar más a los bolos (había llegado a los 200 puntos en un solo juego), Talley aún trataba de mantenerse en forma. Obligada a permanecer sentada todo el día, balanceaba sus brazos en el aire y daba patadas con sus piernas para ejercitarlas.

> **Pero la pesca sí que no la perdonó ni en sus últimos años. Su amigo Kinloch contaba que "ella solo tenía que arrojar el sedal, y yo ya me lanzaba a sacar el pez del anzuelo".**

Los domingos siempre se la podía encontrar, como devota cristiana que era, en su iglesia. Siempre se sentaba en el primer banco, en un asiento central reservado especialmente para ella. Fue al cumplir 114 años cuando se encontró con la sorpresa de que su congregación iba a nombrar el camino de acceso al templo como "Entrada de la Madre Jeralean Talley". Los feligreses de la iglesia llevaban organizándole fiestas de cumpleaños desde que cumplió los 95 años. Y en esos aniversarios aprovechaban para sacar de la supercentenaria tantas fotos como les era posible porque era el único día del año en que Talley se resignaba a ser fotografiada, y convertirse en centro de la admiración mundial.

Porque la edad de Jeralean Talley le había ganado en sus últimos años la atención internacional. Cuando cumplió 116 años recibió como regalo 116 dólares del Departamento Sanitario de su localidad Inkster, un dólar por cada año de su vida. Antes de partir de las instalaciones, Talley saludó a la multitud que se había congregado para agasajarla y dijo: "Os lo agradezco mucho, mucho, mucho".

Robert Young, del Grupo de Investigación Gerontológica, comentó en esta ocasión: "Tienes más probabilidades de ganar la lotería que de alcanzar esta edad". La supercentenaria vivió hasta el final en su propia casa. Su hija se mudó y permaneció con ella para atenderla en los últimos 7 años de su existencia. Talley echaba siestas intermitentes a lo largo del día.

Cuando tenía 99 años tuvo que acudir al hospital, porque sufría de alta presión arterial. "Hizo hincapié", contaron luego sus amigos, "en que no quería pasar la noche en el centro". Su amiga Jacquelyn Wilson especificó que "de hecho no deseaba ir en absoluto para empezar, pero tuvo que quedarse hospitalizada aquella noche, y fue la única vez que le sucedió en toda su vida, aparte de cuando dio a luz".

Aquellos que la conocían bien la describían como una mujer sabia, de voluntad fuerte, que usaba el sentido de humor para dejar bien clara su postura, que no se quejaba, siempre daba buenos consejos, se mantenía siempre optimista, y era abierta, honrada y profundamente religiosa. "Aprendí de ella la Regla de Oro, tratar a los demás como quieres que te traen a ti, y lo aplico en cada día de mi vida", contó emocionado su ahijado Tyler Kinloch, al que su madrina vio cumplir los 21 años.

Pese a que no le entusiasmaba, el interés público sobre su vida fue incrementándose a media que envejecía, de modo que resultó objeto de reportajes y noticias aparecidas en Internet, prensa escrita y televisión.

Claude Jackson, de 74 años en el último cumpleaños de Talley, era uno de los feligreses de la parroquia de la supercentenaria. La llamaba "Mama", y relataba cómo siempre le daba buenos consejos, incluyendo el de "hacer siempre lo que es correcto". "¿Conoces esa sensación que tienes cuando consigues un regalo que no te esperabas? Bueno, pues cuando hablas con ella, te sientes incluso mejor", aseguró este hombre.

La hija de Jeralean siempre explicaba a todo el que la quería oír que su madre vivía la vida día a día. Cuando un periodista de Free Press la visitó para entrevistarla no dijo gran cosa, pero se le iluminaba el rostro cada vez que su tataranieto de dos años, Armmell Holloway, pasaba a su lado en el salón. Su amiga Wilson aprendió de ella, según dijo, a "vivir la vida al máximo, desde luego necesitas estar activo hasta el final".

Talley vivió dos cambios de siglo, al haber nacido en 1899, y fue testigo del paso de 20 diferentes presidentes norteamericanos por la Casa Blanca.

Sus mejores momentos

La pesca beneficia la salud

La superabuela Jeralean Talley tuvo que dejar de jugar a los bolos a los 104 años, porque sus piernas se debilitaron, pero ni siquiera entonces quiso renunciar a su viaje anual de pesca con su mejor amigo por nada del mundo. "Ella solo tenía que arrojar el sedal, y yo ya me lanzaba a sacar el pez del anzuelo", contaba siempre Kinloch. A la edad de 114 años, pescó 7 siluros. La pesca es un deporte muy activo, pese a la tradicional imagen de tranquilidad que se transmite del pescador. Los pescadores pueden recorrer kilómetros río arriba hasta hallar el enclave adecuado, saltar de roca en roca, o luchar como jabatos por sacar la pieza del agua. La práctica de la pesca fortalece la salud y el desarrollo físico y a la vez ayuda a combatir el estrés. Se requiere cierta destreza natural para practicarlo, que casi todos podemos desarrollar. Es una actividad apta para todas las edades, ¡y es divertida! Se ejercita todo el cuerpo: tronco, piernas y brazos. Si además se logran capturas, ¡miel sobre hojuelas! El pescado tiene pocas calorías, unas 80 por cada cien gramos, y a cambio aporta abundantes propiedades nutritivas a nuestro organismo.

A más espiritualidad, más longevidad

La superabuela Talley pertenecía a la iglesia baptista Misioneros de la Nueva Jerusalén. Sus compañeros de congregación la llamaban "Madre Talley". Cerca de un millar de diferentes estudios extraen la misma conclusión: la espiritualidad o creencia en lo trascendente ayuda a alargar la vida. Existe una relación significativa entre la frecuencia de la práctica religiosa y la longevidad. Se cree que la esperanza de vida se alarga en torno a un 35% para los creyentes. Al parecer influyen tres factores. El primero, que las creencias orientan las decisiones diarias, con lo cual se reduce el estrés. Segundo, el apoyo social que reciben de sus comunidades religiosas los creyentes los hace sentirse apoyados y protegidos. Tercero, la adopción de hábitos de vida saludables que promueve la religión.

Varias investigaciones han inferido que la participación en prácticas religiosas se correlaciona con una disminución en la incidencia de enfermedades y la mortalidad. Se ha cifrado en un aumento de hasta siete años la esperanza de vida en aquellas personas que realizaban prácticas religiosas. En un sondeo en concreto realizado sobre 91.000 sujetos del estado norteamericano de Maryland, se descubrió que había menos incidencia de cirrosis, enfisema, suicidio y cardiopatía isquémica en personas que asistían regularmente a su respectivo lugar de culto religioso. Según estudios realizados recientemente, el estilo de vida y los comportamientos que promueven las diferentes creencias religiosas potencian la sensación de bienestar y salud personal.

Un grupo de expertos israelíes llevó a cabo por su parte un estudio de la población de su país en el que se incluyeron 140.000 personas con edades comprendidas entre 45 y 89 años. Los pacientes fueron sometidos a observación durante un período de 9 años para evaluar la influencia de las creencias religiosas en la salud. Las conclusiones del trabajo confirmaron otros publicados previamente, en los que se demuestra que el estilo de vida y los comportamientos que promueven las diferentes creencias religiosas potencian la salud. Además parece que la mayoría de las personas que fallecieron durante el largo período de seguimiento se calificaban como ateos. El papel de la religión en la salud fue estudiado ya en 1897 por el sociólogo francés Émile Durkheim. Cien años después, los estudios más recientes publicados al respecto confirman que las personas con creencias religiosas tienen menos riesgo para sufrir prácticamente cualquier enfermedad, pero sobre todo se describe baja incidencia de depresión, hipertensión arterial, enfermedades infecciosas, cirrosis hepática e incluso enfermedades tumorales.

Videoteca: Noticia de su muerte (en inglés) https://www.youtube.com/watch?v=0KUIDQrs4VU

Videoteca: Cuando cumplió 115 años (en inglés)
https://www.youtube.com/watch?v=yAk1yEgrb3M

Citas

"Dios me dijo que cuando naciera tu hijo debería darle 5 dólares" – en el momento de nacer su ahijado Tyler, hijo de su gran amigo Michael Kinloch.
"Trata a otros como te gustaría que te tratasen a ti"
"Haz siempre lo correcto"
"Nunca puedes haber rezado lo suficiente"
"Yo no tengo ni arte ni parte en eso" – Cuando le preguntaban cómo había logrado alcanzar tan avanzada edad.
"No me pregunten a mí: pregúntenle a Él" – señalando al cielo.
"Nunca tuve mucha educación, pero el poco juicio de que dispongo, trato de usarlo"

Cuando le preguntaron el secreto de su longevidad dijo:

"Sé agradable, adora a Dios, y come manitas de cerdo"

https://www.youtube.com/watch?v=6FWvaG4BTkw – La persona más anciana del mundo con 116 años todavía podía bailar.

37. El superabuelo más original

Walter Breuning

Walter Breuning (21 de septiembre de 1896 – 14 de abril de de 2011) fue el sexto hombre jamás verificado que logró alcanzar la edad de 114 años. En el momento de su fallecimiento, este norteamericano había logrado convertirse en el cuarto hombre más viejo de la historia y el tercero de los Estados Unidos.

Nació en Melrose, Minnesota, hijo de John Breuning y Cora Morehouse Breuning. Tuvo dos hermanos y dos hermanas. En 1901, cuando tenía cinco años, su familia se mudó a la localidad de De Smet, en Dakota del Sur. Allí fue a la escuela durante nueve años hasta que su familia se rompió en 1910. Breuning siempre se refirió después a aquella época como "las edades oscuras", debido a que su familia tuvo que sobrevivir sin electricidad, agua corriente ni saneamiento.

Aunque sus padres solo vivieron hasta los 50 y 46 años, el resto de sus parientes sí que compartió su longevidad. Tanto sus abuelos paternos como maternos llegaron a ser nonagenarios, y sus hermanos vivieron hasta los 78, 85, 91 y 100 años. Cuando él murió le sobrevivieron una sobrina y tres sobrinos, todos ellos en la década de los 80 años, y además tenía sobrinos nietos y sobrinas nietas.

A la edad de 14 años, en 1910, dejó la escuela, y empezó a trabajar. Su primer oficio era el de raspar sartenes de una panadería. Luego entró en la compañía de ferrocarriles Great Northern Railway (Gran Ferrocarril del Norte) en 1913, y allí se mantuvo colocado por más de medio siglo, hasta los 66 años. Durante sus primeros tiempos en la compañía, Breuning tenía que esconderse del propietario James J. Hill para que no lo viera, puesto que no quería contratar a nadie menor de 18 años, y a él lo habían empleado a los 17.

Breuning era francmasón, y miembro de la Logia de Great Falls número 118, en el estado de Montana, por más de 85 años. Tuvo el grado 33 del Rito Escocés, el último y más elevado de la escala jerárquica.

Se alistó durante la Primera Guerra Mundial, pero nunca fue llamado a filas. Y cuando estalló la Segunda Guerra Mundial, era ya demasiado viejo para ingresar en el ejército.

Se mudó a Montana en 1918, donde continuó trabajando como empleado de la Great Northern Railway. En Montana conoció a Agnes Twokey, una telegrafista de Butte, con la que estuvo casado de 1922 hasta la muerte de ella en 1957. No tuvieron hijos.

> **Era la creencia general que Breuning nunca había vuelto a casarse, puesto que en su momento había declarado: "Los segundos matrimonios nunca funcionan; ni siquiera funcionan los primeros matrimonios hoy día".**

Pero la vida les tenía reservada una sorpresa a los seguidores del superabuelo. A su muerte, se localizó un certificado matrimonial, que ponía de manifiesto que se había casado con Margaret Vanest el 5 de octubre de 1958, un año después del fallecimiento de su primera esposa, cuando él ya era sexagenario. Vanest falleció el 15 de junio de 1975.

Breuning vivió en el Centro Asistencial y de Retiro Rainbow en Great Falls, Montana, por nada menos que 32 años. Se mudó allí en 1979 cuando el establecimiento todavía se llamaba The Rainbow Hotel (Hotel Arcóiris). El abuelo del mundo tenía entonces 83 años. El Hotel Arcóiris se volvió centro asistencial y residencia en 1996. Cada año, desde que Breuning alcanzó el siglo de edad, el centro Rainbow le organizaba una fiesta de cumpleaños. A medida que fue envejeciendo, y en especial desde que obtuvo el título de hombre más anciano del planeta en julio de 2009, los medios de comunicación inundaban el centro a cada nuevo aniversario del supercentenario. Merecía la pena solo por oír el discurso de cumpleaños que Breuning ofrecía.

Se trataba de un hombre original. Por ejemplo, **adoraba los puros. Llevaba toda su larga vida fumándolos.** Pero en una entrevista que le realizaron cuando tenía 110 años confesó que los había dejado a la edad de 103, porque su precio se había encarecido demasiado. **Volvió a recaer en el vicio a los 108 años**, aunque solo por un breve periodo de tiempo. La razón, que sus admiradores de todo el mundo, conocedores de su afición, no cesaban de enviarle puros de regalo, que a veces le llegaban de lugares tan lejanos como Londres.

Conservó toda su vida una aguda memoria. Podía recordar por ejemplo las historias que le contaba su abuelo de la guerra de Secesión o guerra civil estadounidense, y eso que por aquel entonces era un niño de tres años. Evocaba asimismo el día en que un anarquista tiroteó al presidente William McKinley, causándole la muerte que le sobrevino ocho días más tarde, como la jornada en que "me cortaron el pelo por primera vez". Era el 6 de septiembre de 1901.

Con ocasión de su cumpleaños número 112, Breuning aseguró que el secreto de su larga vida era permanecer activo: "Si mantienes tu mente ocupada y tu cuerpo ocupado, vas a quedarte por aquí largo tiempo". Esa es en efecto una característica común que comparten muchos superabuelos. Hasta casi el final de sus vidas siguen atareados y diligentes, cada uno con sus particulares aficiones y quehaceres, pero todos laboriosos y ágiles de cabeza.

Cada día sin falta Breuning se vestía elegantemente de traje y corbata. El 24 de abril de 2009, recién cumplidos los 113 años, Steve Hartman, del programa *Asignatura América*, emitido por la cadena de televisión CBS, le preguntó si podría volver a entrevistarle de nuevo en 4 años. La respuesta de Breuning fue contundente: **"¡Demonios, por supuesto que puede!"**. Participó en ese programa de abril y en otro de julio del mismo año 2009. Durante su primera salida a antena,

Breuning dijo: "Recordemos que la vida no se mide en horas ni en días, sino en lo que hacemos durante ese tiempo. Una vida inútil es corta incluso si dura un siglo. Hay cosas más grandes y mejores en todos nosotros, si las encontramos. Y siempre habrá males en este mundo, pero ningún mal acaba teniendo éxito. El día llegará cuando la luz, la verdad, la justicia y la bondad prevalezcan, y las equivocaciones y males no existan nunca más".

Ya con anterioridad, en su cumpleaños 110, celebrado en septiembre de 2006, Breuning había obtenido **el pintoresco título de Ferroviario Jubilado Mayor (de más edad) de los Estados Unidos**. A la celebración asistieron el entonces gobernador de Montana, Brian Schweitzer, y el alcalde.

El 16 de febrero de 2009, con 112 años, Breuning hizo una aparición memorable en televisión, en el programa *Hora de las Noticias* (*News Hour*) de la cadena televisiva PBS, que llevaba siendo presentado durante 32 años consecutivos por el famoso periodista Jim Lehrer, el cual aún aguantaría hasta 2011 antes de anunciar su retiro de antena. Lehrer llevaba 52 años ejerciendo la profesión periodística en televisión, y rozaba ya los 80 años. Fue este un programa emblemático, en que dos plusmarquistas de primera línea, Breuning y Lehrer, cada uno en su estilo, se encontraron cara a cara ante las cámaras. Breuning contó que el primer presidente al que votó cuando tuvo edad fue Woodrow Wilson. Wilson fue presidente desde 1913 a 1921 y hoy día se le conoce por ser el principal impulsor de la Sociedad de Naciones, predecesora de las actuales Naciones Unidas. Por este logro obtuvo el premio Nobel de la Paz en 1919.

Breuning también dijo que la noticia más impactante que oyera en toda su vida fue la del crac de la Bolsa de Nueva York de 1929, que dio origen a la Gran Depresión. A continuación describió cómo era la vida durante la Gran Depresión, con la inseguridad y la miseria extendiéndose por doquier.

La compañía ferroviaria BNSF le hizo el homenaje más impresionante a Breuning en sus últimos años. El Ferrocarril norteño de Burlington Santa Fe (con siglas BNSF) es una empresa ferroviaria localizada en los Estados Unidos, cuya orientación es el transporte de mercancías. Es uno de ocho ferrocarriles denominados **clase 1**, ya que los beneficios superan los 277.7 millones de dólares. La red férrea suma 27 estados y 51.200 kilómetros (32.000 millas). También posee 48 kilómetros de vías en Vancouver (Canadá). Es rival de la Union Pacific, que abarca 54.400 kilómetros (34.000 millas).

BNSF nombró en honor de Breuning al extremo occidental de su nueva línea ferroviaria de Broadview, en el cruce de trenes donde anteriormente se encontraba la conocida como línea del cruce de Laurel del Norte, cerca de Broadview en Montana. Breuning estuvo presente en la dedicación de la nueva línea a su memoria el 2 de septiembre de 2009.

Otro sentido homenaje que recibió el superabuelo provino de la organización Embajadores de Montana. Como le reconocieron, en sus últimos años de vida Breuning había atraído la atención mundial hacia su estado de residencia y actuado *de facto* como embajador extraoficial. A partir del 24 de febrero de 2010, obtuvo reconocimiento oficial al serle entregado un alfiler conmemorativo. También recibió una carta donde se le daba la bienvenida al seno de esta organización que promueve el estado de Montana, alienta su vitalidad económica y organiza actividades para fomentar aquello que le sea beneficioso. La sociedad contaba con 180 miembros cuando agregaron a Breuning. La razón para incluirlo, según explicó su entonces presidente electo Channing

Hartelius, abogado de Great Falls, no fue por sus 113 años de edad, sino porque su longevidad había hecho más conocidos en el mundo tanto al estado como a la propia localidad de Great Falls en que residía el superabuelo.

"Sentimos que Breuning representa de verdad lo que los habitantes de Montana tienen a gala y deberían ser", agregó.

La organización tenía ya por entonces 26 años de existencia. Los nombres de los candidatos a ingresar se presentaban a la oficina del gobernador y si los aprobaba, entonces la junta directiva de Embajadores de Montana pasaba a estudiarlos y votaba aquellos que consideraba más merecedores de tal honor.

Hartelius afirmó que Breuning había sido un activo promotor del estado en todo el planeta. "Si él no se merece la distinción de entrar en la sociedad, no sé quién se la merece".

Breuning se sintió honrado y apenas digno de tal reconocimiento. Sobre todo apreció que procedía de una organización que promovía el trabajo duro. "Ayudar a otros es ayudarse a uno mismo. Siempre se lo digo a los jóvenes cuando vienen a verme".

> El supercentenario subrayó que a lo largo de su vida siempre se sintió motivado para ir a trabajar cada mañana, y que siguió en su puesto profesional hasta más allá de pasados los 90 años. "Sigue trabajando hasta que ya no puedas trabajar más, y luego trabaja todavía algo más", recomendó. "Descubrirás lo bien que te sienta trabajar si sigues trabajando".

En 1960, cuando tenía 64 años, a Breuning se le diagnosticó cáncer de colon. Se le trató con éxito y no tuvo ninguna recaída. Nunca más el superabuelo sufrió de ningún otro problema de salud hasta que se rompió la cadera a la edad de 108 años. Pasó ocho días en el hospital y quedó totalmente curado en 21 días. A los 111 años, en noviembre de 2007, Breuning empezó a usar audífonos. En septiembre de 2009, cuando faltaba una semana para su cumpleaños número 113, Breuning se cayó y se magulló la cabeza, pero aparte de esa herida en el cráneo, siguió bien. En general, el abuelo del mundo se conservaba en excelente forma para su edad. Caminaba sin ayuda y se negaba a usar el ascensor para subir a su apartamento, situado en el segundo piso, hasta que se rompió la cadera. Únicamente en su último año de vida Breuning empezó a mostrar signos de debilitamiento. Primero necesitó un andador para desplazarse de un lado a otro, y después una motocicleta para personas mayores, del tipo de carritos (las conocidas como *scooters*, que es su denominación en inglés).Pese al declive de su salud física, mantuvo su buena salud mental, sin merma ninguna, hasta el final.

Breuning atribuía en gran parte su longevidad a su dieta. Poco después de que su esposa muriese, Breuning empezó a salir a comer a la hora del almuerzo a restaurantes. Con el tiempo, abandonó esta costumbre, pero siguió haciendo solo dos comidas al día. Empezaría su jornada con un desayuno sustancioso, y proseguiría con una comida del mediodía contundente, pero evitaría ingerir mucha cena. Al llegar la noche se conformaba con un poco de fruta.

El superabuelo bebía muchos vasos de agua a lo largo del día, junto con una taza y media de café en el desayuno y otra con la comida. Se levantaba cada día a las 6.15 horas de la mañana y desayunaba en torno a las 7.30. Daba luego una vuelta por el centro The Rainbow, con el fin de hacer algo de ejercicio. Se le podía encontrar a esas horas sentado en el vestíbulo charlando con otros residentes, o con algunos de sus muchos visitantes. **A media tarde se retiraría a su habitación para escuchar la radio y, cuando su vista se lo permitía, leer el periódico y los montones de cartas que recibía de gente de todo el mundo**.

No podía leer del todo bien porque sufría de cataratas en los ojos. Esa era la razón por la que con frecuencia optaba por mantenerse ocupado mentalmente escuchando la radio.

Durante prácticamente toda su vida, Breuning se mantuvo con buena salud. También conservó más o menos el mismo peso durante sus últimos 50 años de vida, entre 57 y 59 kilos (125-130 libras). Como Breuning medía 1.73 metros de altura, su índice de masa corporal (IMC) se situaba en torno a 19. Entre 18,5 y 25, el IMC considera al individuo 'normal', sin exceso ni falta de peso.

Durante muchos años Breuning tomó una aspirina infantil cada día, pero al final dejó esta costumbre asegurando que no la necesitaba. A partir de ese momento permaneció sin ninguna medicación en absoluto. Era firme creencia de este supercentenario que su larga vida se debía sobre todo a haber mantenido su cuerpo y su mente activos. No se jubiló hasta que cumplió los 99 años. **Practicó la calistenia, un sistema de ejercicio físico, hasta sus últimos días**.

El 31 de marzo de 2011, Breuning tuvo que ser hospitalizado por una enfermedad que sufría, y que no se especificó. Se habló de que fuera neumonía. El gobernador de Montana, Brian Schweitzer, visitó al más anciano ciudadano del estado el 6 y el 8 de abril de 2011.

En una entrevista con la agencia de noticias Associated Press que tuvo lugar en otoño de 2010, Breuning aseguró que sentía miedo ni rechazo a los cambios –en especial al cambio más grande, la muerte-. "Todos vamos a morir. A algunas personas les asusta eso. Nunca tengas miedo de morir. Porque naciste para morir", dijo.

Breuning murió en paz por causas naturales mientras dormía, en el hospital de Great Falls. Eran las 3.30 horas (hora local de Montana) del 14 de abril de 2011. Había permanecido hospitalizado 15 días. En el momento de su fallecimiento, era la tercera persona más anciana del mundo, y el varón más longevo. El relevo lo tomó **Jiroemon Kimura** (capítulo 2), que se convertiría en el hombre más anciano que jamás se haya confirmado oficialmente.

> **Tal vez la anécdota más emocionante de Breuning fue la que tuvo lugar justo antes de que muriese. Pidió compartir una oración con el pastor de su iglesia. Le dijo entonces textualmente: "Hablé con Él [Dios] esta mañana. Le recordé nuestro acuerdo". Su pastor le preguntó a qué se refería al hablar de un 'acuerdo'. Breuning respondió: "Si no me voy a poner mejor, es hora de que me vaya".**

Sus mejores momentos

El superabuelo masón

Walter Breuning fue masón casi toda su dilatada vida, miembro de máximo grado de la Logia de Great Falls número 118. La Antigua Orden Arábiga de los Nobles del Santuario Místico, comúnmente conocida como Shriners y abreviada como A.A.O.N.M.S. (en inglés), fue establecida en 1870 como un cuerpo dependiente de la **francmasonería**. La organización es mejor conocida por sus **Hospitales Shriners para niños** que administra y por los **feces** que sus miembros usan (gorros de fieltro rojo y de forma de cubilete, usados especialmente por los moros, y hasta 1925 por los turcos en color rojo). Breuning dirigió y fue secretario del capítulo local hasta que cumplió los 99 años.

Siguió fumando a causa de sus admiradores

Él quería dejarlo, porque los puros se habían encarecido demasiado. De modo que hizo un intento cuando tenía 103 años, y lo logró hasta los 108. Al llegar a esta última edad sufrió una recaída. La razón, que sus fans de todo el planeta, conocedores de su afición, no cesaban de enviarle puros de regalo desde los puntos más remotos del globo. En esas circunstancias, no hay fuerza de voluntad que aguante.

Videoteca: Walter Breuning hablando de la muerte en 2011, su último año de vida (en inglés) https://www.youtube.com/watch?v=S1mW02WExqY

Videoteca: Una conversación con Walter sobre su vida en 2009, cuando tenía 112 años (en inglés) https://www.youtube.com/watch?v=rg3BXkNQgoI

Citas

"Los segundos matrimonios nunca funcionan; ni siquiera funcionan los primeros matrimonios hoy en día" (Pero sí que volvió a casarse por segunda vez en secreto)
"Recordemos que la vida no se mide en horas ni en días, sino en lo que hacemos durante ese tiempo. Una vida inútil es corta incluso si dura un siglo".
"Siempre habrá males en este mundo, pero ningún mal acaba teniendo éxito"
"Ayudar a otros es ayudarse a uno mismo, siempre se lo digo a los jóvenes cuando vienen a verme"
"Sigue trabajando hasta que ya no puedas trabajar más, y luego trabaja todavía algo más. Descubrirás lo bien que te sienta trabajar si sigues trabajando"
"Todos vamos a morir. Nunca tengas miedo de morir. Porque naciste para morir"

Cuando le preguntaron el secreto de su longevidad dijo:

"Si mantienes tu mente ocupada y tu cuerpo ocupado, vas a quedarte por aquí largo tiempo"

https://www.youtube.com/watch?v=GNm2yrYP-yw – Cuando recibió el título de hombre más anciano del mundo.

38. ¿Quieres pasar de los cien? Tus genes te ayudan

Puede que una persona tenga buena salud, puede que incluso se haya beneficiado de una increíble buena suerte a lo largo de toda su vida. Pero para llegar a ser supercentenario o supercentenaria, falta algo: rezar para que nuestros antepasados nos hayan legado buenos genes. Sin ellos, las probabilidades de convertirse en superabuelo se reducen considerablemente.

Lo dicen los investigadores más destacados de la longevidad. Aseguran que un estudio cuyas conclusiones se dieron a conocer en 2015 vuelve a poner de manifiesto que uno de los indicadores más certeros de si alguien tiene papeletas para convertirse en centenario o incluso abuelo del mundo es si algún hermano o hermana suyos lo ha logrado antes que él. O si sus abuelos y padres vivieron hasta ser de edad avanzada.

Los impulsores del estudio, del Centro Médico de Boston, lo comparan de forma muy gráfica a "ganar la lotería". **El doctor Thomas Perls y su equipo han averiguado que son más de 280 genes los que se necesitan para que se produzca la combinación que permita a la gente vivir hasta una edad extrema, de 105 años o más.**

"Como en la lotería, acertar dos números no es tan difícil, pero dar en la diana con los siete de la combinación, eso sí que resulta complicado". Si lo extrapolamos a los 280 genes requeridos en la lotería genética de los superabuelos, todavía más.

Los hermanos de personas que han logrado vivir hasta por lo menos los 90 años tienen una probabilidad mayor que la de la media de la población de ser capaces de alcanzar también esa edad. Un hermano o hermana de nonagenario goza de 1.7 veces más probabilidad de cumplir los 90 que un ciudadano promedio. Eso es casi el doble de probabilidades. El ratio mejora a medida que tengamos hermanos más viejos. Los hermanos de alguien que haya logrado vivir hasta los 105 años tienen 35 veces más probabilidad de vivir también hasta esa avanzadísima edad que el resto de la población.

Los expertos emplearon como objeto de estudio a un grupo de voluntarios de todo el mundo que había logrado vivir hasta edades extremas. Recopilaron una base de datos de 2.200 personas que consiguieron sobrepasar los cien años.

A este respecto, Perls comentó divertido: "Tiene mucha gracia cuando nos llama alguien de cien años [para participar en el experimento] y nos vemos obligado a decirle que es ¡demasiado joven!".

"Para buscar supercentenarios, hemos tenido que andar por todo el mundo", agregó. "Hemos calculado que en cualquier momento del tiempo el número de supercentenarios en los Estados Unidos se halla solamente entre 60 y 70".

Perls, Paola Sebastiani y otros expertos estudiaron a 1.917 personas de más de cien años que tenían por lo menos un hermano nonagenario. En más de un millar de los casos, algún hermano llegó vivir cien años y en 511 de los casos, un hermano alcanzó incluso los 105 o más años. La conclusión fue que a medida que la gente envejecía y llegaba a ser más longeva, más puntuaba ese factor familiar para que otros hermanos lo lograsen también. Perls precisó que ya estudios anteriores mostraban que esta circunstancia era debida a la carga genética que compartían los hermanos, mucho más que otras muchas circunstancias que pudieran tener en común, tales como estilos de vida, dónde nacían y crecían, o los hábitos de sus padres.

"El papel de los genes va cobrando cada vez más y más importancia a medida que uno cumple años para determinar si llegará a ser centenario o incluso a superar esa edad".

Sin buenos genes, no hay paraíso de los superabuelos, podríamos resumir. Y lo de 'paraíso' no es simplemente hablar por hablar. La mayoría de los viejos entre los viejos, los que conocemos como supercentenarios, gozaron de buena salud hasta prácticamente el final de sus días. No tuvieron que sufrir de una década o dos de achaques y debilidades crecientes. La tendencia entre los abuelos del mundo es a mantenerse sanos y en muy buen estado físico y mental hasta alrededor de los últimos 5 años de su vida.

El equipo de Perls asegura haber demostrado con su estudio que las pocas personas que logran superar los 110 años de existencia únicamente en sus últimos 5 años padecen de enfermedades relacionadas con la edad y con un mayor riesgo de mortalidad. "Estos individuos además pasan sufriendo de discapacidades un periodo de tiempo mucho más breve que el de la media de la humanidad".

Con lo que de nuevo volvemos a la genética y a que allí, en nuestra carga genómica, se encuentra escrito desde el momento de nacer nuestro destino, largo o corto, en la vida.

"La gente que vive hasta los noventa y pico años son diferentes por completo de las personas que llegan hasta los cien o 105 años", puntualizó Perls.

De hecho, en 2010 el mismo equipo descubrió que las personas que llegaban a centenarias o más podían clasificarse en 19 grupos con firmas genéticas diferentes. Algunos de los genes que les encontraron se relacionaban con una capacidad de supervivencia más larga, y otros servían para retrasar la aparición de varias enfermedades relacionadas con la edad, como podía ser la demencia senil.

39. Veteranos centenarios de las guerras de 1792-1815

Napoléon, les derniers témoins (Napoléon, los últimos testigos), *de* Frederic Mathieu, es el primer libro dedicado a los últimos sobrevivientes de las guerras napoleónicas. Muchos meses de investigaciones permitieron al autor encontrar a 271 testigos civiles y militares (163 veteranos franceses, 78 veteranos europeos, 30 testigos civiles). El señor Mathieu desarrolló en su libro la biografía detallada de cada uno de aquellos hombres y mujeres que mostraron una longevidad excepcional. Incluye también diecisiete testimonios y presenta veinte retratos fotográficos. Se recomienda vivamente su lectura —está publicado en francés por Ediciones Sébirot y puede comprarse en Amazon, por ejemplo-. Por sus páginas discurre toda una raza de aventureros y gente excepcional que marcó una época.

Hubo entre ellos gente sencilla, así como destacadas figuras, pero todos tuvieron en común que participaron en las últimas grandes batallas del Imperio, y que sus vidas, pese a las ajetreadas vicisitudes con que las comenzaron, se alargaron durante todo el siglo XIX, hasta rozar el siglo XX.

El último soldado de Napoleón en Italia se habría llamado Matera. Vivió supuestamente de 1790 a 1899, 109 años. Louis-Victor Baillot, que vivió del 9 de abril de 1793 al 2 de marzo de 1898, casi 105 años, era oriundo de la comuna francesa de Carisey, en el departamento de Yonne. Estuvo en el sitio de Hamburgo y fue considerado en su época como el último superviviente de Waterloo y en las últimas investigaciones se le cree incluso el último superviviente de la Grande Armée. Contó haber visto a Napoleón en el frente en Waterloo. Fue llevado como prisionero a Inglaterrra, pero logró quedar libre por motivos de salud en 1816 y regresó a su patria.

Pedro Antonia Zia Martínez, que llegó a los 109 años, entre las fechas emblemáticas de 1789 y 1898, tuvo una vida azarosa. Español, combatió al lado de los ejércitos franceses contra Inglaterra, y acabó sus días en Dallas, Texas, Estados Unidos. Fue el último superviviente de Trafalgar. Era entonces un joven grumete de 16 años a bordo del navío español San Juan Nepomuceno. Otro centenario que luchó como marinero en Trafalgar con la flota franco-española fue Gaspar Costela Vasquez, fallecido en 1892 a los 105 años.

Increíblemente, también hay historias femeninas entre los veteranos de guerra del gran emperador francés. La viuda de Daniel Rostkowska, nacida Joséphine Mazurkiewicz. Se barajan dos fechas para su nacimiento, el 19 de marzo de 1784 o el 19 de marzo de 1794. Al haber muerto el 18 de julio de 1896, eso significaría que habría alcanzado la avanzada edad de 102, e incluso tal vez los

112 años, si damos el nacimiento en 1784 por correcto. Lo interesante de esta dama es que ejerció como ayudante de cirujano de 1ª clase en Rusia. Participó en 12 campañas del ejército napoleónico y fue herida en múltiples ocasiones. Volvió a Francia tras una batalla particularmente sangrienta en Polonia, pero regresó al servicio militar en 1831 y tomó parte en la guerra de Crimea. Se casó con un capitán del 6º regimiento de línea polaco. Otra destacada heroína de este periodo fue Marie Carpan Variola. Conocida como la enfermera de Waterloo, vivió del 22 de marzo de 1793 al 15 de marzo de 1893. En Waterloo participó en los cuidados de los heridos y la evacuación de los soldados muertos. Se cuenta que se murió, mucho años después, con la palabra 'Napoleón' en los labios. Por pocos días no llegó a ser centenaria.

El capitán Schamhorst fue el último de los de Hannover en las filas napoleónicas. Murió en agosto de 1893 en Noerten (cerca de Göttingen en Alemania) a la edad de 94 años. Había participado como abanderado en la batalla de Waterloo. Con todos los oficiales de su batallón muertos, el joven alférez tomó el mando de los 20 soldados que sobrevivieron, y entró así en la leyenda. Dejó el servicio en 1826 después de un accidente de equitación.

Pierre Jules Soufflot y De Magny Palotte por su parte, no se perdió una campaña de Napoleón desde que se alistó en 1810 hasta 1815. Solo abandonó el ejército tras la derrota de su ídolo en Waterloo. De 1810 a 1811 sirvió en España y Portugal; en 1812 participa en Rusia; 1813, Sajonia, 1814, Francia, y 1815, Bélgica. En el transcurso de un combate en 1812, logra traer a sus líneas, como muestra de bravura, una bandera inglesa. Bandera que por cierto aún puede verse en el museo de Los Inválidos de París. Vivió prácticamente todas las vicisitudes del siglo XIX en primera línea, desde el momento de su nacimiento el 13 de diciembre de 1793 al 2 de junio de 1893 en que falleció. Tras abandonar el ejército se unió a la compañía de correos marítimos, de la que acabó siendo administrador. El 12 de febrero de 1813 ya había obtenido el título de Caballero de la Legión de Honor. El 22 de mayo de 1815 fue nombrado teniente de lanceros de la Guardia Imperial. Y en sus últimos años, un decreto del 18 de diciembre de 1891 lo nombra comendador.

Un ejemplo más de bonapartista acérrimo fue Antoine Gerard, que empezó como soldado a los 16 años, e hizo las campañas militares de España, Austria y Rusia. Solamente dejó el servicio después de Waterloo, pero aún le quedaría una larga vida por delante. Nacido en 1790, vivió hasta los 102 años.

¿Y qué decir de Jean-Baptiste Pirquard, que se incorporó a la infantería de Napoléon en 1809 (13º regimiento), fue capturado por los ingleses en ese mismo año, y se pasó cinco años en Portsmouth, en los barcos viejos amarrados al puerto que servían como almacén de prisioneros (pontones)? Aún tuvo arrestos después de esa odisea para volver a los campos de batalla y luchar hasta Waterloo. Fue en este último y definitivo enfrentamiento donde recibió dos heridas en la batalla de la Granja de Quatre Bras. Al año siguiente, 1816, lo licenciaron definitivamente, y se estableció en el campo, donde por fin llevó una vida tranquila y se casó. Vivió hasta los 101 años y fue uno de los 13 últimos supervivientes de Waterloo.

Mathieu Martin vivió una odisea en el ejército francés y sin embargo se las arregló para vivir hasta los 99 años. Cuando se retiraba de la batalla de Leipzig en 1813, tuvo que cruzar el río Elster nadando para escapar de la muerte. La batalla de Leipzig fue el mayor enfrentamiento de todas la guerras napoleónicas y el más importante que perdió Napoleón Bonaparte. Las fuerzas antifrancesas, reunidas en la que se llamó la Sexta Coalición, aglutinaban cuerpos militares de Reino Unido, Rusia, España, Portugal, Prusia, Austria, Suecia y varios estados alemanes, en total cerca de un millón de soldados. Las fuerzas napoleónicas se limitaban a unos cientos de miles.

Cuando Napoleón vio la batalla finalmente perdida, empezó a retirar su ejército de forma ordenada cruzando el río Elster. Sin embargo, cuando el único puente que existía para cruzar el río fue destruido por accidente, los aliados capturaron a la retaguardia francesa que intentaba cruzar el cauce a nado. La Coalición perdió allí 55.000 hombres, y los franceses 40.000, más otros 30.000 soldados de Napoléon que fueron hechos prisioneros. Entre los supervivientes, Martín, que vivió para contar muchos años más tarde su afortunada escapada de aquella ratonera.

La odisea de Maximin Escaravages de Latreille, nacido supuestamente en 1786 y fallecido en 1892, lo que supondría que habría alcanzado la edad de 105-106 años, también es de destacar. Se enroló en 1806 en el 44º batallón, pero desertó el 12 de diciembre. Lo reintegran al ejército en el 66º de Línea. Sufre una herida en una pierna en Leipzig, donde lo hacen prisionero, y permanece cautivo más de diez años en la isla griega de Corfú. En total participó en una veintena de batallas. Cuando volvió por fin a su pueblo abrió una taberna. Otro que vivió más de un siglo fue Vivien, del que solo se conoce su apellido. Llegó a los 106 años y efectuó 22 campañas hasta Waterloo.

Amadeo de Estopa, que llegó a vivir 97 años, fue un caso peculiar entre los oficiales del Ejército Imperial. Tras la caída de Napoleón, llegó a ser uno de los escritores más famosos de Francia en la época de la Restauración de los Borbones. Escribió más de 300 novelas.

Pero el caso de Estopa era la excepción. Si algo se puede decir de Napoleón Bonaparte era que creaba lealtades inquebrantables entre los hombres que lo siguieron.

Nicolas Louis Prevel llegó a centenario y caballero de la Legión de Honor. Tuvo una carrera meteórica con sucesivos ascensos. Se retiró a los 25 años tras haber llegado a subteniente y participado en la campaña de España de 1812 y en la de Prusia en 1813, donde fue herido por un fragmento de obús en la batalla de Leipzig. De nuevo le hirieron de un disparo en el brazo derecho el 24 de febrero de 1814 en Annecy. Tras su retiro vivió hasta enero de 1890, un siglo y un mes. Pero tantos años después se hizo enterrar rodeado de parafernalia napoleónica. En su tumba de la localidad de Étain (región de Lorena) figura el águila imperial, la medalla de Santa Helena, sus charreteras y sus registros de servicios en Cataluña, Lutzen, Dresde, Leipzig, Saboya y Valenciennes.

No solamente entre los franceses. MLJ Brialmont fue el último oficial belga que sirvió en las filas y el de más edad entre los oficiales de ese país. Llegó a vivir 96 años, hasta el 15 de abril de 1885. Renunció honorablemente el 28 de enero de 1816, tras haber llegado a alcanzar el grado de capitán, y haber participado en las campañas de España, Rusia, Sajonia, Italia y Waterloo entre 1808 y 1815. Fue herido en múltiples ocasiones. El 28 de marzo de 1810 recibió un tiro en la pierna izquierda en Astorga; le clavaron una lanza en su pierna derecha en la batalla de Mailoïaros Lavitz del 23 de octubre de 1812; y disparos recibidos en la pierna izquierda y el hombro de derecho en la batalla de Bautzen del 21 de mayo de 1813. En 1854 le otorgaron el grado de comandante. Ya había obtenido la Legión de Honor el 7 de septiembre de 1812, en el momento de mayor gloria del imperio bonapartista. En su país, Bélgica, le concedieron el Gran Cordón de la Orden Leopold en septiembre de 1878, una de las medallas más distinguidas. Y por supuesto recibió la medalla de Santa Helena.

También entre los enemigos de Napoleón hubo casos de longevidad extraordinaria. Sir Provo William Perry Wallis llegó a tener 101 años. Entró en la marina británica siendo un niño, a los 12 años, en 1804. En 1810 participa como teniente en la toma de la Guadalupe a los franceses. A partir de 1812 lucha contra los estadounidenses. Su carrera fue larga y fructífera, y acabó siendo nombrado almirante de la flota el 11 de diciembre de 1877.

Pierre Theillet, francés, vivió al parecer hasta los 104 años. Entre los veteranos de las guerras napoleónicas, se le conoce no por sus hazañas bélicas, sino por su incapacidad de casarse con su novia. Tuvo muchos hijos con ella, pero no fue capaz nunca de obtener un certificado de nacimiento, necesario para el matrimonio civil.

Para terminar, el caso más curioso es el de Nicolás Savin. Hay muchas reservas respecto a su fecha de nacimiento. Si fuera cierto que nació el 17 de abril de 1768 y falleció el 29 de noviembre de 1894, habría vivido hasta la increíble edad de 126 años. Estuvo en las campañas de Egipto, Ulm, Zaragoza y Rusia. Hecho prisionero de guerra en este último país, acaba estableciéndose y muriendo allí. Otros 43 veteranos de la época napoleónica acabaron sus días en Alemania. Como Andreas Wyczik, nacido en 1790, y que seguía vivo en la región de Silesia, según constancia documental, a los 103 años.

40. Galicia se queda sin su superabuela

María Marcote Boullosa

María Marcote Boullosa, más conocida en su pueblo como María da Americana, falleció el 4 de octubre de 2011 poco antes de la medianoche en su casa de la calle Ara Solis de Fisterra (Finisterre), en la provincia gallega de A Coruña. Hacía solamente seis días que había entrado en el registro de los supercentenarios. **Por una enorme casualidad, y gracias a la partida de nacimiento, la familia descubrió que su fecha real de nacimiento era un mes antes de lo que habían creído toda la vida y marcaba el DNI de la anciana.**

El grupo de investigación en gerontología que registra y documenta todos los centenarios de España, siempre con toda la documentación que lo acredite, fue determinante a la hora de detectar el error, y de conceder a María Marcote su condición de supercentenaria, como en justicia le correspondía. Además, ellos son los encargados de incorporar al registro internacional de supercentenario a los pocos seres humanos escogidos que llegan e incluso superan la edad de 110 años.

El psiquiatra Jesús Fraiz, experto en gerontología, también tenía previsto enviar la documentación de María a un instituto especializado en individuos que alcanzan edades extremas. Ese instituto lo integran la Universidad de Montpellier, en Francia, y el centro Max Planck de Alemania. Fraiz, su colaborador, dirigía en el momento del fallecimiento de la superabuela gallega la Galería da Lonxevidade. En Internet puede verse este registro que recoge todas las personas del mundo que han pasado de 110 años y que se hayan podido acreditar. En 2011 superaban el millar.

> **Al morir en Fisterra María Marcote Boullosa, la persona más longeva de la comunidad autónoma, Galicia se quedó sin superabuela tan solo unos pocos días después de haberla conseguido. Porque pasada una semana de haber cumplido los 110 años fallecía** María Marcote Boullosa **a las once y cuarto de la noche.**

Llevaba varios días con la salud regular, apenas se levantaba de su sofá y había perdido las ganas de hablar. De hecho, su 110 cumpleaños no fue tan festejado como otros años, debido a lo delicada que estaba la supercentenaria.

La Corporación local de Fisterra decretó un día de luto oficial en la localidad por esta muerte tan excepcional, con banderas a media asta.

En los medios de comunicación se habló de una enfermedad sin concretar como posible causa del fallecimiento. En las últimas semanas la salud de la anciana se había deteriorado mucho, pero casi hasta el final conservó intactas la lucidez y la memoria. Con 109 años todavía bajaba y se sentaba en su sofá de toda la vida.

El 28 de septiembre de 2011 celebró su 110 cumpleaños, ya sin muchos ánimos, por lo que la familia no hizo ninguna celebración especial como en ocasiones anteriores. El objetivo estaba conseguido: María Marcote ingresaba con todas las de la ley en el selecto club de los supercentenarios.

Había nacido en 1901. De adolescente, según le contaba a su hijo Manuel, había visto la llegada de submarinos y buques de guerra alemanes a Fisterra durante la Primera Guerra Mundial. En 1910 contempló en el cielo el acercamiento del cometa Halley a la Tierra. Halley mantiene una órbita alrededor del sol de 76 años en promedio, por lo que un ser humano ordinario con suerte solo lo puede contemplar una sola vez durante su vida o, como máximo, dos, si las apariciones del cometa coinciden con el inicio y el final de su existencia.

María tuvo siete hijos. Dos vivían cerca de ella en Fisterra, pero los otros cinco emigraron muchas décadas atrás a Argentina, donde hicieron su vida.

Cuando María falleció, centenares de conciudadanos se acercaron al cementerio a darle su último adiós a la superabuela de Galicia.

Cuando nació era regente en España la reina María Cristina. Presenció todo el reinado de Alfonso XIII. Tenía 22 años al inicio de la dictadura de Primo de Rivera. Luego vino la Primera Guerra Mundial, la Segunda República española, la Guerra Civil y la Segunda Guerra Mundial. Cuando el primer hombre pisó la Luna, tenía ya edad para estar jubilada de sobra: 67 años. Y sin embargo aún le quedaba mucho por vivir. El tiempo siguió pasando y María siempre estaba ahí, de testigo mudo pero atento del devenir de la historia. A los 77 años presenció la llegada de la democracia.

Nunca trabajó fuera de casa. Y nunca abandonó su Fisterra natal. Pero desde allí vivió hasta una edad increíble para la mayoría de nosotros. Fisterra y Galicia la despidieron con sentimiento. No todos los días, ni siguiera en años y décadas, consigue una región a su superabuela.

La esperanza media de vida para las mujeres en España es de 84,3 años. María Marcote vivió 26 más.

41. Longevidad: una bendición y un problema

Durante las últimas cuatro décadas, se ha registrado una tendencia fácilmente detectable en los países conocidos como más 'avanzados'. Cada vez más y más personas viven hasta edades más avanzadas. En España, María Antonia Castro, la más longeva registrada en la historia del país, llegó a vivir 114 años. Murió en 1996.

Las investigaciones científicas indican que, incluso llegando a vivir 122 años como **Jeanne Calment** (capítulo 1 de este libro), no hemos alcanzado aún nuestro límite biológico. Si continúa la actual progresión de mejoras en el campo de la salud, los seres humanos que se acerquen a los 200 años podrían no ser tan raros en un futuro bastante próximo.

El aumento de la longevidad de nuestra especie se inicia en el Paleolítico Superior temprano. Los humanos nos hemos ido diferenciando más y más de los grandes simios en nuestra maduración retardada, crecimiento más lento, mayor fecundidad y aumento de la longevidad a medida que pasaba el tiempo. Lo cual está asociado con la menopausia en las mujeres. Estos son los cambios evolutivos que tienen implicaciones para el desarrollo de la cultura humana. Se baraja en ámbitos científicos que la mayor extensión de la vida facilitaría la supervivencia y mayor diferenciación e identificación de los grupos sociales. Permitiría transmitir entre generaciones grandes cantidades de información compleja. La gente joven se beneficiaría de la experiencia de los ancianos y de sus conocimientos especializados. Está además la inversión que harían las personas mayores –en tiempo y esfuerzos- en las familias de sus hijos, lo cual proporcionaría ventajas en términos de la selección natural, y promovería el crecimiento de la población.

Todas las anteriores circunstancias ya se pueden apreciar desde el paleolítico superior, y llevaron a su vez al establecimiento de amplias y densas redes de comercio, más desplazamientos y cambios de residencia de los individuos, y sistemas más complejos de cooperación y competencia entre grupos de seres humanos.

No obstante, al mismo tiempo que nos congratulamos por nuestra creciente longevidad, advertimos que la misma lleva aparejada un **problema económico de subsistencia**. Cada vez más personas ancianas cobran más tiempo la pensión de jubilación u otros subsidios. La base de la pirámide poblacional se ha invertido. Son menos los individuos en edad activa, y tienen que sostener a más personas en edad avanzada que ni producen ni cotizan. Incluso con una población activa reducida –cada vez nacen menos niños en los países en desarrollo- la oferta de empleo u ocupaciones no cesa de reducirse: un 30% de la población activa es excedente permanente del mercado de trabajo.

En España ya hay **una persona jubilada por cada cuatro profesionales en edad de trabajar**, es lo que se conoce como la 'tasa gris'. Esa proporción se hará mucho más preocupante en 2030, cuando el porcentaje de personas mayores de 65 años alcance el 38% sobre el total de la población activa. Es decir que para esas fechas habrá un jubilado por cada 2,63 activos. De hecho, hay 8,3 millones de personas mayores de 65 años en España, frente a 31,4 millones de personas que conforman la población en edad de trabajar.

Esto supone que la proporción de jubilados sobre el total de la población activa alcanza actualmente el 26%. Ese 26% se halla ya retirado o cercano a su jubilación, y depende de prestaciones y subsidios públicos.

Aún peor, de esa población activa, no todos de hecho trabajan, solo muestran disponibilidad a hacerlo. Pero se incluyen en ese 31,4 millones de personas por ejemplo a los desempleados. O sea, que la cifra de personas que trabajan y cotizan a la Seguridad Social y que son los que de verdad están financiando económicamente al sistema público de ayudas y prestaciones para que no colapse se halla en torno a los 17,2 millones de personas. Haciendo un sencillo cálculo tenemos que la proporción de jubilados sobre el total de cotizantes a la Seguridad Social es a finales de 2015 del 48,25%. Aproximando, **hay un jubilado por cada dos personas que trabajan y contribuyen al sostenimiento del Estado del Bienestar en España. Una proporción más bien escasa y en extremo preocupante**.

Las administraciones hasta la fecha no han sabido encarar el problema. Se limitan a observar estremecidas como un gigantesco iceberg se le viene encima al barco demográfico. En uno de sus costados lleva un rótulo fluorescente con la leyenda 'Longevidad'.

"Actualmente una de cada nueve personas tiene 60 o más años de edad, y las proyecciones indican que la proporción será una de cada cinco personas hacia 2050, el envejecimiento de la población es un fenómeno que ya no puede ser ignorado", **advierte la ONU en su informe** *Envejecimiento de la Población: una celebración y un desafío*, elaborado por la UNFPA.

Para 2020 habrá más de mil millones de personas mayores de 60 años en todo el planeta. En 2050, esta cifra se duplicará y por primera vez este colectivo llamado de 'la tercera edad' superará en número al de menores de 15 años. Y cada vez más habrá más mujeres longevas que hombres longevos. Los estudios apuntan a que la feminización de la longevidad no solo no se detendrá, sino que irá en aumento.

Para la ONU, el envejecimiento mundial requiere que desde ahora se pongan en marcha una serie de reformas en las políticas sociales, sanitarias y económicas para que se envejezca con dignidad y seguridad. Es urgente encontrar y desarrollar nuevos planteamientos relativos a los cuidados médicos, la jubilación, las condiciones de vida y las relaciones entre generaciones. Esos enfoques deben ser, ante todo, efectivos.

El país más envejecido en nuestros días es Japón, que cuenta con un 30% de la población mayor de 60 años. El porcentaje de la tercera edad en España es de en torno al 26 %, que se elevará al 38,3 % en 2050, **pasando a ser el octavo país del mundo más longevo.**

En el informe de la ONU se recuerda la gran presión financiera, que incluso se ha agudizado debido la crisis económica, a la que están sometidos los sistemas de seguridad social. Es la consecuencia de la creciente esperanza de vida, alta incidencia de desempleo, y cada vez mayor número de personas de la tercera edad que demandan cuidados de larga duración. **Por eso, entre enero de 2010 y febrero de 2012, de 138 países, 52 ha reformado sus sistemas de pensiones a causa del envejecimiento de la población, de acuerdo a los datos de UNICEF.**

Los gobiernos y las administraciones de los países desarrollados luchan por implementar mejoras en sus sistemas de pensiones para convertirlos en sostenibles. Una ardua labor que hasta el momento no se ha conseguido del todo. **Las medidas tomadas con vistas a este propósito abarcan desde el aumento de la edad de jubilación, pasando por la reducción de beneficios sociales, hasta incrementar las contribuciones al sistema.** En otros casos se ha cambiado radicalmente el diseño. Por ejemplo, al adoptar el método de aportaciones conocido como PAY-AS-YOU-GO, donde el beneficiario es el que decide el importe con que quiere contribuir cada mes a su jubilación, y o bien acepta que se le retire una cantidad mensual de su salario, o bien entrega él personalmente esa cantidad. La otra cara de la moneda es un sistema totalmente definido, donde los beneficiarios no tienen ninguna capacidad de decisión respecto a la pensión final que recibirán, sino que es el propio sistema el que se la atribuye de acuerdo a sus condiciones particulares de cotización y periodo de tiempo que hayan contribuido.

Aparte de las pensiones, la tercera edad vive gracias a otro tipo de ingresos. Los mayores de países en desarrollo todavía dependen en gran medida de las contribuciones de sus familiares para poder subsistir llegados a una edad avanzada. Los de países desarrollados suelen invertir en instrumentos financieros de ahorro mientras están en activo, para luego beneficiarse cuando llegue su jubilación.

Hay un grupo de mayores que aún obtiene ingresos del trabajo. La tercera edad en nuestros días, gracias a los avances en salud y envejecimiento activo, ya no es sinónimo de degeneración y decrepitud como hasta hace poco. **En el mundo, la mitad de los hombres mayores de 60 años y un cuarto de las mujeres todavía forman parte de la fuerza laboral.** Eso significa que contribuyen al sistema de pensiones pero "muchos mayores sufren discriminación, abusos y violencia". Sobre esta cuestión ha empezado a hacer hincapié la ONU para que se defienda a este colectivo y se tomen acciones desde los gobiernos nacionales para detener esos atropellos. De nuevo volvemos al mismo problema: el actual mercado de trabajo a nivel mundial no tiene capacidad suficiente para albergar a toda la población capaz de trabajar y que desea trabajar. Un problema que hasta la fecha sigue sin resolver y que se constituirá en el caballo de batalla del siglo veintiuno.

42. Anunció al mundo el inicio de la Segunda Guerra Mundial

Clare Hollingworth

El 10 de octubre de 2015, la mujer que hizo leyenda en el periodismo de guerra cumplió 104 años de edad. *LA PERIODISTA CLARE HOLLINGWORTH CAMBIÓ EL RUMBO DEL PLANETA Y DE SU CARRERA AL SER LA PRIMERA EN ANUNCIAR EL INICIO DE LA SEGUNDA GUERRA MUNDIAL.*

Clare Hollingworth, de nacionalidad británica, nacida en 1911, entró en la historia con ese anuncio. Era el 31 de agosto de 1939, y Hollingworth había logrado trabajo como corresponsal del periódico Daily Telegraph hacía solamente una semana. Según entró a formar parte de la redacción, la enviaron a Polonia para informar desde allí de cómo las tensiones políticas en Europa se incrementaban día a día. Hollingworth convenció al cónsul general británico en Katowice (importante ciudad de la región histórica de la Alta Silesia, en la Polonia meridional), que era entonces John Anthony Thwaites, de que le prestara su coche con chófer para adentrarse en misión de reconocimiento en territorio alemán. Mientras se desplazaba en autómovil a lo largo de la frontera entre Alemania y Polonia, la suerte le deparó divisar una masiva columna de tropas nazis, tanques y vehículos blindados en dirección a Polonia. Hollingworth llamó a la embajada británica en Varsovia para comunicar la invasión alemana de Polonia.

No le fue tan fácil a la intrépida reportera que le creyera el personal de la embajada. Menos cuando tuvo una segunda exclusiva mundial a medida que las tropas alemanas iban penetrando en el país. Para convencerles, hubo de sostener el auricular del teléfono por fuera de la ventana de su habitación, de modo que a sus interlocutores les fuera posible oír el ruido que hacían los ejércitos germanos al pasar. El testimonio *in situ* de esta corresponsal fue la primera noticia que tuvo el departamento de Asuntos Exteriores de Gran Bretaña de la invasión de Polonia.

Clare Hollingworth es conocida a nivel mundial como una de las mejores reporteras de guerra del siglo XX. Cubrió conflictos armados de Polonia a la India y de Argelia a Vietnam.

Fue en el año 1939 cuando a una periodista que apenas contaba con la edad de 27 años y unas pocas semanas de trabajo en el diario THE DAILY TELEGRAPH (El Telégrafo Diario) le fue asignada la tarea de cubrir la zona de Polonia e investigar sobre los acontecimientos de ese lugar. En un auto prestado por un amigo y cónsul británico, John Anthony Thwaites, Clare Hollingworth se aventuró hasta la frontera del país, y logró ingresar en Alemania. Cuando iba de regreso descubrió un contingente alemán que incluía autos blindados y tanques escondidos en un valle. Muchos años después, Clare Hollingworth volvió a visitar ese valle. Sus crónicas periodísticas, que publicó el Daily Telegraph en primera plana, fueron el primer anuncio del inicio de la II guerra mundial el día 1 de septiembre del año 1939.

Se cumplen por tanto más de tres cuartos de siglo desde que esta mujer se consagró como la decana de los corresponsales de guerra de la era moderna. Una raza especial de hombres y mujeres que se jugaba –y aún se juega- la vida cada día para revelar al mundo qué es lo que está ocurriendo en los rincones más candentes y peligrosos del planeta. La víspera de su cumpleaños número 104, Clare Hollingworth disfrutó de tan especial fecha reverenciada e idolatrada por los de su propia especie. No en vano ella fue la primera en ver "los tanques alineados y listos para invadir Polonia", como ha repetido una y mil veces desde aquella memorable exclusiva de 1939 (¡en limusina con chófer y bandera británica al viento!) para todo el planeta.

> Hace mucho, mucho tiempo... 75 años atrás, una elegante limusina cruzaba la frontera entre Polonia y Alemania, y aceleraba a lo largo de la autopista que discurría entre Bytom y Gliwice (Gleiwitz), al sur de Polonia.

Por cierto que el nombre de Gleiwitz quedó desde esos días plasmado en la Historia, con mayúscula, precisamente gracias a lo que se conoce como Operación Himmler, Provocación de Gleiwitz o Incidente de Gleiwitz.

Se le dio ese nombre es el nombre dado a la operación de bandera falsa dirigida por Alfred Helmut Naujocks, bajo las órdenes de Reinhard Heydrich, tras la que Alemania invade Polonia sin previa declaración de guerra el 31 de agosto de 1939. Una operación de bandera falsa como esta es una operación encubierta llevada a cabo por gobiernos, corporaciones y otras organizaciones, diseñada para aparecer como si fueran llevadas a cabo por otras entidades. El nombre se deriva del concepto militar de izar colores falsos; esto quiere decir la bandera de un país diferente al propio. Los ataques terroristas en algunas ocasiones son operaciones de bandera falsa. También las técnicas de bandera falsa son ampliamente usadas en espionaje para reclutar agentes para espionaje o robo de documentos sensibles, convenciéndolos de que trabajan para gobiernos amigos o el gobierno propio. Esta técnica se usa asimismo para atrapar espías, mediante el uso de un agente que finge ser un espía del otro lado.

La operación Himmler se completó con éxito. El problema fue que nadie se la creyó. Hasta que se celebraron los juicios de Núremberg (1945-1946) no se supo realmente lo que había ocurrido. Entonces fueron desclasificados documentos secretos de las SS que revelaron la verdad. Como dato anecdótico, la emisora de radio y la torre de transmisiones, enteramente construida de madera, y que fueron el objeto del ataque, aún se conservan en buen estado en una parcela de terreno situada al norte de Gliwice entre las calles Tamogorska y Lubliniecka, junto al enlace de la circunvalación (carretera nacional 4) con la carretera 78. Se las conoce como **la Torre Eiffel de Silesia**. Puede visitarse algunos días a la semana.

Este pretexto de la propaganda nazi fue inútil, ya que ni Francia ni el Reino Unido aceptaron los presuntos ataques polacos como argumento válido para que Alemania invadiese Polonia. De modo que cuando Alemania cruzó las fronteras polacas al día siguiente, el 1 de septiembre de 1939, Francia y Gran Bretaña lo tomaron como una declaración de guerra, y dio comienzo la Segunda Guerra Mundial.

En medio del conflicto, ajena por completa a que se encontraba en medio del polvorín más grande de los últimos siglos, presto a explotar, se deslizaba con gracia la limusina que llevaba a la intrépida reportera de 27 años, presta a cumplir contra viento y marea el primer encargo que le había hecho su periódico, el Daily Telegraph. La joven, recién contratada a mediados de agosto de 1939, y emocionada ante el inicio de su carrera periodística, soñaba como todo periodista novel con dar la exclusiva del siglo.

Una vez pasada la localidad de Gleiwitz, el trazado de la carretera empezó a ir en pendiente mientras subían una colina. Clare Hollingworth vio de pronto 65 motoristas mensajeros alemanes, que adelantaron su coche y aceleraron con los motores a todo rugir. A continuación vislumbró cientos de tanques, carros blindados, y artillería de campo: era el 10º Ejército y sus divisiones Panzer al mando del destacado general Gerd von Rundstedt. Todas estas fuerzas se concentraban en el valle que podía verse abajo. Se hallaban a la espera para invadir Polonia y comenzar la Segunda Guerra Mundial. Hollingworth envió la historia a su periódico. **Apareció el martes 29 de agosto de 1939 en la primera página del Daily Telegraph, bajo un titular que anunciaba: "Mil taques se concentran en la frontera polaca. Diez divisiones [alemanas] se aprestan para un fulgurante golpe de mano". En el texto la corresponsal avisaba: "La maquinaria de guerra alemana está ahora lista para entrar en acción de un momento a otro".**

"No estaba asustada", contó Clare Hollingworth mucho tiempo después, cuando ya tenía 98 años, en una entrevista que le hizo su propio periódico para conmemorar el 70º aniversario de la fecha de inicio de la Segunda Guerra Mundial. Ya entonces su salud se había debilitado, y había perdido casi toda su vista y oído, pero su cerebro seguía tan vivo como de costumbre. Seguía pudiendo relatar mejor que nadie lo ocurrido en Europa a finales de aquel verano de 1939.

"Conté esta historia cuando era muy, muy joven", confesó. "Fui allí a preocuparme por qué pasaba con los refugiados, y con los más débiles. Pero mientras estaba sobre el terreno, de pronto empezó la guerra". Durante gran parte de 1938, Hollingworth había estado trabajando en los alrededores de Varsovia, ayudando a los refugiados a escapar después de que Hitler ocupase Checoslovaquia. Esta labor le dio un conocimiento en profundidad sobre la región. De modo que cuando Arthur Watson, el entonces director del Telegraph, se topó con ella por azar cuando la intrépida joven hizo un viaje de vuelta a Inglaterra ese mismo mes de agosto de 1939, no lo dudó y la contrató sobre la marcha.

"Nunca me enteré de mucho de lo relativo a su trabajo con refugiados, ella nunca hablaba gran cosa de eso", refirió su sobrino nieto y biógrafo Patrick Garrett. "Pero se estima que el grupo que mi tía dirigió en aquella época salvó en torno a 3.000 vidas".

Un día después de que el periódico la contratara, Hollingworth voló a Varsovia haciendo escala en Berlín. "Empaquetó sus maletas, pero descubrió que resultaban demasiado grandes para que le permitieran embarcarlas en el avión que iba a tomar. De modo que tuvo que llamar corriendo a los almacenes Harrods, los cuales le enviaron un equipaje más adecuado". Según su sobrino, incluso hacer trasbordo en Berlín tenía en aquellos momentos sus riesgos para la corresponsal, al "haberse dedicado a ayudar a refugiados" que escapaban del régimen nazi. Por fin, a Hollingworth se le permitió seguir su trayecto hasta Varsovia. Allí la recibiría Hugh Carleton Green, el jefe de la delegación del Telegraph en Berlín. Le habían echado de Alemania, y había buscado refugio en Polonia. Ambos cenaron en el Hotel Europejski y acordaron que Hollingworth viajaría al corazón de la región industrial de Katowice, cerca de la zona fronteriza germana, porque la joven británica conocía bien este territorio.

Tras tomar el tren nocturno, el cónsul general británico en la región, John Anthony Thwaites, se ofreció a albergarla, porque ya la conocía de sus días de trabajo con los refugiados. A la mañana siguiente, Hollingworth descubrió que los diplomáticos alemanes iban y venían a través de la frontera sin impedimentos. De modo que le pidió prestado a Thwaites el vehículo del consulado, una limusina con chófer que incluso portaba la bandera de Gran Bretaña ondeando en un flanco. El cónsul "se desternilló de risa cuando le expliqué por qué la necesitaba, pero me dejó ir".

De modo que la valerosa corresponsal se puso en marcha, acompañada por el chófer y una compañera que también había trabajado con los refugiados. En ruta hacia una de las mayores exclusivas periodísticas de la historia. Atrás dejaron a los boquiabiertos guardias fronterizos en Beuthen (ahora la localidad se llama Bytom).

> **Su sobrino especifica que Hollingworth "en realidad tuvo dos exclusivas mundiales, no solamente una, aunque la gente tiende a confundirse y fusionarlas". El primer bombazo informativo a escala mundial ocurrió cuando divisó los tanques. El segundo, "cuando contempló en persona como estallaba la guerra cuando los alemanes entraron en Polonia y ella estaba en Katowice".**

Apenas amanecía el 1 de septiembre de 1939 cuando a la corresponsal la despertaron el ruido de explosiones y de ametralladoras en la distancia. "Alguien entró corriendo en la habitación y dijo: ¡Vienen los alemanes!", recuerda ella. "¡Y tenían razón!". Con el rugido de los aeroplanos que sobrevolaban por encima del edificio, Hollingworth llamó a la embajada británica en Varsovia y pidió hablar con Robin Hankey, amigo suyo que ocupaba el cargo de segundo secretario de la embajada. "Robin, la guerra ha empezado", le gritó por el auricular. "¿Estás segura, compañera?", le replicó él, medio en broma, medio en serio, sin creérselo del todo. En vez de responderle con palabras, Clare Hollingworth sostuvo el auricular por fuera de la ventana de su habitación, para que oyese con claridad el rugido de los tanques nazis que estaban rodeando Katowice.

Tras ayudar al personal del consulado británico a quemar documentos que no querían que cayesen en manos nazis, Hollingworth condujo hasta la frontera en torno a las 10 de la mañana, cuando el tiroteo se hubo calmado. Presenció el éxodo en masa de la población, y regresó después a Katowice, donde el desaliento calaba por doquier. Por temor a ataques nocturnos, esa siguiente noche la pasó en Cracovia, a 80 kilómetros (50 millas) de distancia. El 2 de septiembre volvió a Katowice una vez más: la localidad estaba siendo evacuada. Metió a toda velocidad su máquina de escribir y algunas ropas en una funda de almohada. Antes de partir, sin embargo, tuvo que resignarse a aceptar una caja con botellas de champán que le obsequiaba el cónsul francés, el cual se hallaba abrumado por los acontecimientos.

Durante las dos semanas siguientes, Clare Hollingworth recorrió Polonia arriba y abajo, llevando siempre un poco de ventaja a las tropas alemanas que avanzaban sin remedio.

Muchas de sus crónicas nunca llegaron a Londres para ser publicadas. Y las que sí lograron alcanzar su destino no llevaban su firma de autor. "Me contó que por aquel entonces los corresponsales no firmaban", explicó su sobrino nieto. Hollingworth creía que era mejor así, "pues sus padres se hubieran preocupado en caso contrario".

Fue solo el principio de su destacada carrera, que la llevó a las guerras de Argelia y Vietnam, antes de que el Telegraph la nombrara su corresponsal en la capital china Pekín, también llamada Beijing, en 1973. Tenía entonces 62 años. Fue entonces cuando estableció su residencia en Hong Kong.

Garrett, su sobrino, la consideró siempre su "tía heroína". Cuando volvía del frente, Hollingworth les traía a sus familiares peculiares *souvenirs*. A Garret le consiguió un turbante árabe. Su marido reunió al correr de los años todo un botín de guerra, que incluía una daga alemana y un casquillo de bala recogido en uno de los muchos campos de batalla que recorrió.

> **"Tuve mucha, mucha suerte", admitió la propia Hollingworth.**

Tras su brillante comienzo con la invasión de Polonia, a lo largo de las décadas siguientes Hollingworth fue enviada sucesivamente como corresponsal a conflictos de Palestina, Algeria, China, Adén (Yemen) y Vietnam.

En Palestina, en 1946 fue una de las supervivientes de la masacre del Hotel Rey David de Jerusalén, donde un bombardeo mató a 91 personas (otras fuentes hablan de 92 víctimas).

Clare Hollingworth se halló presente en este peligroso escenario, pero logró salir con vida.

A lo largo de su prolongada y aventurera carrera, escribió cinco libros: *La guerra de tres semanas de Polonia* (*Poland's Three Weeks' War*, 1940), *Hay un alemán justo detrás de mí* (*There's a German Right Behind Me*, 1945), *Los árabes y Occidente* (*The Arabs and the West*, 1950), *Mao* (1985), y sus memorias, tituladas *En primera línea* (*Front Line*, 1990, actualizadas con Neri Tenorio en 2005).

La periodista se casó dos veces. La primera con Vandeleur Robinson en 1936, un enlace que acabó en divorcio en 1951. Su segundo marido fue Geoffrey Hoare. El matrimonio duró de 1951 hasta el fallecimiento de Hoare en 1965. Hoare tiene una hijastra de estas segundas nupcias.

En 1939, Holligworth era candidata a ingresar como miembro de la Cámara de los Comunes en Gran Bretaña (un cargo equivalente al de diputado en otros países) por el Partido Laborista. Las elecciones generales iban a celebrarse en 1940. Pero con el estallido de la Segunda Guerra Mundial tuvieron que posponerse. Cuando por fin se celebraron en 1945 fue otro el candidato laborista.

Desde principios de la década de los 80 del siglo pasado, Hollinworth se mudó a vivir a Hong Kong, donde se convirtió en una visitante casi diaria del elegante Club de Corresponsales Extranjeros, que le concedió el título de Embajadora Honoraria de Buena Voluntad. Tal vez por esta razón la célebre corresponsal escogió este enclave para celebrar su cumpleaños número cien el 10 de octubre de 2011.

En 2006 Hollingworth demandó a su asesor financiero, Thomas Edward Juson (más conocido como Ted Thomas), que como ella era miembro del club de corresponsales,. Lo acusaba de haberle sustraído casi 300.000 dólares (unos 270.000 euros) de su cuenta bancaria. Juson se defendió aduciendo que había invertido ese dinero, pero al final accedió a devolverlo en 2007. No obstante, a finales de 2011 aún no se tenía noticia de que lo hubiese reintegrado.

Nada de eso importaba la víspera del 10 de octubre de 2015. Se brindó con champán, mucho champán, en el Club de Corresponsales Extranjeros de Hong Kong. A punto de celebrar su cumpleaños número 104, Clare Hollingworth disfrutó de tan especial fecha siendo reverenciada e idolatrada por los de su propia especie. No en vano ella fue la primera en ver "los tanques alineados y listos para invadir Polonia", como ha repetido una y mil veces desde aquella memorable exclusiva de 1939 para todo el planeta. Hace ya muchos años que sus compañeros la consagraron como la decana de los corresponsales de guerra de la era moderna. Una raza especial de hombres y mujeres que se jugaba –y se juega- la vida cada día para revelar al mundo qué es lo que está ocurriendo en los rincones más candentes y peligrosos del planeta. Sobre esa selecta tribu reina Hollingworth sin discusión. "Tuvo una procesión constante de admiradores" que acudieron a felicitarla, contó su viejo amigo Julian Stargardt, quien estuvo presente en las celebraciones, las cuales se prolongaron por más de tres horas. Veteranos periodistas y corresponsales se hallaron presentes en Hong Kong para tan destacado día.

> **Stargardt le hizo entrega a la sénior de los corresponsales de la felicitación de cumpleaños más especial. Llegaba desde la redacción del Telegraph en Inglaterra, *su periódico*, donde el nombre de Hollingworth continúa siendo una inspiración para los periodistas en plantilla, más de 70 años después de que esta mujer hiciera historia. En la tarjeta se contaba cómo "nuestros actuales corresponsales intentan igualar tu destreza y valentía cada día en todo el mundo, cuando se les destina a cubrir [informativamente] guerras, golpes de estados, crisis migratorias y otros". Seguía diciendo: "Creemos que te gustaría saber que el presente editor a cargo de la sección de Internacional, el subeditor y dos de sus tres ayudantes son todos mujeres –¡un gran tributo, y esperamos que lo comprendas así, a tu espíritu pionero y brillante ejemplo!".**

El anterior editor del Telegraph, Charles Moore, también se unió al coro de las felicitaciones de la corresponsal. "Clare logró para nuestro periódico su mayor exclusiva", recordó, "y en la primera mitad del siglo veinte, e incluso por muchos años después, marcó el camino por el que discurrieron tras ella muchas mujeres corresponsales de guerra".

Aunque supuestamente sus días de gloria quedaron atrás hace mucho tiempo, Clare Hollingworth a los 104 años seguía estando lista para la acción. **Cada noche colocaba con cuidado su pasaporte y sus zapatos al lado de la cama, lista para saltar del lecho y partir en cualquier momento en que recibiera una llamada de la redacción central, encargándole de urgencia una última exclusiva.** Lo contaba en su cumpleaños su sobrino nieto Patrick Garrett, que acababa de completar una nueva biografía de la ilustre corresponsal. Cuando relata esta anécdota, "alguna gente me dice que les parece algo triste, pero pienso que no han entendido bien a Claire. El periodismo y el Telegraph forman parte de su fuerza vital. **Su deseo más intenso es hallarse en el centro de todo, eso la ha mantenido en marcha año tras año**".

Cuando un trabajo apasionante y una apasionada mujer se funden, esto es lo que se consigue: Clare Hollingworth hasta el final.

El Incidente de Gleiwitz

En el caso que nos ocupa, el **Incidente de Gleiwitz**, la operación consistió en un ataque realizado por tropas alemanas, pero que llevaban uniforme polaco, a la emisora de radio fronteriza alemana de Gleiwitz, para luego difundir un mensaje en que se animaba a la minoría polaca de **Silesia** a tomar las armas contra **Adolf Hitler**. Como "prueba" del ataque, los nazis asesinaron y vistieron con uniformes polacos a algunos prisioneros de campos de concentración de Dachau, criminales por delitos comunes.

A las ocho de la tarde del 31 de agosto de 1939, mientras millón y medio de soldados alemanes se acercaban sigilosamente a la frontera germano-polaca para comenzar la invasión de Polonia, y una corresponsal novata del Telegraph recorría la región en una limusina prestada con chófer, una docena de soldados de la SS disfrazados de polacos tomaban la emisora de radio de Gleiwitz. Por la mañana ya se había comunicado la clave secreta para dar comienzo a la operación de falsa bandera: "La abuela ha muerto".

La emisión radiofónica que estaba en marcha en aquel momento de la tarde terminó con disparos. Los nazis disfrazados entran en el edificio, reducen al personal que había en aquellos momentos, y tras encerrarlos en el sótano localizan un micrófono por el que salen en antena, el jefe de los soldados disfrazados lee un discurso en polaco, interrumpido de vez en cuando por el sonido ambiental de disparos que querían dar más veracidad al supuesto ataque polaco. Los alemanes disfrazados de polacos disparaban contra los cuerpos ya muertos de los criminales. Siguieron otros incidentes parecidos en otros enclaves. En el puesto fronterizo de Hochlinden, fuerzas de las SS disfrazadas de soldados polacos entraron en combate simulado con unidades del ejército alemán, ante la soprendida mirada de unidades auténticas del ejército polaco.

Periodistas extranjeros y civiles alemanes fueron llevados a continuación a los lugares donde habían tenido lugar los incidentes provocados. Allí pudieron contemplar los cadáveres de los supuestos atacantes polacos. Pero nadie se creyó la treta alemana. Pese a todo, los alemanes invadieron Polonia y dio comienzo la Segunda Guerra Mundial.

También en el atentado al Hotel Rey David

El atentado al Hotel Rey David, sede de la Comandancia Militar del **Mandato Británico de Palestina** y de la División de Investigación Criminal de los británicos, ocurrió el **22 de julio** de **1946** en **Jerusalén** y fue perpetrado por el Irgún, una organización paramilitar sionista que defendía que todo judío tenía derecho a entrar en Israel, entonces bajo control británico. Además propugnaban "activas represalias" contra árabes y británicos, y la constitución de una fuerza armada judía para garantizar un Estado judío, que se materializaría por fin en 1948.

El ataque al Hotel Rey David causó 92 muertos, 16 de los cuales eran judíos. Ocurrió en respuesta a que las tropas británicas invadieran la **Agencia Judía** y más de 2.500 judíos de todas las partes del entonces mandato británico fueran puestos bajo arresto, durante la llamada **Operación Agatha**.

El ala sur del Hotel Rey David de Jerusalén albergaba en 1946 las instituciones centrales del régimen británico, incluyendo al cuartel general del ejército y al gobierno civil. Se hallaba defendida por nidos de ametralladoras y vigilada además por un fuerte contingente de soldados, policías y detectives. El **Irgún** sometió un plan para destruir el edificio al mando unificado del **Tnuat Hameri** (que era un movimiento común de la **Haganá**, el Irgún y el **Lehi** con el objetivo compartido de acabar con el régimen británico de Palestina y lograr la independencia judía mediante la **lucha armada**). El Tnuat Hameri ni aceptó ni descartó la propuesta; se limitó a replicar que no era el momento adecuado.

Pero entonces el 29 de junio de 1946 los británicos ocuparon las oficinas de la **Agencia Judía**, secuestrando importantes documentos secretos, que contenían información sobre operaciones de la agencia, las cuales incluían actividades de inteligencia en países árabes y el listado de varios nombres de miembros del Haganá. Toda esa documentación fue llevada al Hotel Rey David. Casi al mismo tiempo, detuvieron a más de 2.500 judíos de toda Palestina (el llamado **Sábado Negro**).

Estas fueron las razones que incitaron al mando de Tnuat Hameri a aprobar el plan del Irgún, con el objetivo principal de destruir aquellos documentos reveladores. El plan indicaba que integrantes del Irgún entrarían con explosivos introducidos en botellas (tarros) de leche, con un cartel que diría: Minas, no tocar. Para alejar a los transeúntes del edificio, lanzarían un pequeño petardo inofensivo y ruidoso. Con el fin de demostrar que no querían causar víctimas, darían avisos telefónicos a tres oficinas elegidas previamente, advirtiendo a las autoridades de que desalojasen el edificio. Esta operación fue llamada MalonChik, una combinación de vocablos hebreos y rusos que significa 'hotelito' o 'pequeño hotel'. Fue la clave que utilizaron.

La operación se realizó el 22 de julio de 1946. Un hombre entró en el hotel disfrazado con una túnica de empleado, y colocó los explosivos en el sótano mientras un grupo de sus compañeros lo cubría. Al salir del hotel, justo al mediodía, un miembro del Irgún gritó a la multitud: **"Lárguense, el hotel está a punto de volar por los aires".** Diez minutos después ese mismo hombre llegó adonde esperaba una telefonista, quien llamó al Hotel Rey David e informó a las autoridades de que habían sido colocados explosivos en el edificio y que no tardarían en estallar, advirtiendo que evacuaran todo el edificio para evitar víctimas civiles. Según afirma el Irgún, la misma persona telefoneó a continuación a la oficina del **Jerusalem Post** para avisar sobre lo que iba a ocurrir. La tercera y última advertencia se hizo al Consulado Francés de la zona, aconsejando abrir las ventanas para prevenir los efectos de la explosión. Los funcionarios galos confirmaron después que habían recibido el aviso, por lo que acataron la advertencia, abrieron las ventanas y el edificio del consulado no sufrió daño alguno. Sin embargo, las autoridades británicas ignoraron los avisos del Irgún alegando: "No aceptamos órdenes de los judíos". Esta versión es negada por los británicos, que en la actualidad continúan asegurando que no recibieron el aviso, lo que motivó las quejas del embajador británico en Tel Aviv y del cónsul general de Jerusalén en la conmemoración del 60 aniversario del atentado en julio de 2006. En ese momento se colocó una placa que decía que sí se les avisó. La placa dice: "Por razones conocidas sólo por los británicos, el hotel no fue evacuado".

A las 12:37, casi media hora después de haber regulado el mecanismo disparador del reloj dentro de los tarros, estallaron las bombas. Repentinamente se estremeció toda Jerusalén. Los tarros habían hecho explosión de acuerdo al plan fijado, y la fuerza del estallido superó todos los cálculos. Los tarros cargados con explosivos destruyeron los siete pisos, desde el subsuelo hasta el techo. Al no haber sido evacuado el hotel por los británicos, resultaron muertas 91 personas (28 británicos, 41 árabes, 17 judíos y otros 5 de diferentes nacionalidades) y heridas otras 45. El número de muertos dado incluyó a Avraham Abramovitz, uno de los dos miembros del Irgún que fueron muertos a balazos mientras escapaban después del ataque.

Videoteca: Artículo en el Daily Mail con vídeo (en inglés):
http://www.dailymail.co.uk/news/article-3262251/The-woman-Hitler-s-tanks-Polish-border-discovered-WWII-begin-Fascinating-life-pistol-packing-journalist-dubbed-Scarlet-Pimpernel-helping-3-000-flee-Nazis.html

Establecimiento del récord

Después de la entrevista de 1988, a la edad de 113, Calment recibió el título de la persona más anciana del mundo por el libro Guinness de los Récords. Dicha publicación la mencionó por vez primera en la sección de "nuevas entradas" al final del libro en 1989. Sin embargo, en ese mismo año, el título le fue retirado y se le otorgó a Carrie C. White, de Florida, quién afirmaba haber nacido en 1874, a pesar de que esto fue disputado por diversas investigaciones posteriores.

A la muerte de White, en febrero de 1991, la tímida y débil Jeanne Louise, de 116 años, fue reconocida como la persona más anciana con vida. El 17 de octubre de 1995, a la edad de 120 años y 238 días, se convirtió en el récord Guinness a la persona con más edad jamás documentada, sobrepasando con seguridad al japonés Shigechiyo Izumi, quién alguna vez reclamó el título con serias dudas sobre su veracidad.

Descontando los cuestionables casos de Shigechiyo Izumi y Carrie C. White, Calment es la primera persona cuya llegada a las edades de 115, 116, 117, 118, 119, 120, 121 y 122 años ha sido registrada con certeza. Es la única persona que, con certeza documental y sin ninguna duda médica de por medio, ha superado los 120 años.

Después de su muerte, el 4 de agosto de 1997, Marie-Louise Meilleur, de Canadá, se convirtió en la persona más anciana reconocida en el mundo.

Citas

"Robin, ¡la guerra ha empezado!" – Anunciando a la embajada británica en Polonia que acababa de empezar la Segunda Guerra Mundial. Su interlocutor, sin creérselo del todo, le respondió: "¿Estás segura, compañera?"
"El cónsul se desternilló de risa cuando le dije para que la necesitaba [la limusina], pero me dejó ir"
"Los guardias fronterizos nos vieron pasar boquiabiertos"
"Mil taques se concentran en la frontera polaca. Diez divisiones [alemanas] se aprestan para un fulgurante golpe de mano " – Titular del Daily Telegraph con el que se anunció la Segunda Guerra Mundial.
"Su deseo más intenso es hallarse en el centro de todo, eso la ha mantenido en marcha año tras año" – Su sobrino nieto y biógrafo, Patrick Garret.
"Se estima que el grupo que dirigió [de ayuda a refugiados] salvó en torno a 3.000 vidas" antes de que estallara la guerra – Patrick Garret.
"Marcó el camino por el que discurrieron tras ella muchas mujeres corresponsales de guerra" – El anterior editor del Daily Telegraph, Charles Moore.

Cuando le preguntaron el secreto de su longevidad dijo:

"Tuve mucha, mucha suerte"

Canal de You Tube (en inglés) para celebrar su 104º cumpleaños, con elogios de destacados corresponsales y figuras del periodismo y la política que la conocieron: **#Celebratekate** https://www.youtube.com/channel/UC5wPukxQaMWf4QrR2D1a6dw

43. La residencia de Castilla y León donde se juntaron 13 centenarias

Francisca Villán Pérez

Cortes es una localidad (otros le dicen barrio) perteneciente al **municipio español** de **Burgos**. Situado en la zona sureste de la ciudad, a unos tres kilómetros de la capital, en **2011** contaba con 817 habitantes.

Nacida el 17 de septiembre de 1902, el 10 enero de 2013 fallece en la residencia de Cortes una interna muy especial: Francisca Villán Pérez. Tenía 110 años y 115 días. En los últimos años su cumpleaños se había celebrado por todo lo alto. El 17 de septiembre de 2012, cuando cumplió los 110 y entró en el privilegiado club de los supercentenarios, a Francisca se acercaron a felicitarla el delegado territorial de la Junta de Castilla y León, Baudilio Fernández-Mardomingo, quien le entregó un ramo de flores. El gerente de Servicios Sociales, Ignacio Díez, la obsequió por su parte con una caja de bombones. Hasta la tuna se acercó por allí en tan entrañable fecha. No en vano Francisca era la mujer más anciana de toda la comunidad autónoma. También fue la primera persona de todo Castilla y León que llegó oficialmente a los 110 años. Dos millones y medio de castellanoleoneses la consideraban *su* abuela.

El lunes que cumplió 110 años estuvo acompañada por todos sus hijos y amigos. Los compañeros y trabajadores de la residencia la felicitaron a coro después del desayuno. A media mañana se ofició una misa en su honor en la capilla del centro, a la que asistió acompañada de sus familiares. Luego fue escuchando más parabienes, en prosa y verso, de sus compañeros residentes. Tuvo 110 velas que apagar en su tarta.

Francisca nació el 17 de septiembre de 1902 en Castrillo-Tejeriego (Valladolid). Aunque vallisoletana de nacimiento, su vida había transcurrido en Burgos desde 1939. A los 95 años de edad ingresó en la Residencia de Cortes, donde pasó sus últimos años, que aún fueron muchos. La longeva anciana celebró en el año 2002 su centenario con mucha alegría y con una bonita fiesta. Desde entonces ostentó el título de 'persona más mayor de la Residencia de Cortes'.

Cada vez son más las personas mayores que llegan a centenarias en todo el mundo. Eso se refleja también en la provincia de Burgos, especialmente orgullosa de sus mayores. Muchos centenarios o supercentenarios, en razón precisamente de su edad, cumplen años en los centros de personas mayores donde viven. En la Residencia de Cortes de Burgos, dependiente de la Junta de Castilla y León, llegaron a convivir hasta 13 mujeres centenarias. En los últimos años, hasta el fallecimiento de Francisca, había en total siete residentes que habían superado la barrera de los 100 años.

España en general, y Burgos en particular, envejecen. Solo entre enero de 2011 y enero de 2012 cumplieron más de cien años 26 personas en esta provincia. En breve esperaban rebasar la cifra de los 200 centenarios. En enero de 2012 había 194 personas de cien o más años, según los datos del padrón colgado en la web del Instituto Nacional de Estadística (INE), de los cuales el 79,8% eran mujeres.

Hasta ahora, nadie ha sabido explicar por qué motivo dos personas nacidas a la vez en un mismo sitio y con unas condiciones de vida similares mueren con muchos años de diferencia, a veces décadas. Incluso siendo de una misma familia y, por lo tanto, con genes y hábitos comunes. Sea como fuere, en la provincia de Burgos la esperanza de vida se ha incrementado casi en seis años desde 1991. Un burgalés nacido en los albores de los años noventa tenía una esperanza de vida de 77,7 años, pero otro nacido en 2010 de 83,05 años, siempre según datos del INE. En este sentido, hay que decir que a los hombres de Burgos se les dan 80 años de vida y a las mujeres, 86. Ellas siempre a la cabeza, en todas las partes del mundo. Es una de las pocas constantes invariables en el enigma de la longevidad.

Este es otro de los hechos que la ciencia todavía no ha sabido descifrar, aunque hay numerosos expertos trabajando en ello. ¿Por qué las mujeres siguen siendo más longevas? **En la residencia de ancianos de Cortes, por ejemplo, hay en este momento 7 mujeres centenarias, pero ha habido épocas en las que han llegado a convivir 14. No obstante, en este centro nunca han visto a un hombre cruzar el umbral de los cien años.**

Muchos científicos consideran que los varones siempre han tenido peores hábitos que las mujeres (beber y fumar más, hacer mayor uso de la violencia, trabajo físico más duro...), pero hay otros estudios que recurren a condicionantes biológicos para explicarlo. La BBC publicaba una información en la que daba cuenta de un estudio publicado en la revista Current Biology centrado en las moscas de la fruta. Los investigadores habían analizado el ADN de la mitocondria (órgano celular que se encarga de transformar el alimento en energía para el organismo) de varios grupos de moscas macho y hembra y habían encontrado mutaciones en el ADN mitocondrial que afectaban al tiempo que vivían los machos y a la velocidad con la que envejecían. **La mitocondria se hereda solo de las madres, por lo que estos científicos apuntaban que no hay forma de anular las mutaciones que perjudican la esperanza de vida de los hombres.**

Tanto en Burgos como en todo el mundo, la cantidad de centenarios de la provincia se había multiplicado por más de seis en 16 años, entre 1996 y 2012. Concretamente, y siempre según datos del INE, el 1 de enero de 1996 había 29 personas con más de cien años, de las cuales seis eran hombres y 23 mujeres. El 1 de enero de 2013 la cifra total era de 194, con 39 hombres y 155 mujeres.

La población está envejeciendo con mucha rapidez y con las consecuencias que eso conlleva (ver capítulo 41): desequilibrios en la pirámide poblacional (el INE estima que en 2020 habrá un desequilibrio de más de 6.100 personas en la provincia entre los mayores de 65 años y los menores de 25 años), así como problemas de índole social y económico al no ser posible mantener el actual sistema de pensiones, entre otras cosas.

Hay que tener en cuenta que, de seguir así, podrían darse cientos de casos de personas que van a percibir pensiones durante más tiempo del que han cotizado a la Seguridad Social.

Pero no por eso es menos memorable que personas como Francisca Villán demuestren que el ser humano es capaz de superar límites biológicos y de ambiente hasta niveles extremos. Cuando falleció, el título de 'abuela' de Castilla y León no se marchó de Burgos.

El 23 de octubre de 1902 vino al mundo en Arenillas de Villadiego **Adelaida González**, que ocupaba el segundo puesto en la lista de longevidad durante el último mes de vida de Villán. Al contrario que Francisca, que padeció durante sus últimos años problemas de memoria, Adelaida se encontraba –para su edad- en buenas condiciones y en el mes de diciembre de 2012 estuvo presente en el homenaje que el Ayuntamiento de Burgos hace a todas las personas que han pasado la frontera de los cien años. Allí estuvo charlando con el alcalde y **explicando que las mejores épocas que había vivido fueron aquellas en las que en España había paz.** Con motivo de esa fiesta se dieron a conocer los datos de centenarios existentes en la provincia. A fecha de 16 de octubre de 2012 se contabilizaban 78 personas con cien años o más, y otras 22 habían fallecido en los meses anteriores. La mayor parte de las personas que habían soplado cien velas eran mujeres (68).

Los factores que hacen que un ser humano llegue a una edad tan provecta son múltiples. Tiene que ver la genética pero también, y mucho, la forma de vida. El internista Juan Francisco Lorenzo explicó al periódico Diario de Burgos, con motivo del fallecimiento de Francisca Villán, que ella y otras mujeres como ella normalmente han llevado una vida sana: "Pero no en el sentido en que lo entendemos ahora de hacer dieta o tomar cosas para el colesterol sino desde el punto de vista 'natural', es decir, que se han alimentado de productos que salían de sus huertas y de animales que ellas mismas criaban y, además, hacían un ejercicio moderado, el propio de la vida diaria". Agregó que en todos los casos de ancianos muy mayores no aparecen factores de riesgo cardiovascular, que son los que terminan con la vida de la mayoría de los españoles.

La atención que precisan los centenarios sin problemas de salud concretos no tiene por qué pasar por la consulta de un médico: "Es suficiente con que tengan una vida activa, lógicamente adaptada a su edad, es decir, que se levanten, que paseen en la medida de sus posibilidades y que coman de todo en pequeñas cantidades".

Burgos rebosa de vida después de los cien años. Cuenta su periódico que el homenaje anual de la capital a sus mayores de más de un siglo siempre es de todo menos aburrido. Rodeados por su familiares, centenarios como Procopio Angulo (100 años y cinco meses) demostraban tanta energía como para retar a los presentes a ser sus compañeros de baile. Él solo cogía a diario el autobús y se desplazaba por toda la ciudad. Su familia creía que la fuente de su eterna juventud era el Cola Cao que se tomaba sin falta cada jornada. Adelaida González, la sucesora de Francisca Villán, y decana del grupo, acudió en varias ocasiones a la efeméride. En la cita centenaria organizada por el ayuntamiento en 2011, con 109 años, por ejemplo, necesitaba contrincantes que vencer a la brisca, o a cualquier otro juego de cartas, que en eso ella no se mostraba muy quisquillosa. Salvo una ligera sordera, Adelaida apareció perfecta de salud, entendimiento y ánimo. Su hija de 89 años no sabría decir cuál era el secreto, pero al parecer ella también seguía los pasos de su madre. Adelaida llegó a supercentenaria y más. Falleció el 20 de noviembre de 2014 con 112 años.

A finales de 2014, la Gerencia de Servicios Sociales del Ayuntamiento de Burgos tenía contabilizados 73 centenarios. De ellos había 30 que cumplían un siglo de edad en el ejercicio 2014. Eran 26 mujeres y 4 hombres. Otros 18 habían celebrado su cumpleaños número 101, concretamente 16 mujeres y dos hombres. Otras cuatro mujeres tenían 102 años. Había diez personas con 103 (ocho mujeres y dos hombres), y otras tres con 104, 105 y 106 años. La inmensa mayoría, para no variar, eran mujeres: 61 frente a 11 hombres. El consistorio burgalense señaló orgulloso que la cifra de centenarios en la ciudad se mantenía más o menos constante, siempre en torno a las 70 personas.

La tradición de homenajear a sus centenarios y supercentenarios la viene repitiendo el ayuntamiento desde el año 2005. Entonces había en Burgos una veintena de personas centenarias; seis años después la cifra se había cuadriplicado. Los problemas de salud y movilidad o el de agenda de sus familiares impiden a la mayoría acudir a este homenaje, pero hay casos excepcionales. Como Romana Carranza, que asistió a sus 105 años. Durante años fue farmacéutica en Royuelo de Río Franco y vio cómo la población modificaba los hábitos y la salud. Tanto ella como Procopio, Adelaida, Nazario, Eduarda o Julia y tantos otros al correr de los años se mostraron encantados y, en algunos casos, hasta emocionados por el detalle del Ayuntamiento.

44. Con su hija y con alegría

Ana Vela Rubio

Ana María Vela Rubio, nacida un 29 de octubre de 1901 en Puente Genil, provincia de Córdoba, Andalucía, vivió la mayor parte de su existencia en Cataluña, más en concreto en Barcelona. Cumplió 114 años en octubre de 2015. Como la abuela de España. Como la undécima persona viva más longeva del mundo en 2015. Como la segunda persona viva más longeva de Europa. Como la persona más longeva de la historia de Cataluña. Y la cuarta persona más longeva de la historia de España. Y la 25ª persona más longeva de la historia de Europa. Y **la persona más longeva de la historia de Europa nacida en el siglo veinte**. Ahí es nada tantos títulos.

La Residencia, Centro de día y Hogar La Verneda de Barcelona, gestionada en UTE por la Fundación Salud y Comunidad (FSC) y la organización Lagunduz, cuya titularidad corresponde al Instituto Catalán de Asistencia y Servicios Sociales (ICASS) de la Generalitat, acogió a Ana Vela en sus últimos años. Su hijo contaba en 2014 que físicamente se había mantenido bien, "es de naturaleza muy fuerte". Esa naturaleza excepcional la ha sostenido en unas condiciones impensables para el resto de los humanos. De cabeza sufrió deterioro cognitivo, algo lógico teniendo en cuenta su longevidad extrema. Para su hija, el secreto de la superabuela ha residido en su bondad y su alegría. De la primera repartió siempre a raudales, la segunda la mantuvo contra viento y marea. Y por último, el no parar, siempre activa y ocupada en múltiples quehaceres.

La supercentenaria se trasladó a Cataluña desde Andalucía a mediados del siglo pasado. Recién llegada, empezó a trabajar como modista cortadora en el sanatorio de turbeculosos de Terrasa (provincia de Barcelona).

Vivió en el distrito de San Martí en Barcelona. Al Centro de Día La Verneda, que se sitúa en el mismo barrio, llegó en 2005, ya con 104 años. Se hizo famosa con rapidez entre el personal y los demás usuarios por su gracia y desparpajo, herencias de su tierra andaluza. También por la increíble energía de que hacía gala a su edad, una vez cumplido y dejado atrás el siglo. En abril de 2008 ya ingresa como residente y se hace de querer entre los profesionales que trabajan en el centro.

Siendo niña se quedó huérfana. Hacia 1950 se trasladó a vivir a Barcelona con su pareja. Y su historia de amor está hecha del germen de las novelas románticas. Conoció a este hombre, el hombre de su vida, pero los padres y la familia de él no aprobaba esa unión, de modo que no pudieron casarse. **Pese a los tiempos vivieron juntos y del enlace sin papeles nacieron**

cuatro hijos, de los cuales sobrevivían dos en 2015. Su hijo Antonio (1923-2005) falleció a los 82 años.

> **Luchó por sacar a sus hijos adelante y los crió prácticamente sola, sin la figura paterna en el hogar, a base de mucha energía y muchas horas "entre agujas, hilos, patrones y dedales", contaban en Internet integrantes de la plantilla de la residencia, subrayando con cariño tanto tesón y espíritu de lucha.**

Siempre le gustó leer y pasear, y lo hacía en todas las ocasiones en que le era posible.

En los últimos años empezó a perder memoria. Pero incluso cuando no se hallaba plenamente presente en las celebraciones de sus sucesivos cumpleaños, mantenía aquella dulce sonrisa en la cara que la caracterizó toda su vida.

Su hija Ana Vela Rubio, nacida en diciembre de 1927, al vivir muy cerca de la residencia, visitaba a su madre a diario. En 2015 tenía 87 años y era usuaria del recurso del Hogar de La Verneda. Allí acudía a ver a sus amigos, jugar a las cartas, bailar y demás actividades lúdicas. Un rato sin falta de cada jornada se lo dedicaba a su progenitora, para la que no tenía más que buenas palabras. La superabuela tenía además otro hijo varón vivo y residente en Málaga, llamado Juan, y que había nacido en 1930.

Ana Vela era en 2015 la persona viva más anciana de España desde el fallecimiento de Francisca García Torres el **25 de febrero** de **2014**, la segunda de **Europa** tras la italiana **Emma Morano** y la décima del mundo entre aquellas cuya edad ha sido verificada por el Grupo de Investigación Gerontológica (**Gerontology Research Group**). Vela Rubio es la única persona supercentenaria viva de nacionalidad española verificada por esta institución.

Todas las informaciones que giran alrededor de Ana Vela inciden en lo mismo: bondad y alegría, he ahí el secreto.

Es más de medio siglo de vivir en Cataluña, por lo que cuando cumplió 110 años, por ejemplo, recibió un emotivo homenaje de la Generalitat y del Ayuntamiento de Barcelona.

La familia de la abuela de España sigue creciendo. A los 110 años podía presumir de cuatro nietos y 17 bisnietos.

Su emocionada hija hacía memoria para el periódico *La Vanguardia* en uno de los más recientes cumpleaños de la superabuela: "Ha sido una mujer muy activa, ha trabajado mucho para nosotros y ha sido muy buena, con un carácter alegre, amable, aunque ahora los años no perdonan, ahora es diferente". Su madre permanecía a su lado media dormida, pero de muy buen ver, maquillada y luciendo un collar de perlas a juego con los pendientes.

Aunque a partir de cumplir 110 años dio señales de deterioro cognitivo y se desplazaba en silla de ruedas, su hijo Juan, octogenario, que trabajó toda su vida en Inglaterra hasta que se jubiló y se instaló en Torremolinos (Málaga), apostó por que "vivirá muchos más años, porque su cuerpo está bien y es de una constitución y una naturaleza muy fuerte". Aseguraba la hija de Vela que no le había conocido nunca a su madre una enfermedad. Tampoco "ha llevado una alimentación especial, aunque ahora tiene una dieta blanda", explica su hija, que atribuye la longevidad de su madre a su extrema bondad y su perenne alegría. La superabuela española había vivido tres guerras, la civil española y las dos mundiales. Pero los golpes más duros de su vida llegaron al fallecer una hija cuando tenía solo diez años, y con la muerte de su hijo mayor, que aconteció en 2005.

Sin la ayuda de su pareja y padre de sus hijos, la supercentenaria "procuró siempre lo mejor para nosotros, nos dio la mejor educación, hemos sido felices", afirmó su hija, en el mejor homenaje que se le puede hacer una madre.

Hija de Pedro y Carmen, se quedó huérfana muy pronto. Con estudios primarios y católica practicante, Ana Vela no tuvo una vida fácil pero con esfuerzo y fuerza de voluntad se las arregló para sacar adelante a su familia.

Con cada nuevo cumpleaños, suele sonar la canción de *Clavelitos*, una de sus favoritas.

De los supercentenarios españoles cuya edad ha sido verificada, Vela es la cuarta persona más longeva (no necesariamente viva), la tercera mujer de más edad, la segunda persona con más años jamás nacida en Andalucía y la primera residente o fallecida en Cataluña que alcanza los 114 años. También es la vigesimoquinta persona más longeva de Europa.

La persona más longeva de la historia de España fue María Antonia Castro (10 de junio de 1881 - 16 de enero de 1996) quien murió a los 114 años y 220 días. Por tanto, para convertirse en la persona española más longeva de todos los tiempos, Ana Vela debería vivir hasta el 5 de junio **de** 2016.

45. El gen de Matusalén

En 2014 había 13.312 centenarios en España. Muchos de este grupo se conservaban de forma excepcionalmente sana. Sus analíticas correspondían a personas mucho más jóvenes. No hacían regímenes especiales de comida. Desconocían el sistema de salud público, pues casi no lo habían pisado. No sentían dolor, y lo máximo de que se quejaban era de pequeños achaques en el oído y en la vista.

Científicos españoles se lanzaron a estudiar a este grupo de privilegiados, según contaba en ese año el diario *El Mundo* en su suplemento *Crónica*. Por fin, tras dos investigaciones paralelas, anunciaron al mundo que habían hallado una genética diferente, curiosa en esta raza de superancianos. Le han llamado el efecto Matusalén.

Consiste en una arquitectura única, distinta, de la carga genética (ADN). Se forma desde antes de nacer, durante el periodo de gestación. En realidad el llamado 'gen Matusalén' no es uno, sino un conjunto de genes, dispuestos de una forma particular. En 20 de los 34 centenarios españoles que participaron en el estudio hallaron el gen de la larga vida, que bautizaron APOB.

Se trabaja en estos momentos en otras cuestiones derivadas: ¿Ese gen se transmite a la descendencia? Y luego está la calidad de vida, excepcionalmente buena, de la que gozan los privilegiados portadores. Un grupo de biólogos examinó una muestra de 152 españoles contaban con edades de entre 100 y 111 años.

La programación que estira el lapso de vida incluye las directrices necesarias para que una persona opte con éxito a llegar a centenario, e incluso a superabuelo. Reside en un haz de genes extraordinarios, alojados en el cromosoma 2. Entre ellos, está el APOB: con presencia relativamente escasa en el genoma, de gran tamaño, muy espectacular, sus funciones se relacionan con el transporte del colesterol que llamamos 'malo'.

Las familias que compartían variantes raras de este gen superaban con creces el siglo de vida, según Manuel Serrano, biólogo del Centro Nacional de Investigaciones Oncológicas (CNIO) y descubridor del APOB. El hallazgo se produjo tras estudiar el genoma de los individuos más longevos en la población valenciana de Alzira. Alzira cuenta con unos 44.518 habitantes, datos de 2014, pero su peculiaridad radica en el alto número de centenarios. Es una de las localidades con más centenarios de España, 34.

No hay trucos milagrosos, solo dieta mediterránea y unos rasgos genéticos privilegiados.

En un futuro no muy lejano, la cifra de mayores de 100 años experimentará un crecimiento espectacular en España. Los centenarios, que ahora son poco más de 13.000 personas, prácticamente se multiplicarán por cuatro en los próximos tres lustros. Si en 1998 apenas sumaban 3.500 individuos, para 2030 superarán los 50.000 y, dentro de sólo medio siglo, serán ya más de 370.000.

En 2014, 13.312 españoles rebasaban los 100 años. **350 eran mayores de 105 años,** según las indagaciones que realizó el Grupo de Investigación Gerontológica. En la cúspide de la pirámide, por supuesto, los supercentenarios. Con **Ana Vela Rubio** (capítulo 44), 114 años en octubre de 2015, a la cabeza como abuela de España. Las personas que llegan a centenarias viven al menos 15 años más que la gran mayoría. Sus hijos a veces heredan una vida tan o casi tan larga como la de sus padres, pero en otras ocasiones no. No existe una regla fija al respecto.

Pero sí que se dan variantes genéticas que hacen únicos a los longevos, y que les permite un recorrido vital mucho más prolongado que el de la inmensa mayoría de la población. Ese ADN singular se parece más al de los jóvenes de 30 años que al de los octogenarios o nonagenarios. En el ADN traemos algo parecido a nuestra fecha de caducidad. El gen APOB encontrado incorpora secuencias distintas, extrañas, lo que se llama variantes particulares. De esa forma, según contó en prensa su descubridor Manuel Serrano, regula los procesos químicos necesarios para que piezas vitales del organismo no se deterioren antes de tiempo y puedan seguir funcionando un siglo o incluso más tiempo.

Veinte de los 34 centenarios con los que contaba la población de Alzira y pueblos cercanos participaron en la investigación. Ha llamado la atención de los científicos la fortaleza del sistema inmune de los ancianos estudiados. Ese sistema aún funciona con alto rendimiento después de cien años, y sigue manteniendo la capacidad de defenderse de los virus y las bacterias. Sus defensas trabajan igual de bien que cuando eran jóvenes.

Incluso se puede hacer un retrato robot de los longevos, puesto que además de la genética sobresaliente comparten otras características comunes: son bajitos (miden en torno a 1,70 metros), tienden a la delgadez, su sangre se mantiene en niveles razonables de colesterol, solo el 15% fuma y solo el 12% bebe alcohol, se mantienen activos y hacen ejercicio (sobre todo caminar), siguen la dieta mediterránea y el consejo del doctor Grande Covián, comer de todo en poca cantidad.

"Venir bien equipada de naturaleza y sobre todo no desperdiciar ni un día, ni un minuto de tu vida", resumía la supercentenaria Concha Pérez Cidad, que llegó a los 112 años de vida.

El científico Alejandro Lucía, en colaboración con colegas japoneses, descubrió una variación en la secuencia de ADN relacionada con las enfermedades cardiovasculares que también está presente en personas muy longevas y sanas. Sobre todo en la población española. Se trata de una variante en el cromosoma 9p21.3, y que se da con más frecuencia en las mujeres que en los hombres. Ser mujer sigue siendo más determinante que ningún otro factor para alcanzar la longevidad.

El 79% de los centenarios y supercentenarios participantes en el estudio de Alejandro Lucía eran del sexo femenino. Todos, españoles y japoneses, totalmente sanos, gran parte además se mantenía independiente y hacía una vida autónoma, como la que puede hacer por ejemplo una persona medio siglo más joven.

La esperanza de vida aumenta progresivamente en todo el mundo. Mónaco, el país donde la población puede confiar en vivir más tiempo, tiene una esperanza media de vida de 85,5 años, e incluso de 90 años si hablamos solamente de mujeres. Le siguen Japón, Andorra, Singapur, Hong Kong y San Marino. España ocupa la duodécima posición del ranking mundial, con 82,5 años.

El debate se halla abierto sobre cuántos años puede llegar a vivir una persona. El récord lo mantiene la increíble **Calment** (capítulo 1). También se discute si existe un límite biológico por encima del cual no es posible la vida humana.

46. El abuelo 'peleón' de España

Francisco Núñez Olivera

Para 2015, Francisco Núñez Olivera se había erigido con el título de abuelo de España. Vecino de la localidad de Bienvenida, en la provincia de Badajoz, el 13 de diciembre de 2014 cumplió 110 años y entró con todo el boato en el club de los supercentenarios.

En realidad nadie le llamó nunca Francisco desde 1925. Para todos siempre fue 'Marchena'. El apodo se lo encasquetaron en razón del nombre de un cantaor flamenco que hace más de cien años se pasó por el pueblo de poco más de dos mil habitantes, y que hizo estragos en los corazones femeninos, al parecer. Ambos, el Marchena original y el superabuelo, gallardos y galanteadores.

Genio y figura... dicen. Cuando atendió a los medios de comunicación con motivo de su cumpleaños número 110, no dejaba de sonreír.

En 2014, 110 años después de haber llegado al mundo, Marchena se rodeaba de 4 hijos, 9 nietos y 14 bisnietos, y seguía sonriendo. En su pueblo lo quieren mucho. Ese día tan especial recibió de manos del alcalde una placa conmemorativa. El español de más edad, y lo más increíble es que conservaba el cuerpo, conservaba la cabeza, y aún mejor, conservaba el humor cuando obtuvo tal título.

"Sé con certeza que mi pueblo me quiere. Estoy muy contento porque yo ya sé claramente que la gente me quiere de verdad. Esta es una vida muy precipitada, pero es una vida extraordinaria. Tenerles a todos ustedes aquí es para morirse de alegría".

De este modo se expresó en una entrevista para la televisión. Y de este modo se ha pasado la vida, de alegría en alegría. Tal vez por eso se le ha concedido más tiempo que al resto de los mortales. Alegre y agradecido, ¿podría ser ese el tan buscado camino para la longevidad? Desde luego a Marchena le ha funcionado.

Cuando tenía 102 años asistió en plena forma a la X Feria de los Mayores de Extremadura. Muy contento, disfrutó de cada minuto. Recibió una placa y un bastón que le sirviera de compañero en sus innumerables paseos. Lo que más lamentaba entonces era la merma de visión. Tras haber ganado varios premios de tiro de joven, ahora, en sus propias palabras, "veo menos que un pez frito".

El mundo de un supercentenario como él es completamente diferente al que se encontró cuando vino al mundo. "Hasta los dos años no pude andar yo y hoy veo a esos niños tan guapos, y esas madres tan guapas...". La vida "ha cambiado más del cien por cien" desde que él era joven. Entonces trabajaba de pajarero y en el campo. A esas labores les achacó su buena salud y su larga vida. Sus encuentros con la medicina han sido escasos, aunque alguno ha habido. Cuanto tenía 80 años se operó de los ojos: "Me dijo el oculista: usted no tiene cataratas, usted tiene dos cortinas". A los 90 le quitaron un riñón. Y pare usted de contar.

Con la tensión bien y expresándose con lucidez. Al contrario que a la japonesa **Misao Okawa** (capítulo 4), a él la vida se le hizo "larga, demasiado larga". Decía que los días se le hacían "largos, porque ya no soy el que era". Pero con su innato optimismo deseaba seguir viviendo, por lo menos un par de años más. En el día a día no se sentía precisamente viejo, confesaba: "Según con quien me junte". Su hija y cuidadora Antonia, ya prácticamente octogenaria, lo definía como "patrimonio de la humanidad".

Hasta poco antes de los 110 años aún era capaz de tocarse la punta de los pies con las manos. Físicamente, seguía prestando atención a su apariencia, le gustaba acicalarse con chaleco, gorra y bufanda Burberry.

> Le preguntaron si tenía miedo a la muerte. Su respuesta fue vehemente: "¿Qué coño miedo? Si de la muerte no se escapa nadie".

ESTÁ ORGULLOSO DE HABER LLEGADO TAN LEJOS EN LA VIDA. "COMO YO NO HAY NINGUNO, SOY EL ÚNICO HOMBRE DE ESPAÑA TAN MAYOR".

INCLUSO AL LLEGAR A SUPERCENTENARIO, CONTINUÓ VIVIENDO EN SU CASA DE LABRANZA, CON LA PUERTA SIEMPRE ABIERTA PARA TODO EL QUE QUISIERA ACERCARSE Y ECHAR UNA PARRAFADA. Nunca estuvo solo, porque vivía con su hija María Antonia, que en el momento de cumplir él los 110 años estaba a punto de convertirse en octogenaria. Lo cuidó desde que murió su madre y esposa de Marchena, 27 años atrás. Todos los días además entran y salen de la casa otros miembros de la familia. La otra hija de Marchena, Milagros, que vive cinco casas más arriba. María, la cuñada, cuya casa se halla a la vuelta de la esquina. La nieta, Mari. Otra nieta, Chon. En total son dos hijas, un yerno, una cuñada, nueve nietos y 15 bisnietos, una gran familia a su alrededor. El bisnieto Hugo, el más pequeño al cumplir él 110 años, tenía solamente tres. Más de un siglo de diferencia y allí estaban los dos, mano a mano. Hugo se acostumbró a llamarle "el abuelo Cachirulo", porque Marchena repetía siempre al verle: "¿Dónde vas tú, Cachirulo?". Aunque en general había concordia, a veces Hugo tenía algún pequeño encontronazo con su bisabuelo. "Me coge de mala uva y le tengo que reñir".

Pero lo de enfadarse era raro. Marchena más bien pudo presumir, al correr de los años, de sociable y alegre. En su juventud, recorría los casinos de Bienvenida y se hartaba a bailar, hasta el punto de gastar la suela de sus botas nuevas en unos carnavales.

> Salía a la calle, relató, y todos se ponían sobre aviso: "Que viene Marchena, a ver si quiere cantarnos una coplita".

Y la cantaba, vaya si la cantaba. Llegaron los cien, llegaron los 110, y nada varió. Cuando menos te lo esperabas, el superabuelo pacense te lanzaba alguna copla. A partir de los cien, dejó de cantarlas y comenzó a recitarlas, porque la garganta ya no le daba de sí.

La garganta, la pérdida de visión del ojo izquierdo, de audición, y de todos los dientes. Un riñón menos a partir de los 90, operación de cataratas a los 90, e ingreso hospitalario por infección de orina a los 108 años. Y pare usted de contar. En el apartado del haber, nunca hubo un hueso roto, la tensión arterial clavada, nada de enfermedades y la cabeza como un reloj la mayor parte del tiempo.

Siendo centenario seguía sin perdonar su paseo de la mañana y otro por la tarde. Hacia las 11 de la mañana salía a dar el primero de sus dos paseos diarios. Con más de un siglo a cuestas recorría a marcha tranquila la distancia que separaba su casa del bar Obrero, a la entrada de Bienvenida, y allí se tomaba un café con leche mientras se leía el periódico. "Me gusta enterarme de lo que pasa en el mundo", se justificaba. No le gustaba el bar del Hogar del Pensionista, por ser "para viejos", siempre prefirió rodearse de gente joven. Luego volvía casa para comer, ver el telediario y dormir la siesta. Por la tarde volvía a salir, que él sobre todo era muy inquieto. En el camino iba encontrando conocidos que le saludaban. Algunos, incluso, creían estar viendo un fantasma. Una señora llegó a preguntarle un día con manifiesta falta de tacto, que se justifica por la sorpresa de verlo vivito y coleando tantos años después: **"Pero señor Marchena, ¿todavía vive usted?"**.

Volvía a casa a eso de las 6.30, cenaba hacia las 8 y se dormía a las 10, rodeado siempre de los cuidados cariñosos de su hija María Antonia.

Al igual que pasa con otros abuelos supercentenarios, los horarios de sueño y vigilia de Marchena se volvieron extremos al ir cumpliendo años. "El día que está de hablar, habla todo el día y el día que está de dormir, duerme todo el día", contaba su hija María Antonia, que ha colocado su cama en la sala contigua para que puedan verse por las noches sin tener que levantarse. "Se acuesta pero sólo duerme tres horas. Habla muchísimo. Hay noches en que me levanto siete veces y hay noches en que dormimos de maravilla".

Comer era otra cuestión. Que no faltase la comida en la mesa del superabuelo. "Yo como todo lo que puedo", explicaba orgulloso en su cumpleaños número 110. Vaso de leche y magdalena o tostada o plátano a primera hora del día, tras el aseo cotidiano un Actimel a media mañana, para comer puré de pescado con patatas, potito, caldo. Y que siempre hubiera queso cerca, su vianda favorita. El trasiego gástrico no paraba un momento. A las cinco de la tarde, merienda con yogur. A las ocho, vaso de leche caliente con cereales. Frugal, pero abundante. No quiso ponerse dentadura postiza, pero igualmente siguió disfrutando con sus colaciones cotidianas.

El recuerdo más antiguo de Marchena, según contó a los periodistas que le entrevistaban cuando se convirtió en supercentenario, viene de 1911. Tenía siete años y se saltaba las clases para ir a jugar al arroyo con los pájaros. "Era travieso", confesó. "Me mandaba mi madre a la escuela y yo me iba al campo a coger nidos y bichos". Cuando era niño, en las calles solamente podían verse "burros y mulas". Por eso al superabuelo no le convencían los coches aparcados: los encontraba fuera de lugar. **Ya con cuatro años, empezó a trabajar, ayudando a sus padres "con unas ovejitas en el campo".**

Cuando ya tenía 110 años, por las tardes acudían sus familiares a verle, andaba por la casa ayudado por sus hijas para hacer algo de ejercicio y se sentaba frente a la televisión. No la veía, pero escuchaba.

"Nunca creí que iba a llegar hasta aquí", reconocía ante los medios de comunicación el supercentenario. Sus hijas ya superaron la edad de jubilación, sus nietos estaban trabajando e incluso sus biznietos habían crecido y entrado en la adolescencia. En algún momento puntual ha entrado en bucle, su propio cerebro se negaba a reconocer su avanzada edad. "¿Pero cuántos años tengo yo?", repetía una y otra vez.

Marchena mostraba orgulloso su documento nacional de identidad (DNI), del formato antiguo y gigantesco, que daba fe de su edad. Llevaba sin renovarlo desde 1977. Siendo ya centenario, hacía demostraciones gimnásticas para enseñar lo bien que estaba. "No le duele absolutamente nada; ni piernas ni brazos ni cabeza ni nada", corroboraba entonces su hija. Y hablaba, hablaba sin parar.

El servicio militar obligatorio lo hizo en Marruecos en 1923. Fue la ocasión para montarse por primera vez en un tren. Empezaba la dictadura de Miguel Primo de Rivera. Pero eso a Marchena no le interesaba demasiado. Se 'colocó' bien entre los militares, como asistente en la familia de un comandante. "Estuve como un marqués, encantado, comía y bebía lo que quería". Durante tres años permaneció lejos de su hogar. Cuando reapareció en el pueblo portaba una gabardina impecable y nunca había tenido mejor aspecto. Fue entonces cuando un chaval local se lo encontró calle abajo y quedó deslumbrado de tanta prestancia. De modo que lo confundió, o fingió confundirle, con Pepe de Marchena, el apuesto cantaor. El sobrenombre hizo fortuna y se le quedó para siempre.

Su madre le echó la gran bronca cuando entró por el umbral de su casa. No era para menos. Llevaba tres años sin recibir noticias de su hijo. "¿Dónde has estado todo este tiempo?".

Por suerte Marchena no le dio más disgustos de ese tipo. Poco después, a los 25 años, se casó con su amor de siempre, María Martín. Él la llamaba emocionado "mi compañera". La vida se le apaciguó y fue pasando tranquila, como en meandros, sin grandes lujos pero sin grandes necesidades tampoco. Vinieron los hijos, cuatro, aunque uno de ellos moriría. Y estalló la Guerra Civil, que por suerte apenas rozó a Marchena. "No la viví". Jamás le llamaron a filas, porque era cabeza de familia y ya tenía 32 años. Ninguno de sus parientes causó baja en el terrible conflicto. Las informaciones llegaban a Bienvenida con cuentagotas y a retazos, de forma que la contienda apenas fue un fragor lejano que nunca llegó a afectarlos.

Hubo hambre en la posguerra y mucha miseria, pero lo que se le quedó grabado a Marchena por su dureza fue el ver a tanta gente emprender el camino de la emigración. Poco a poco su pueblo fue perdiendo población. "Fue muy doloroso", contó. "Cuando llegaban las fiestas del pueblo, muchos oriundos venían de lejos por vacaciones y sabíamos que se marcharían con alguno más en la maleta. Después, siempre se notaba el vacío".

Pero nada, ni los recuerdos más tristes, consiguieron nunca abatir mucho tiempo su buen humor. **"Si es que hay que saber vivir, ya lo dice la tele",** afirmaba convencido. Le gustaba ver algunos programas y las noticias, pero cada vez que encendía el televisor veía cómo "el mundo arde".

Había una sola cosa que podía irritar a Marchena y hacerle enfadar: la desintegración de las familias que se ve en la sociedad actual. "Los hijos han perdido el respeto por los padres y por la familia, hacen absolutamente lo que quieren". Los padres tampoco se libran de culpa, "consienten demasiado". A él en cambio le enseñaron a hablar de usted a sus progenitores y a tenerles todas las consideraciones. ¿Y qué decir de los jóvenes? Como la mayoría de la gente de avanzada edad, considera que la juventud actual es "distinta" a la que había, **"antes éramos más normales"**.

Sus mejores momentos

Efemérides

En 1904, cuando nació Francisco Núñez Olivera, Alfonso XXI reinaba en España y Theodore Roosevelt renovaba su mandato como presidente de los Estados Unidos. En el teatro veneciano de La Fenice, Giacomo Puccini estrenaba su ópera en tres actos *Madame Butterfly*, cuya trama transcurre en Japón a finales del siglo XIX. La obra no cuajó y tanto el público como la crítica la despedazaron. En París se funda la FIFA (Federación Internacional de Fútbol Asociación). La ciudad de San Luis en el estado norteamericano de Misuri acoge las terceras olimpiadas de la era moderna. El mismo año que vino al mundo Marchena llegaron también Salvador Dalí, Pablo Neruda, Graham Greene, y Robert Oppenheimer, el llamado "padre de la bomba atómica". Fallecía en su exilio en París la reina Isabel II. También moría Henry Morton Stanley, aquel destacado explorador que se hizo famoso en todo el planeta por espetarle con flema británica a David Livingstone, misionero desaparecido en África, cuando por fin lo encontró: "El doctor Livingstone, supongo". Fallecía asimismo en Alemania el escritor y dramaturgo ruso Antón Chéjov.

Cantar beneficia tu salud

Y si sabes cantar coplas, como Marchena, puede que más. Cantar libera y reduce el estrés. Aumenta la capacidad pulmonar. Tonifica el vientre haciéndolo más firme, porque cuando se hace de forma correcta, activa la respiración abdominal y de esta forma los músculos de esa zona se tonifican. Genera endorfinas de la felicidad, haciendo que uno se sienta bien. Mejora las funciones neurológicas relacionadas con el cerebro. Beneficia al sistema cardiovascular. Ventila las vías respiratorias, reduciendo el riesgo de una enfermedad bacteriana. Oxigena el cerebro, de modo que la persona pueda concentrarse mucho mejor. Contribuye a una mejor postura corporal. Crea una conexión emocional positiva entre las personas que se relacionan mediante el canto. También eleva el campo vibratorio, se aplica en religiones y prácticas espirituales. De modo que suelte uno gallitos o gorgoritos por esa boca, es una terapia que no debe perderse. Fácil, gratis y sencilla.

Videoteca: Programa Reporteros de Extremadura (del minuto 0 al 15)
http://www.canalextremadura.es/alacarta/tv/videos/reporteros-de-extremadura-genio-y-figura-150515

Citas

"¿Qué coño miedo? Si de la muerte no se escapa nadie" – Cuando le preguntaron si tenía miedo a la muerte.

"Ahora veo menos que un pez frito" – Tras haber ganado varios premios de tiro en su juventud.

"Sé con certeza que mi pueblo me quiere. Estoy muy contento porque yo ya sé claramente que la gente me quiere de verdad"

"Tenerles a todos ustedes aquí es para morirse de alegría"

"Si es que hay que saber vivir, ya lo dice la tele"

"Que viene Marchena, a ver si quiere cantarnos una coplita" – Los vecinos de su pueblo, cuando lo veían bajar por la calle.

"¿Dónde has estado todo este tiempo?" – Su disgustada madre, cuando lo vio aparecer por la puerta tras tres años sin saber nada de él mientras hacía la mili en Marruecos.

Cuando le preguntaron el secreto de su longevidad dijo:

"Esta es una vida muy precipitada, pero una vida extraordinaria"

Diario El Mundo - https://www.youtube.com/watch?v=AUTnd0JwO5Y

47. Empezó a trabajar a los 7 años… en 1913

Purificación Martínez

Nacida el 2 de febrero de 1906, Purificación Martínez apareció en los medios de comunicación en 2014 con el título de la superabuela madrileña. Era ya la madrileña más anciana, pues en esa fecha contaba con 108 años. Contaba con 25 descendientes y había comenzado a trabajar hacía un siglo, cuando se hallaba a punto de estallar la I Guerra Mundial. Y sin embargo, pese a ser la decana de la residencia de ancianos, era la persona del centro que menos pastillas tomaba.

Rivas-Vaciamadrid es un municipio español de la provincia y comunidad de Madrid, situado en la confluencia de los ríos Jarama y Manzanares. Es el séptimo municipio más rico de toda España, según la lista elaborada en 2014 por la empresa AIS, dedicada al asesoramiento sobre oportunidades de negocio. Su alta calidad de vida y servicios públicos atraen a vecinos de la capital y el resto del área metropolitana. El municipio de la periferia de la capital española es también un paraje de inestimable valor ecológico; tres cuartas partes del término municipal forman parte del **Parque Regional del Sureste**. Su población ha aumentado vertiginosamente desde los escasos 500 vecinos de 1980 a los actuales 80.000, dando lugar a un asentamiento de aluvión que es considerado como el de mayor expansión demográfica de Europa. Esta **ciudad** es la población que más rápido ha crecido de **España** en los últimos veinte años.

Entre esos habitantes se hallaba Purificación Martínez en 2014, entonces con 108 años, en su residencia de Rivas. Se sentaba en una silla de rueda, pero empuñaba un bastón con su nombre. Mostraba así el carácter que le había servido de apoyo durante las épocas más duras de su vida. De la habitación no salía sin un abanico y ese bastón, con el que, según aseguraba, "me sujeto muy bien".

Nació en el distrito madrileño de Barajas en 1906. Con apenas siete años, en 1913, comenzó a trabajar. Recuerda que su madre había tenido ocho hijos, y que fue una de sus hermanas la que la llevó "a la casa de unos terratenientes en Barajas con esa edad para cuidar a los niños más pequeños de la familia del señor, que se llamaba Enrique Barajas". En una mansión que se situaba en los terrenos que luego ocuparía el aeropuerto madrileño, sirvió a esta familia desde muy niña hasta que en 1930 se casó con su marido Simón.

> **Debido a que trabajó desde muy niña, la centenaria desarrolló un carácter serio y responsable. Atribuye su longevidad a la virtud de la "obediencia".**

A sus 108 años, Puri conservaba recuerdos limitados y fragmentados con los que dibuja el escenario de su infancia y juventud. Vivía en la antigua villa madrileña de Barajas. Como para cualquier niña de cualquier época, no había mayor ilusión para ella que esperar por los regalos navideños: "Me traían muñecos y muñecas". También había tiempo para los juegos infantiles: "Saltábamos a la comba".

Ya más mayorcita, se despertó su pasión por el baile. "Me gustaba mucho bailar, pero ahora ya", suspiraba. **"Qué risa bailar yo ahora, ya tengo mucha edad y hay que ir despacito".**

Los fríos inviernos en la Barajas de la primera mitad del siglo XX: "Recuerdo que se llenaban de hielo las ventanas", y el cariño que mantuvo toda su vida a su pueblo. "Me gustaba mucho, iba a casa de mis abuelos, de mis tíos, allí me bautizaron, iba a las fiestas". Para la centenaria fue una época feliz en la que había abundancia. "Mi padre trabajaba de todo, y mi madre en casa para poner el cocidito, que era lo que se comía antes, y ¡qué cocidito!, un plato solo, pero muy bueno".

Cuando contrajo matrimonio con 24 años, su esposo Simón y ella se mudaron a la que ahora se conoce como la calle de Teseo, 25, junto a Arturo Soria. Allí vivieron y allí fue creciendo su familia.

La ahora centenaria tuvo cuatro hijos. El mayor, ya difunto, habría cumplido 83 años en el año 2014. Venía luego Ascensión Losada, de 81 años en 2014; Ignacio, de 76, y María del Carmen, de 69. La familia se ha ido completando además con los 10 nietos y 11 bisnietos de Puri.

El 14 de abril de 1931, día en que se proclamó la II República española, Puri tenía 25 años. Reinaba un cierto ambiente de euforia, pero como muy precisó ella, que lo vivió en persona: "El mundo entero lo hizo a bien, pero después llegaron aviones muy grandes que tiraban bombas". Se lamenta: **"Todo lo que nos ha tocado pasar".**

> **Vino la Guerra Civil en 1936. Le costó la vida a tres hermanos de Puri. Simón servía de conductor de convoy en el frente.**

Puri, para sobrevivir, recogía la cosecha de guisantes y habas que habían sembrado en el Campo de las Naciones. No había apenas nada en aquella zona por aquel entonces. El Campo de las Naciones es actualmente un espacio situado en el barrio de **Corralejos** del distrito de **Barajas**, en **Madrid**, **España**. Está dedicado a la ubicación de diversas empresas, además del **Palacio Municipal de Congresos**, las instalaciones del **Ifema** (Feria de Madrid) y el **Parque Juan Carlos I**. En los años 80 del siglo veinte se decidió adaptar este área para el turismo, los negocios y los congresos. Campo de las Naciones alberga ahora también una estación de la **línea 8** del **Metro de Madrid**, situada junto a los recintos feriales del barrio que da nombre a la estación.

"Otras veces espigaba en Meco. Íbamos con grandes sacas", recordaba casi un siglo después la anciana. Meco es otro municipio madrileño, en la parte este de la comunidad autónoma, al borde de una de las terrazas del río Henares. **Más de 60 kilómetros que se hacía a pie entre ida y vuelta para alimentar a sus hijos.**

En otras ocasiones se encaminaba a El Pardo. El Pardo es una población y Real Sitio perteneciente al municipio de Madrid (España), al que fue anexionado en 1950, convirtiéndose en uno de los ocho barrios del distrito Fuencarral-El Pardo. Puri cogía el tranvía hasta Fuencarral y de allí andaba hasta el campo de El Pardo. Contaba su hijo cuando ella rememoraba aquellos tiempos que **"su miedo siempre era que la Guardia Civil les quitara la carga porque cuando regresaban era de noche. A veces los agentes lo hacían y tenían que regresar a por más mercancía para darnos de comer. Los años de la posguerra fueron horribles"**.

Recuerda ese hijo menor, Ignacio, nacido en 1937, que la madre "nos sacó adelante sola; se iba a Barajas a espigar, a recoger guisantes y cebada, al Pardo a por bellotas". Bastantes años después, una vez pasado el trago amargo de la posguerra con su dosis de miseria y hambre en un país devastado, Simón, el padre, "logró colocarse como chófer, pero hasta los años 50 pasamos muchas necesidades".

Simón, el marido de Puri, progresó en su trabajo cuando acabó la década de 1950 y España dejó atrás la posguerra. Ella pudo entonces dedicarse de forma más desahogada a su familia numerosa, marido y cuatro hijos. Siempre se sintió orgullosa, con toda la razón, de la labor realizada. "No ha hecho falta mi marido para educar a mis hijos".

En los años 80 del siglo pasado expropiaron a Purificación Martínez su casa, el hogar donde había podido tener su propio familia, para construir chalés.

Ingresó en la residencia Casablanca de Rivas Vaciamadrid en el año 2000. "Es la hora del puré. No tengo hambre, pero hay que comer", decía en una de las entrevistas.

Y el director del centro en 2014, Andrés Fernández, que aseguraba orgullosísimo: "Es la persona que menos pastillas toma de toda la residencia".

Al fin y al cabo, a fecha de abril de 2014 Puri era la mujer con más edad de toda la Comunidad de Madrid, y ocupaba el puesto 26 en el listado de personas con más de 105 años de toda España.

La centenaria, a la que ya faltaba a finales de 2015 pocos meses para ingresar en el club de los abuelos de los mundo, había nacido antes de que se descubriera la penicilina. En 1906, cuando ella vino al mundo, se produjo el famoso terremoto de San Francisco, en que murieron 700 personas y otras 250.000 se quedaron sin hogar. A 31 de mayo tenía lugar la boda real entre el monarca Alfonso XIII y la princesa británica Victoria Eugenia de Battenberg, sobrina del rey Eduardo VII de Inglaterra. A la salida de la ceremonia, mientras se dirigen al Palacio Real para el banquete, el anarquista Mateo Morral arrojó una bomba camuflada en un ramo de flores, que no alcanzó a los reyes pero que mató a veinte personas e hirió a muchos más. En Esmirna (Turquía) nacía Aristóteles Onassis, futuro empresario de la industria naviera y multimillonario griego. Pocos días después de venir Puri al mundo lo hará asimismo el último emperador chino, Puyi, en la Ciudad Prohibida de Pekín. Muere el pintor neoimpresionista francés Paul Cézanne, así como Pierre Curie, marido de madame Curie. Un día antes que la centenaria madrileña, empezaba su andadura también un periódico en España, *Mundo Deportivo*.

Llegó a la residencia de Rivas porque una de sus hijas, Ascensión, es vecina del municipio. Con 108 años sólo tomaba dos medicamentos al día. **"No tengo enfermedad, me queda la cabeza",** aseguraba entonces.

Ha leído a diario el periódico hasta sus cien años. Siempre se ha interesado por la política. Su ídolo fue, es y será José María Aznar. "Ya no voto. Fue al último que voté. Ahora sé que está Rajoy porque lo puso él".

Sus mejores momentos

El cocido madrileño tradicional

Purificación Martínez aún se acuerda con cariño del cocidito madrileño que ponía su madre en la mesa a diario: "Era lo que se comía antes, y ¡qué cocidito! Un plato solo, pero muy bueno". Ingredientes para el cocido madrileño tradicional: 250 gramos de garbanzos, un pie de cerdo salado, 500 gramos de morcillo de ternera, 6 patatas pequeñas, ¼ de gallina o pollo, ½ kilo de verdura, col, zanahoria, puerros, 100 gramos de tocino salado, un hueso de jamón, un hueso de rodilla de ternera, una morcilla y un chorizo, y sal. En una olla con abundante agua fría se ponen todas las carnes. Y separadas por una escurredera de verduras, las verduras y los garbanzos (que habrán estado en remojo durante 12 horas la noche anterior). Se le añade la sal y se deja cocer lentamente durante algo más de 3 horas. El primer plato del cocido será la sopa, para la cual utilizaremos el caldo del mismo. La sopa la podemos hacer de la pasta que queramos o de pan. Si es de pasta, habrá que retirar parte del caldo a otra cacerola. Y cuando hierva incorporar la pasta, dejándolo hervir hasta que esté cocida. Si la queremos de pan, cortaremos rebanadas de pan duro, colocándolas en el fondo de los platos, y regándolas luego con el caldo del cocido. Los garbanzos se ponen en una fuente con la carne alrededor bien colocada. En otra fuente aparte se sirve la verdura, las patatas y el chorizo y morcilla. Las dos fuentes se sirven a la vez, junto con una salsera con salsa de tomate para acompañarlos. (Receta obtenida de **http://www.recetasgratis.net/Receta-de-Cocido-madrileno-receta-7967.html#ixzz3rZS1WmFd**)

La dura posguerra española y 'el milagro español'

El gobierno franquista, finalizada la Guerra Civil española en 1939, aprobó el racionamiento, que consistió en una medida temporal para asegurar a la población el aprovisionamiento de productos de primera necesidad. Las cartillas de racionamiento permitían acceder a comida, jabones, o zapatos. La medida duró hasta el 1 de junio de 1952. Los peores años se vivieron entre 1946 y 1949, cuando el hambre era la norma en muchas familias. Por lo menos en el campo aún había acceso a algún tipo de comida, gracias a las cosechas que se sembraban y a los animales de granja. En la ciudades se pasó lo peor. Muchos se veían forzados a emigrar. Florecía el mercado negro o 'de estraperlo' en esos años. A muchos españoles no les más remedio que buscar en la basura, comer lo que encontraban o lo que mendigaban. Purificación Martínez se iba a recolectar cosechas de guisantes y habas que habían sembrado en el campo de las afueras de Madrid, otras veces "espigaba", que era recoger las espigas que han quedado en el rastrojo. También iba a por bellotas, todo para lograr que su familia sobreviviera. Y lo logró. Su marido regresó del frente. Llegaron por fin los años 1950, tras una década de privaciones. Comienza el resurgir económico. Las cosas mejoraron poco a poco. Pero a los que pasaron por esta época les quedó siempre un enorme respeto por la comida. "No tengo hambre, pero hay que comer", decía Puri con 108 años cuando llamaban al comedor en su residencia de la tercera edad.

Citas

"Me sujeto muy bien" –Hablaba de su bastón, que con 108 años todavía empleaba.

"Me gustaba mucho bailar, pero ahora ya... Qué risa bailar yo ahora, ya tengo mucha edad y hay que ir despacito"

"Todo lo que nos ha tocado pasar" – Por la guerra y la posguerra españolas.

"Es la hora del puré; no tengo hambre, pero hay que comer"

"Es la persona que menos pastillas toma de toda la residencia" –El director del centro de la tercera edad, orgulloso.

Cuando le preguntaron el secreto de su longevidad dijo:

"No tengo enfermedad, me queda la cabeza"

48. El club de centenarias de Cangas

"Siete personas de Cangas de Morrazo (Pontevedra) son centenarias y tres más lo serán este año, todas mujeres", anunciaba a bombo y platillo una noticia del periódico El Faro de Vigo a principios de 2015. Era un reflejo de la actual evolución de la sociedad española y todavía con más fuerza, de la gallega.

Al fin y al cabo, ya en 2012 un estudio situaba a la población española como la sexta más longeva del mundo. Sólo en Japón, Suiza, Australia, Islandia e Italia viven más años que en España, según los baremos de la **Organización para la Cooperación y el Desarrollo Económico (OCDE)**. La esperanza de vida se sitúa en los 78,87 años para los hombres y 84,82 para las mujeres (81,87 de media para ambos sexos, ocho centésimas menos que en 2010).

Las mujeres españolas se sitúan como las cuartas más longevas a nivel mundial sólo por detrás de las suizas, que viven una media de 84,9 años, igual que las francesas, y de las japonesas, que se sitúan en primer lugar, con 86 años de esperanza de vida media.

> **La OCDE asegura que el Producto Interior Bruto influye en la esperanza de vida, pero los países que deberían tener una población con expectativas de mayor longevidad no la tienen. Estados Unidos, Dinamarca y Hungría tienen una menor esperanza de vida al nacer de lo que cabría esperar atendiendo a su PIB per cápita.**

Madrileños, navarros y vascos son los que más viven dentro del territorio español. La esperanza de vida más alta de España la tienen al nacer, por comunidades autónomas, los madrileños y los navarros. Los habitantes de ambas regiones están empatados en 83,3 años de vida. Les siguen los vascos, que viven 82,9 años. Hasta esa edad (82,9) llegan los riojanos y los castellano-leoneses pero no los manchegos (82,5), los aragoneses (82,3) ni los catalanes (82,2). Les siguen en la lista los cántabros, con 82,1 años.

La región en la que la esperanza de vida es menor es Ceuta, con 78,6 años, seguida por Asturias, con 80,6 años, y Andalucía, con 80,6 de media. Extremadura y Murcia son las siguientes en las que menos se vive con 80,2 años cada una de ellas. En el caso español sí que se ve, como norma general, una relación entre el Producto Interior Bruto de las Comunidades Autónomas y la esperanza de vida.

La proporción de la población con más de 100 años en el mundo respecto a la población total es de un 0,01%. **En España, con 11.156 personas de más de 100 años registradas en 2012, la población centenaria representa el 0,024 por ciento, más del doble que en el**

conjunto del planeta. Esto sitúa el país entre los primeros con mayor proporción de mayores de 100 años en función de sus habitantes.

Según los datos absolutos, las comunidades con mayor número de centenarios son, lógicamente, las más pobladas. Así, están a la cabeza Cataluña (1.637), Andalucía (1.580) y Madrid (1.421). La proporción de mujeres que superan los 100 años es como siempre mucho mayor que la de hombres. Mientras el hombre tiene en España una longevidad media de 78,87 años, la de la mujer es de 84,82.

La población de más de 100 años en España muestra una mayor concentración en provincias del interior y en Galicia.

Por Comunidades Autónomas, las que mayor proporción de población centenaria tienen son Castilla y León (0,051%), Galicia (0,039%) y Asturias (0,032%). Las comunidades con menos centenarios en proporción son Murcia, con un índice muy inferior a la media española (0,009%), Baleares (0,015%) y la Comunidad Valenciana (0,017%). Ceuta y Melilla también cuentan con una baja proporción de personas de más de cien años: en Ceuta un 0,08% y en Melilla un 0,016%.

Por provincias, la que cuenta con una mayor proporción de centenarios es Soria, con un 0,087% (83 centenarios en un territorio de 94.522 habitantes), lo que constituye una de las mayores prevalencias del mundo de población mayor de cien años. Le siguen Salamanca, con un 0,069%, Ourense (0,062%), Zamora (0,061%) y Lugo (0,060%). Las provincias que menos centenarios tienen en relación a su población, además de las comunidades uniprovinciales y las ciudades autónomas anteriormente citadas, son Castellón, con una proporción de 0,0148%, Alicante y Almería, con un 0,152%, y Cádiz, con un 0,153%.

El país que más centenarios tiene en el mundo (con datos de 2011) es Japón, con 51.376 personas de más de 100 años, lo que supone el 0,040% de su población total. Le sigue Francia, con 20.106 centenarios (en 2013), el 0,030% de sus habitantes. Después está **España (0,023%) en tercer lugar en número de centenarios**, seguida de Reino Unido (0,022%), Australia y Suecia, ambas con un 0,019%, y Estados Unidos, con un 0,017%. A mayor distancia está Alemania, con un 0,011%.

Diversas regiones del planeta han sido clasificadas como zonas de alta longevidad **o zonas 'azules'**. Entre ellas están, la isla de Cerdeña (Italia), la isla de Okinawa (Japón), la península de Nicoya (Costa Rica) y Loma Linda (California). Esta categorización deriva de una regionalización más amplia realizada por el **National Institute of Aging (Instituto Nacional del Envejecimiento) de EEUU** para aquellas poblaciones para las que disponía de datos, analizando la alta prevalencia de centenarios y la menor mortalidad registrada a edades avanzadas.

Hemos cogido una población al azar, como ejemplo de la tendencia generalizada de que cada vez más y más personas se estén convirtiendo en centenarias con una creciente facilidad. La localidad pontevedresa de Cangas de Morrazo no es ajena a esa tendencia. Al empezar el año 2015 había una decena de personas empadronadas en Cangas, todas ellas mujeres, que tenían más de un siglo de vida o estaban muy próximas a cumplirlo. Otras tantas, también mujeres, superaban los 98 años, de acuerdo a lo que constaba en las estadísticas municipales.

Y no es de extrañar, vista la longevidad de muchos de sus habitantes, principalmente las mujeres.

Dos de las más mayores viven en la residencia de Geriatros en Aldán. Allí se hallaba la mayor de todas las féminas centenarias, Purificación Martínez Carrera, nacida el 21 de noviembre de 1912.

Las demás estaban repartidas por distintas zonas del municipio, como A Fonte, Cimadevila y O Piñeiro, en Darbo, Canabal o la calle Baiona, en pleno centro urbano.

Las parroquias de Coiro y O Hío también tenían representantes en la lista de personas centenarias, o gente a punto de serlo. Entre ellas no se encontraba el nombre de José Canosa, un marinero de Aldán que aunque acababa de cumplir los 105 años figuraba empadronado en Vigo, al estar residiendo en un centro de esa ciudad, por lo que se le incluyó en el censo vigués.

A lo largo del año 2014, Cangas experimentó un crecimiento natural o vegetativo de diez personas, que son la diferencia entre el número de nacidos vivos (en este caso 224 bebés) con el de fallecidos (214). El Instituto Nacional de Estadística (INE) también computó otras altas en el censo cangués por distintos motivos.

El caso es que la población está aumentando en Cangas. En el ejercicio de 2014 se incrementó en 394 habitantes hasta situarse en 26.567.

49. Tres ventajas para llegar a supercentenario

"**Sólo conocemos tres ventajas para llegar a ser supercentenario: ser mujer, vivir en un país desarrollado y haber nacido en esta época contemporánea, no en el siglo XVII, por ejemplo**", resumió el alemán **Heiner Maier**, demógrafo del Instituto Max Planck. La primera premisa es la que se cumple con más asiduidad: el 85% de las personas que viven más de cien años son mujeres.

Listadas las tres condiciones en una lista, las premisas para poder entrar en el club de los superabuelos serían:

1.-Ser mujer.

2.-Vivir en un país desarrollado.

3.-Haber nacido en la época contemporánea.

Solamente una dieta no basta para que lleguemos a vivir cien años (o más). En el envejecimiento influyen muchos factores. Empezando por la genética, y siguiendo luego por la crianza y otras cuestiones de carácter o ambientales. En lo relativo al carácter, podría ser determinante hasta el que seamos más o menos sociables, o el que nos gustase practicar ejercicio físico en un grado razonable. En cuanto al ambiente, la contaminación, el clima que se da donde vivimos, la calidad de servicios sanitarios a los que podamos acceder, o el grado de estrés al que estemos sujetos con frecuencia cuentan a la hora de la longevidad.

Tras la condición de ser mujer, la dieta podría ser la responsable de un 30% de la longevidad. La dieta de los **habitantes de Okinawa en Japón** (capítulo 3), o la mediterránea, o la nórdica, tienen cada día más adeptos que las defienden a ultranza. Pero lo cierto es que varían mucho los alimentos que se consumen en las llamadas zonas azules del planeta, donde existe una mayor cantidad de personas cuya edad supera la media. Desde la comunidad de adventistas del Séptimo Día de California, pasando por Nuoro en Cerdeña, y dando toda la vuelta al mundo para detenernos en Okinawa, no hay muchas características nutricionales comunes entre un grupo longevo y otro.

Todas estas poblaciones comparten sin embargo una variable común: su dieta es más bien escasa y baja en calorías, con pocas grasas animales y azúcares.

Aparte de que son casi todos mujeres, es arduo encontrar un patrón definido entre los centenarios y supercentenarios. Ni siquiera son precisamente buenos ejemplos de lo que solemos llamar vida sana. **Jeanne Calment** (capítulo 1) era adicta al chocolate, fumaba y bebía vino a diario. La persona más anciana de Gran Bretaña en 2013, **Grace Jones**, de 113 años, solía beber jerez y llevar una dieta típicamente inglesa y no precisamente saludable. "Nunca como nada congelado", afirmaba sin embargo ella con orgullo.

Grace Adelaide Jones (7 de diciembre de 1899 – 14 de noviembre de 2013) fue una supercentenaria británica que se convirtió no solo en la persona más anciana oficialmente reconocida del Reino Unido, y la séptima de más edad del mundo, sino también en la última británica que aún seguía con vida en 2013 y que había nacido en el siglo XIX. Vivió 113 años y 342 días. Jones nació en Bermondsey, Londres, el 7 de diciembre de 1899. Era una de nueve hermanos. Tuvo una bonita historia de amor siendo muy joven, y se comprometió con Albert Rees. Pero él falleció en la Primera Guerra Mundial con solo 19 años. La supercentenaria permaneció soltera el resto de su larguísima vida, pues según dijo nunca encontró a otro hombre tan agradable como Rees.

En cuanto a su longevidad, la atribuía a la "buena comida inglesa". A ella le funcionaba. Era una mujer muy independiente, que vivió toda su vida sola en un apartamento del barrio londinense donde había nacido, Bermondsey. Barrio costero, las riberas de Bermondsey estuvieron antaño pobladas de muelles y almacenes. En el siglo XXI, sin embargo, se ha convertido en un elegante emplazamiento de *lofts* y espacios comerciales de vanguardia, con restaurantes, bares y boutiques que ofrecen impresionantes vistas al Tower Bridge (Puente de la Torre) de la capital británica. En el barrio pueden visitarse los mercados de antigüedades, el Museo de la Moda y Textiles y, a poca distancia, el rascacielos más alto de Europa, The Shard.

Jones vivió toda la evolución de su barrio. Sobrevivió a toda su familia y amigos, pero le quedaron sus vecinos, a los que apreciaba mucho: "Son mi familia ahora, y lo saben. Son muy buenos conmigo", dijo. Su cumpleaños número 113 lo celebró con ellos.

Sin embargo, sus últimos años, que tradicionalmente los supercentenarios viven de forma tranquila, en su caso no estuvieron exentos de sustos y sobresaltos. El 2 de diciembre de 2011, cinco días antes de su cumpleaños número 112, un ladrón irrumpió en su apartamento y le robó las 300 libras esterlinas de su pensión. Otro intento de robo se registró al día siguiente. Al celebrar sus 112 años Grace señaló: "No sé si podré recobrarme de la conmoción. Entró y me robó. Otro intentó entrar el sábado. Tengo miedo". El 12 de enero de 2012 se produjo un tercer asalto. Se logró arrestar a un hombre en relación a los dos últimos robos, y fue sentenciado a pena de cárcel.

En cualquier caso, si analizamos a otros centenarios, es difícil encontrar un patrón definido de longevidad (aparte de que todas son mujeres).

Un grupo de investigadores, encabezado por **Bernard Jeune**, de la Universidad del Sur de Dinamarca, estudió las biografías de las personas que, como Kimura y Calment, habían superado la increíble barrera de 115 años. Sólo reconocen unos 20 casos desde 1990. **"Las travesías vitales de estas personas muy ancianas difieren mucho y casi no tienen características comunes, aparte del hecho de que la gran mayoría son mujeres (sólo dos son hombres), la mayor parte fumaba muy poco o nada en absoluto y nunca estuvieron obesos"**, apuntaban en el libro SUPERCENTENARIOS. **"Todos ellos parecen haber tenido**

poderosas personalidades, pero claramente no todas eran personalidades dominantes".

Al ser preguntado por el secreto de su longevidad, cada supercentenario dio respuestas distintas. Por ejemplo, la ecuatoriana **María Esther de Capovilla** (capítulo 9) achacaba su edad a haber bebido mucha leche de burra. Murió en 2006, dos semanas antes de cumplir 117 años.

El danés Chris Mortensen (capítulo 21) vivió 115 años pese a que fumó durante casi un siglo.

Mortensen murió en 1998 a la edad de 115 años. Cuando cumplió 113, un grupo de científicos, entre ellos Bernard Jeune, le regaló una caja de puros. Llevaba fumando pipas y puros casi un siglo, pero no se tragaba el humo. Su secreto, decía, era "comer bien". Lo de 'comer bien' lo repiten otros abuelos del mundo, pero se presta a peculiares interpretaciones por su parte.

La inglesa **Charlotte Hughes** (capítulo 30), una antigua profesora de una escuela religiosa, creía que su truco para esquivar a la muerte era "un estilo de vida saludable, un brandy fuerte, beicon y huevos". Y cumplir a rajatabla los Diez Mandamientos. O sea, que incluía el brandy en el estilo de vida saludable. El caso es que le resultó de maravilla la extraña combinación de remedios. Falleció en 1993 con 115 años.

La persona más vieja que ha vivido nunca de la que se tiene constancia fue **Jeanne Calment** (capítulo 1), una francesa que murió en 1997 con 122 años. Era una adicta al chocolate, consumía aceite de oliva y bebía vino a diario.

¿Y qué decir del segundo ser humano más anciano registrado en la historia? **Sarah Knauss** (capítulo 14), como Calment, era una de las personas más golosas que ha existido sobre la faz de la tierra, incondicional del chocolate también. Aunque a diferencia de la francesa nunca fumó. Y odiaba las verduras, las rehuía como a la peste. Cuando la estadounidense falleció en 1999 con 119 años, uno de sus tataranietos ya había tenido un hijo.

La superabuela de España en 2014, **Francisca García Torres** (13 de septiembre de 1901- 25 de febrero de 2014) estuvo hasta que cumplió el siglo plantando cebollas. De joven sufrió tiempos de escasez, y pasó hambre. Llegada a una edad muy avanzada se quedó sin dentadura, por lo que su dieta se restringía a los purés. Pero nunca padeció de diabetes, ni de colesterol. Había nacido en Baeza, provincia de Jaén, pero vivió en Navarra.

La neerlandesa **Hendrikje van Andel-Schipper** (capítulo 10), por su parte, achacaba su vejez extrema a comer arenque crudo y beber un zumo de naranja cada día. Murió en 2005 a los 115 años.

El puertorriqueño **Emiliano Mercado del Toro** (capítulo 23), en cambio, creía que la clave era comer bacalao, harina de maíz cocida y beber leche de coco. "Nunca he dañado mi cuerpo con licores", afirmaba antes de morir en 2007, con 115 años. Cuando Estados Unidos arrebató la isla de Puerto Rico a España en 1898, Emiliano lo presenció.

La receta de **Hiroemon Kimura** (capítulo 2) era la dieta Hara Hachi Bu. Más o menos, viene a significar, "comer menos, vivir más". Se trata de una enseñanza de Confucio, "come hasta que te hayas llenado 8 veces de 10". Los **habitantes de Okinawa** (capítulo 3) llevan este precepto a rajatabla, y reducen de forma voluntaria sus calorías en la dieta. El resultado es que la isla japonesa de Okinawa alberga a muchas de las personas más longevas del mundo, y presume de su alta proporción de centenarios, que incluso reciben el sobrenombre de 'Los Inmortales'.

Los habitantes de Okinawa envejecen con más salud, más energía, menos enfermedades inflamatorias y autoinmunes, cardiacas, también menos cáncer. Pero cuando alguno de ellos ha emigrado y cambiado sus hábitos de vida, pierde la longevidad.

Comer solamente hasta que estemos saciados en un 80% se justifica porque el estómago tarda de 10 a 30 minutos en enviarle al cerebro la señal indicadora de que está lleno. Por lo que si seguimos comiendo acabaremos ingiriendo comida en exceso. Además, la restricción calórica genera menos radicales libres durante la digestión, lo que podría contribuir a alargar la duración de la vida, si esta práctica se combina con una dieta variada y saludable. El problema es que, para los no iniciados, resulta inevitable volver a sentir hambre al cabo de un corto periodo de tiempo. Pero se puede intentar controlar el momento en que nos sentimos satisfechos. Además es aconsejable utilizar platos y cuencos más pequeños de los habituales, para reducir la cantidad de la ingesta.

Aunque preconizada por varios centenarios y supercentenarios, no se ha demostrado con datos que la dieta de restricción calórica favorezca la longevidad. Existen estudios contradictorios al respecto, por lo que los científicos aún no están seguros de que ingerir menos calorías alargue la vida.

El Instituto Nacional del Envejecimiento de EE. UU., en Baltimore, desarrolló durante 28 años un estudio con 120 macacos. La mitad vivió con una ingesta de calorías un 30% menor que la de la otra mitad de los monos. En 2012 la revista *Nature* publicó los resultados. La restricción calórica mejora la salud, pero no tiene por qué alargar la vida, era la conclusión. Los macacos que comieron menos tardaron más en desarrollar las enfermedades típicas del envejecimiento, pero no vivieron más tiempo. La teoría subyacente era que **el metabolismo de los alimentos produce moléculas inestables, los llamados radicales libres, que acaban dañando las moléculas vitales para el organismo, como el ADN**. Pero no todos los macacos se comportan igual. Otra investigación, esta vez del Centro Nacional de Investigación con Primates de Wisconsin, anunció en 2009 que el 80% de los macacos sometidos a una dieta con un tercio menos de calorías seguía viviendo tras 20 años, frente al 50% de los macacos que comían sus raciones enteras. En general, los monos del primer grupo presentaban un riesgo tres veces menor de padecer cáncer, diabetes, enfermedades cardiovasculares y neurodegenerativas. En Baltimore los monos comían dos veces al día, y en Wisconsin solo una. Además, la cantidad de azúcares purificados (sacarosa) en la dieta era mayor en Wisconsin. ¿Será entonces la sacarosa por fin el remedio de la eterna juventud?

> **Otra supercentenaria, la española Manuela Fernández-Fojaco (18 de junio de 1895-6 de enero de 2009), que murió con 113 años, llegó a ser poética al tratar de justificar su larga vida. Su truco: "Bailar la vida". Tal vez fue la que más se acercó en su respuesta.**

No hay ninguna pauta regular entre los supercentenarios, salvo una asombrosa resistencia y salud que desafía todos los parámetros médicos establecidos.

El sociólogo español Juan Manuel García González, que participó en la elaboración del libro *Supercentenarios,* opinaba que la longevidad se funda en "**una combinación del estilo de vida, los genes y la suerte**". García recuerda estudios que estiman que los genes son responsables sólo en un 25% de la longevidad de una persona. De nuevo, otras investigaciones contradicen las anteriores, y se fijan sobre todo el genoma para tratar de hallar el Santo Grial. La incógnita sigue en el aire.

50. El enigma más codiciado, el de los supercentenarios, sigue oculto

En la época que vivimos, llegar a vivir 80 o incluso 90 años de edad ya no es tan raro. Más allá, empiezas a convertirte en un ser excepcional. Y ya si llegas a centenario o incluso a supercentenario, eres uno de los pocos seres humanos que guardan el gran secreto. Cómo vivir más y mejor. Hasta la fecha parece cuestión de azar. Los científicos sin embargo no se rinden y siguen indagando, en busca del factor 'X' que hace que un puñado de individuos de la especie, mayoritariamente mujeres, alcancen una vejez extrema en unas condiciones de salud y vitalidad increíbles para el resto de nosotros.

Para un individuo promedio, la longevidad depende hasta en un 30% de los genes. Sin embargo, si se tiene la suerte de nacer en una familia longeva, cuyos miembros alcancen edades increíblemente ancianas, entonces la carga genética influye mucho. Un centenario, por ejemplo, suele tener hermanos, primos, tíos, padres y abuelos centenarios o que se han acercado a la mágica cifra de 100 años. Los genes en esas familias son mucho más determinantes.

Para acabar de desconcertar al resto de los mortales, los supercentenarios que viven más de 110 años no hacen de ninguna manera vida de monje. Fumar, beber, engancharse al chocolate y a los dulces... todos esos casos no son raros, sino más bien la norma. Un estudio en Okinawa reveló que la mitad de sus supercentenarios fumaban, y un tercio bebía alcohol. Parece ser que estos privilegiados cuentan con un sistema protector tan potente operando en su organismo que pueden permitirse pequeños placeres de la vida que al resto de los mortales nos dejarían hechos polvo.

Se han desarrollado numerosos estudios para buscar un nexo común entre los casos de longevidad extrema. Alguna característica que compartan todos los supercentenarios y que, hasta la fecha, permanece incógnita. Uno de esos análisis lo publicó la revista PLoS ONE. Se trataba de **encontrar variantes genéticas comunes** a 17 supercentenarios, las cuales deberían producir proteínas diferentes a las de personas comunes, con efectos protectores frente a enfermedades como el cáncer o los problemas cardiovasculares.

> **Porque tiene que existir una razón subyacente para que solo el 19% de las personas que superan el siglo de vida sufra algún tipo de cáncer, frente al 49% de la población normal. Padecen asimismo menos enfermedades cardiovasculares.**

Los investigadores de la Universidad de Stanford no encontraron estos genes comunes. Pero no se descarta que se logre en un futuro próximo, cuando se dispongan de más datos y una población más amplia sobre la que realizar las investigaciones. A principios del siglo XXI los supercentenarios siguen siendo pocos dentro del conjunto de la especie humana. Poco a poco aumenta la esperanza de vida, pero aún son muy raros los individuos que alcanzan o superan los 110 años.

Según Kim Stuart, investigador de la Universidad de Stanford que participó en este último estudio, "los supercentenarios [90% son mujeres] parecen tener un reloj del envejecimiento más lento". Si se obtienen esas variantes genéticas especiales que caracterizarían a un supercentenario, servirían para ayudar a alargar la edad media general de hombres y mujeres del planeta. Con una terapia génica adecuada podrían cambiarse o disminuirse variables negativas del ADN, así como fomentar las positivas. La clave la llevan insertada un pequeño grupo de individuos, los abuelos del mundo, pero no es tan fácil sacarla a la luz.

51. Cómo justifican los centenarios su longevidad

Cada año que pasa, los bebés que van naciendo tienen mayor esperanza de vida. Se cree que en las próximas décadas llegue a ser hasta de más de 150 años. Prosiguen los hallazgos en células madre, nanotecnología e impresiones 3D, entre otros campos, que ayudarán a hacer posible algo que hasta hace bien poco nos parecía increíble.

Al extenderse la longevidad, aumenta también el grupo de centenarios y supercentenarios que pueden estudiarse para determinar qué factores (genéticos, ambientales,...) pueden haber influido en estos casos para ayudarlos a superar el promedio de esperanza de vida.

La mayoría de los centenarios y supercentenarios se encuentran sanos hasta sus últimos días. Las investigaciones nos dicen que cuanta más edad, más tarde se presentan las enfermedades degenerativas y las alteraciones cognitivas.

En torno a la mitad de los niños nacidos en el mundo en 2014 ó 2015 llegarán a ser centenarios.

Cada vez hay más gente que llega al siglo de vida. Por ejemplo, en los Estados Unidos existían en 2014 entre 96.000 y 105.000 centenarios. Las previsiones apuntan a que para el año 2050 el número de centenarios estadounidenses supere el millón.

Hay cerca de 65 supercentenarios verificados vivos en todo el mundo, pero se cree que pueden existir sin verificar entre 3.000 y 4.000 personas de 110 años o más.

Ocho de cada nueve centenarios son mujeres, un 19% utiliza teléfonos celulares, un 12% usa internet y un 3% ha participado en citas *online*.

En 2014 también había 12.640 centenarios en el Reino Unido y más de 13.000 en España.

Según el demógrafo estadounidense James Vaupel: "Un niño que nazca en España en 2014 tendrá muchas posibilidades, quizás un 50%, de cumplir 100 años". Los seres humanos irán ganando más y más tiempo de vida a medida que progrese la medicina y siga mejorando la calidad de vida. Se llegará a edades muy avanzadas en buen estado de salud, como ahora ya hacen el puñado de superabuelos. La esperanza de vida por término medio en 2050 será de 89 años, siete más que en 2014.

Vaupel ha fundado y dirigido el prestigioso Instituto de Investigación Demográfica Max Planck de Alemania. Ha acuñado la expresión 'plasticidad de la longevidad', porque cree firmemente que no existe un límite máximo prefijado de años que puede vivir un ser humano. "La esperanza de vida en la década de 1920 era de 65 años y ahora en la mayor parte de los países desarrollados hemos superado los 80". La buena salud también persiste más tiempo: "Una persona de 78 años de hoy día (2014) puede tener un estado de salud equivalente al que hace medio siglo tenía alguien de 68".

Las enfermedades cardiovasculares son la principal causa de muerte en países desarrollados, seguida por el cáncer. Entre los jóvenes son los accidentes, de trabajo o laborales. Y empiezan a escalar posiciones enfermedades propias de las naciones más ricas del mundo, como son la obesidad o la diabetes.

La esperanza de vida en los países desarrollados sigue aumentando cada año. A cada década que pasa se incrementa en dos años y medio. De manera que, de seguir la progresión como hasta ahora, **los niños nacidos a principios del siglo XXI tendrán altas probabilidades de llegar, y sobrepasar, el siglo de vida**.

Fanny Kluge y Tobias Vogt, dos de los colegas de Vaupel en el Instituto Max Planck, utilizaron la reunificación de Alemania en 1990 como experimento demográfico. Su estudio cuantificó hasta qué punto un aumento del dinero destinado a las pensiones y a la Sanidad se traduce en un incremento de la esperanza de vida. En concreto, **crecía tres horas por cada euro invertido en pensiones y Sanidad.**

> **Según el Instituto Nacional de Estadística (INE), entre 1992 y 2012 la esperanza de vida al nacer ha pasado en España de 73,9 a 79,3 años en los hombres; y de 81,2 a 85,1 años en las mujeres. Por tanto, la media es de 82,2, sólo unas décimas por debajo de Japón, líder mundial seguido por Francia.**

La esperanza de vida al nacer en España se está estabilizando en torno a los 82 años tras un largo periodo de crecimiento sostenido. Los expertos creen que la tendencia a una mayor longevidad seguirá siendo positiva a largo plazo, a un menor ritmo de crecimiento que el observado hasta ahora.

Según las proyecciones del INE, si se mantiene el ritmo actual, a mediados del siglo XXI la esperanza de vida al nacer en España **alcanzaría los 86,9 años en los varones y los 90,7 años en las mujeres (89 de media entre ambos sexos)**. El envejecimiento de la población causará cambios en la estructura social y en nuestra forma de vida. A medida que la gente viva más, necesitará trabajar más años antes de poder retirarse, tal vez incluso hasta los 75 años. Pero no necesariamente tantas horas como ahora al día o a la semana. El trabajo deberá repartirse entre más personas, y eso podría conllevar una bajada de los salarios, como ya está ocurriendo en la actualidad.

Pero la población española no sólo envejecerá en las próximas décadas. También se reducirá. En 2023 habrá **2,6 millones de habitantes menos en territorio español (de los 46,6 millones actuales a los 44)**.

Las migraciones de población, de unas zonas del planeta a otras, son imposibles de predecir con antelación. Con frecuencia producen un rejuvenecimiento de la población en el país o países de destino. El número de personas en edad de migrar irá disminuyendo a medida que pasen los años, al mismo tiempo que aumentan las poblaciones estables de 40 años o más.

Mientras tanto, las explicaciones científicas para la **longevidad** extrema siguen siendo imprecisas. Los investigadores que estudian a los centenarios y supercentenarios están de acuerdo con que no hay un patrón específico. Hay un claro indicador que es el sexo –las mujeres ganan por goleada-, y **parece hacer cierta relación entre la longevidad y la edad en que la madre del futuro centenario da a luz**. Los investigadores del Centro sobre el Envejecimiento de la Universidad de Chicago encontraron que si la madre tenía menos de 25 años al momento de dar a luz, las probabilidades de llegar a los 100 años se duplican, en comparación de una persona cuya madre tuviera más de 25 años al momento de dar a luz.

> **Las recomendaciones habituales de hacer ejercicio, no fumar, no tomar bebidas alcohólicas, controlar el peso y la alimentación, y demás van destinadas a la población en general, pero no se aplican a los abuelos del mundo. Ellos se pueden permitir saltárselas sin problemas, son una élite aparte.**

Cuando científicos del Instituto de Investigación del Envejecimiento de la Facultad de Medicina Albert Einstein de Nueva York estudiaron a un grupo de centenarios, encontraron que a los 70 años:

- El 37% tenía exceso de peso, y el 8% era directamente obeso.

- El 37% eran fumadores, y lo habían sido durante un periodo de tiempo prolongado de varias décadas.

- El 44% hacía poco ejercicio, y otro 20% no hacía NUNCA ejercicio.

> **Y sin embargo los centenarios como población tienen tasas un 60% más bajas de enfermedades cardíacas, derrame cerebral y presión arterial alta. No sufren de depresión ni de otras enfermedades mentales.**

LO ANTERIOR NO SIGNIFICA QUE UN ESTILO DE VIDA SALUDABLE NO SEA EL MODELO A SEGUIR. AL CONTRARIO, PODRÍA SUPONER LA DIFERENCIA ENTRE VIVIR 60 Ó 90 AÑOS. PERO A PARTIR DE ESTA ÚLTIMA EDAD, SE REQUIERE ADEMÁS UNA COMPOSICIÓN GENÉTICA ESPECIAL. PORQUE LOS CENTENARIOS ENVEJECEN DE UNA FORMA DISTINTA, MUCHO MÁS LENTA. Y LAS ENFERMEDADES QUE LA MAYORÍA PADECEMOS Y QUE AL FINAL SUELEN ACABAR CON NOSOTROS, ELLOS LAS TIENEN 30 AÑOS MÁS TARDE Y SE DESARROLLAN DE UNA FORMA MUCHO MÁS RÁPIDA Y VIRULENTA, DE MODO QUE SUFREN MUCHO MENOS TIEMPO QUE EL RESTO.

Los propios centenarios aseguran sentirse por lo menos 20 años más jóvenes que su edad verdadera. No sienten su edad cronológica. Como se suele decir, "los años no pasan por ellos".

Su entusiasmo por la vida es otra característica singular de los abuelos del mundo. Optimismo a toda prueba y ver el vaso siempre medio lleno. Todavía no se conoce si esta positiva visión del mundo podría influir tanto como la genética o el estilo de vida a la hora de lograr acumular años.

Tras explorar sus genes, los científicos exploran ahora la mente de los supercentenarios. Sus respuestas son significativas: hablan mayoritariamente de su entusiasmo y optimismo por la vida, de conservar sus cuerpos activos hasta casi el final (muchos contaron que hacían ejercicio de forma moderada al caminar, en bicicleta, nadando, o practicando jardinería, por ejemplo). Y eso cuando ya se han cumplido más de 110 años. Son conscientes además de que sus antepasados les legaron unos genes excepcionales, y cuentan que varios de sus familiares cercanos también han vivido hasta avanzada edad. En suma, fueron los siguientes factores los citados por los superabuelos cuando se les preguntó:

- **Conservar una actitud positiva**

- **Tener buena disposición para con el prójimo**

- **Seguir siendo capaz de desenvolverse de forma independiente**

- **Mantenerse activos mentalmente y seguir siempre aprendiendo cosas nuevas**

- **El legado genético**

- **Hacer ejercicio de forma moderada (la mayoría seguían practicando actividades básicas como caminar, andar en bici, trabajar en el jardín, nadar, etc.)**

- **Comer bien**

- **Familia, amigos, cierto grado de red social a su alrededor como puntal o refuerzo**

- **Algún tipo de espiritualidad o creencias que les sirvan de apoyo**

Las respuestas anteriores componen la receta básica de la felicidad que repiten una y otra vez los manuales de autoayuda. Por tanto, los supercentenarios nos están transmitiendo un mensaje de que, al ser felices, se vive más tiempo. De hecho, uno de los estudios realizados al respecto sacó en conclusión que las personas felices alargan su lapso de vida en un 35% más de tiempo. Otro estudio corroboró que la alegría y la felicidad no solo favorecen el ser longevos, sino también el ser saludables. Más investigaciones revelaron que las personas optimistas viven más que las pesimistas.

Con una actitud existencial feliz, positiva, y que mantiene el interés por la vida, nuestro sistema inmunológico se fortalece, y mostramos más resistencia al dolor y al estrés. Incluso algunas investigaciones científicas han probado que la felicidad puede alterar los genes para bien. Personas que se sientan profundamente felices y satisfechas tendrán menor tendencia a que se activen genes inflamatorios que puedan desencadenar por ejemplo una enfermedad autoinmune. En cambio, sus defensas se hallarán fortalecidas para protegerlos de las posibles agresiones.

En cierto sentido, la carga genética no es constante desde el nacimiento hasta la muerte. Y ya ha surgido un campo de estudio científico (llamado epigenética) centrado en la forma en que **activamos o desactivamos determinados genes con nuestros pensamientos, sentimientos, emociones, alimentación y estilo de vida**. La epigenética es el conjunto de reacciones químicas y demás procesos que modifican la actividad del **ADN** pero sin alterar su secuencia. Eso significa que tal vez deberíamos **prestar mucha más atención a los momentos en que nuestro cuerpo se siente feliz y realizado, y potenciarlos en la medida de lo posible, dentro de lo que es un comportamiento razonable. Esos momentos de plenitud, que con frecuencia dejamos escapar sin apenas percibirlos, podrían ser claves para potenciar nuestra salud y longevidad.**

52. Así investiga la ciencia cómo hacernos superlongevos

La Organización Mundial de la Salud (OMS) pronostica que el número de personas que sufrirán las enfermedades que vienen aparejadas con envejecer —infarto, cáncer y neurodegeneración- se duplique en las dos próximas décadas. El mayor factor de riesgo para contraer una enfermedad mortal es precisamente el de ir cumpliendo años.

La **esperanza media de vida** está aumentando en los países occidentales a una tasa de dos años y medio por década, 25 años por siglo. Principalmente se debe a las mejoras logradas en el tratamiento del infarto. Pero al que sufre uno de esos ataques, aunque se le salva de la muerte, rara vez se le devuelve la calidad de vida anterior.

Los métodos para alcanzar la longevidad pueden ser reactivos, como los tratamiento para el cáncer o el infarto, o sea que se aplican después de que hayan ocurrido. O bien preventivos, frenando el envejecimiento en la medida de lo posible, y logrando que la tercera edad sea otra etapa más de pleno rendimiento de la vida. Por el momento esto último sigue siendo en su mayor parte una utopía.

La esperanza media de vida puede mejorarse, y así se está haciendo, con medidas tales como la vacunación en masa de los niños, los antibióticos, y el saneamiento de las aguas. Pero aumentar la vida máxima que alcanza una especie como la humana es harina de otro costal, puesto que la carga genética inicial sigue siendo un factor poderoso. La lucha por la longevidad sigue no obstante en numerosos frentes científicos de todo el mundo.

El **Buck Institute**, en San Francisco (EE. UU.) ha conseguido multiplicar por cinco la esperanza de vida de un tipo de lombrices de laboratorio. El **Centro Nacional de Investigaciones Oncológicas (CNIO)** en España ha duplicado las posibilidades de sobrevivir de unos ratones que envejecían más rápido de lo normal. El Instituto Max Planck, en Alemania, ha anunciado que los genes de las madres son determinantes para vivir más años.

Los genes son moléculas químicas. Se cree por tanto que pueden modificarse a nuestra conveniencia en cierta medida empleando otras moléculas químicas, las cuales actuarían como fármacos correctores. Se busca luchar contra el envejecimiento modulando el proceso de la nutrición, la forma en que operan las centrales de energía de nuestras células o mitocondrias, y la autofagia, un singular proceso por el que nuestras células enfermas se digieren a sí mismas.

> **El proceso biológico de envejecimiento confluye de manera casi exacta con aquellos otros procesos que causan el cáncer, los trastornos cardiovasculares y las enfermedades neurodegenerativas como el alzhéimer y el párkinson, que por eso se han llamado 'enfermedades de la edad'.**

Las sirtuínas constituyen una amplia familia de enzimas y permiten la activación (expresión) o no de una determinada región de nuestro código genético. Se descubrieron en la levadura de cerveza en 1979. Los humanos poseemos siete, desde la SIRT 1 a la SIRT7, en varias localizaciones.

Poco a poco las investigaciones científicas han ido revelando que las sirtuínas están implicadas en los procesos celulares y biológicos más importantes: la supervivencia y suicidio celular, el cáncer, la resistencia al estrés, enfermedades renales y cardiacas, reparación de material genético, sistema nervioso, replicación del VIH...

Fue en 2013 cuando un estudio confirmó que la proteína sirtuína SIRT1 juega un importante papel en la dieta denominada de restricción calórica (ingerir del 30 al 40% menos de alimentos), produciendo de esta forma un incremento en la longevidad del ser humano que la pone en práctica. Investigadores de la **Escuela Universitaria de Medicina de Washington en San Luis**, Estados Unidos, identificaron el mecanismo por el cual esa proteína sirtuína específica llamada SIRT1 funciona en el cerebro para provocar un retraso significativo en el envejecimiento y un aumento de la longevidad, ambos asociados con una dieta baja en calorías. La SIRT1 parece promover la actividad neuronal en áreas específicas del hipotálamo del cerebro, lo cual provoca cambios físicos dramáticos en el músculo esquelético y el aumento del vigor y la longevidad.

El equipo de investigación dirigido por David Sinclair en el que participaron científicos americanos de la empresa Sirtris Pharmaceuticals de Cambridge y de la Universidad de Harvard trabajó con cultivos de células embrionarias de riñón humano. Concluyeron que las mitocondrias, generadores de la energía celular, son vitales para el mantenimiento de la salud y longevidad de las células, y que SIRT3 y SIRT4 tienen un papel clave en la longevidad de la maquinaria que mantiene la vitalidad de la mitocondria y la célula sana.

Durante una dieta de restricción calórica, disminuye en las células la cantidad de la sirtuína SIRT 1, pero entonces se lanza una señal de alarma que activa un proceso en cadena entre genes y enzimas, que da como resultado que aumenten las sirtuínas ubicadas en la mitocondria de la célula, y que son la SIRT 3 y la SIRT 4. **O sea que cuando la célula pasa hambre, las sirtuínas mitocondriales aumentan y protegen a la célula de envejecer.** ¿Cómo lo hacen? Las mitocondrias en caso de restricción de calorías aumentan la salida de energía y entonces se ralentiza el proceso de envejecimiento celular. Los programas normales de suicidio celular se atenúan. Las sirtuínas mitocondriales evitan que se creen poros en la mitocondria y de esta forma bloquean a las proteínas que provocan la muerte celular, para que no se filtren hacia el resto de la célula.

Si cuando las sirtuínas se activan se protege a las células del envejecimiento y de la muerte, la acción práctica más inmediata a tomar sería el incremento de alimentos que sean ricos en polifenoles (sustancias que se encuentran en los alimentos y que tienen acción antioxidante). Los polifenoles son estimuladores de las sirtuínas. O desarrollar moléculas en laboratorios que incrementen las sirtuínas mitocondriales, y que podrían ser de aplicación en el tratamiento de patologías como la diabetes.

Ya se están formalizando patentes para moléculas activadoras de sirtuína y hay empresas biotecnológicas muy activas en el tema. Se sabe que los polifenoles presentes en el vino, frutas y verduras, entre otros efectos beneficiosos, pueden contribuir a prevenir la arterioesclerosis. Y por supuesto, a prolongar la vida.

Pero el debate prosigue en la comunidad científica, debido a los resultados contradictorios de muchos trabajos diferentes. El filósofo y el científico japonés Ekiken Kaibara describió en 1713 por primera vez el concepto de control de la dieta como un método para lograr una buena salud y la longevidad. Sucesivas investigaciones concluyeron tras experimentar en una amplia variedad de modelos animales que existe un vínculo entre una dieta baja en calorías (sin malnutrición) y la longevidad.

En los experimentos con ratones, su promedio de vida se amplió en un 16% en el caso de las hembras y un 9% para los machos. Trasladado este incremento a los seres humanos, significaría 13 ó 14 años más para las mujeres, por lo que su media de vida llegaría a los cien años, y siete años más de vida para los hombres, que así alcanzarían un promedio de esperanza vital de 80 años. No solamente mejoraría la esperanza de vida, sino también su calidad. Ratones de 21 meses de edad (equivalente a 70 años humanos) parecían tan activos como los de 5 meses.

Se observó asimismo un retraso en la muerte por cáncer de aquellos ratones modificados genéticamente para producir en exceso la proteína SIRT1. A estos ejemplares se les retrasaba el inicio del proceso de envejecimiento, con lo cual también se posponía el riesgo de cáncer.

Las investigaciones siguen. Algunas prometedoras. Otras no tanto. El debate también se mantiene. Mientras tanto el club de los supercentenarios sigue en auge, con más y más miembros incorporándose a sus filas en todo el mundo, mientras otros dicen adiós tras una existencia plena y rica.

FIN

Conclusión

¡Gracias nuevamente por descargar mi libro!

El 1 de noviembre de 2015, el suplemento Verne del diario El País publicaba una recopilación de esquelas curiosas que dejaron algunas personas y sus familiares al despedirse de este mundo. Entre ellas, permítanme destacar las siguientes al final de esta obra.

"Manolo, no nos esperes levantado, ya iremos llegando… tú a tu aire" [Esquela de los amigos de Manolo]

"Gracias a todos: me lo he pasado muy bien" [Esquela de E. de Zarauz escrita por él mismo antes de morir]

Yo por mi parte agrego: Con mis mejores deseos al lector. Ad multos annos (Por muchos años).

Y cuando tengas un rato libre, si puedes hacerme un pequeño favor, te lo agradecería en el alma, por favor deja tu opinión en Amazon. No hace falta que te extiendas, con unas pocas palabras bastarán. Las opiniones de nuestros lectores a los escritores nos dan la vida, y nos ayudan a mejorar.

Muchas gracias por el tiempo dedicado a este libro.

Estoy a tu disposición en:

http://www.amazon.com/Maya-Ruibarbo/e/B000O80O2BG

http://www.goodreads.com/maya_ruibarbo

"Durante años, no tomé medicamentos en absoluto.
Creo que no sirven de mucho y la mayoría de las veces
los médicos nos utilizan como conejillo de indias"
Consejo de un Centenario, Cerdeña, Europa
Tomado de un artículo de Mercola.com

"Si quieres ser viejo mucho tiempo
hazte viejo pronto"
Cicerón

"Todos deseamos llegar a viejos
Y todos negamos
Que hayamos llegado"
Quevedo

"Quien conoce a los hombres es inteligente.
Quien se conoce a sí mismo es sabio.
Quien vence a los otros es fuerte.
Quien se vence a sí mismo es aún más fuerte.
Quien se conforma con lo que tiene es rico.
Morir y no perecer es la verdadera longevidad"
Lao Tsé

Otros títulos de la autora

Cómo superar en diez días los ataques de pánico y ansiedad: reeduca tu propio cuerpo, sin medicación ni efectos secundarios, y deja de tener miedo

Descripción

Líbrate de los ataques de pánico, ansiedad y angustia en pocos días ¿No me crees? Yo lo he conseguido. Otras personas próximas de mi entorno lo han conseguido. Este libro es fruto de una dura experiencia. Tú también puedes hacerlo. ¿Quieres vivir el resto de tu vida con miedo y esperando el próximo ataque? ¿Quieres pasar evitando situaciones y coyunturas 'peligrosas', no vaya a ser que vuelva el pánico? ¿Cuántas técnicas y medicamentos has probado? ¿Alguno de ellos te resolvió el problema para siempre? No respondas, no hace falta. La respuesta es NO. Solo tú puedes solucionar este problema. Lee este libro y recupera el control sobre tu propia vida, sin temor a los ataques de pánico. ¿Sabías que una vez entiendas el mecanismo que se explica en el libro, la única solución posible se presentará clara como el cristal?

Enlace

Al Ebook http://amzn.to/1Mm7ymf

Al Libro en papel http://amzn.to/1M3O202

¿Sin trabajo? Pues me caso

Descripción

Nueva versión actualizada del libro "Crónicas de una parada desquiciada'. Un grupo de desempleados es capaz de alcanzar los más desbordantes extremos de locura colectiva cuando se los presiona hasta el límite. Si ya no tienes nada que perder, ¿hasta dónde estarías dispuesto a llegar?¿Podría ser el matrimonio con un marido bien forrado la solución a todos tus problemas financieros? ¿Las casadas son más listas? ¿Las gorditas ligan más? ¿Usarías una pócima para ayudar a tu colega a salir del bache? ¿Existe el karma cuando tu mejor amiga se convierte en una zorra? En los confines del paro, todo vale.
EXTRA: Puedes ver el vídeo de presentación AQUÍ:
http://bit.ly/1PmuNCM

Enlace
Al Ebook http://amzn.to/1OBBC3e
Al Libro en papel http://amzn.to/1RL6XOT

EL Secreto de los Brujos: Programa de 10 ejercicios para elevar tu nivel de vibración logrando una VIDA PLENA y FELIZ
Descripción

El Secreto de los Brujos te permitirá recuperar tu poder robado o perdido a lo largo de los años y aumentar tus reservas energéticas personales para lograr una vida plena, saludable y feliz. Mediante la ejecución de unas sencillas prácticas, que puedes incorporar de forma natural a tu rutina diaria.
• ¿Cuántas veces otras personas y situaciones te han dejado sin fuerzas y agotado, sintiéndote enfermo de ansiedad, débil y sin defensas? ...
• ¿Cuántas veces has tenido la sensación de que la vida estaba en tu contra y de que a cada paso adelante que logras con mucho esfuerzo, le siguen otros dos hacia atrás?
Siempre has pensado que la mayor parte de los golpes de suerte y los milagros se los llevan otros. No es así.
TÚ puedes RECUPERAR TODA LA ENERGÍA PERDIDA Y ROBADA con solo cambiar unos pocos hábitos en tu vida. Al elevar tu vibración, la suerte y la buena fortuna volverán de una manera natural a tu vida. APLICA EL SISTEMA DE GANA Y GANA. No lo he inventado yo, siempre ha existido. Sus principios se ajustan al devenir natural de la Naturaleza, se trata de emplearlos en tu propio beneficio.
Hombres sabios de todas las épocas de la Historia descubrieron estos principios antes que tú y que yo. Como ellos:

*APRENDE A INCREMENTAR TU CAMPO ENERGÉTICO Y USARLO PARA CONSEGUIR LO QUE QUIERES
*APRENDE A LOGRAR SIN ESFUERZO UNA SALUD Y UNA VIDA PLENAS GRACIAS AL SABIO EMPLEO DE TU PODER PERSONAL.

Enlace
Al Ebook http://amzn.to/1PzQspw
Al Libro en papel http://amzn.to/1WOZr6B

WEBGRAFÍA

WIKIPEDIA

La dieta Okinawa: esto comen las personas que llegan a muy viejas

http://www.elconfidencial.com/alma-corazon-vida/2013-06-24/la-dieta-okinawa-esto-comen-las-personas-que-llegan-a-muy-viejas_197887/#lpu6bm1OH1UPFfVf

http://www.nytimes.com/1997/08/05/world/jeanne-calment-world-s-elder-dies-at-122.html

http://www.nbcnews.com/news/world/misao-okawa-oldest-person-world-dies-117-n333706

http://www.grg.org/JCalmentGallery.htm

http://www.elconfidencial.com/alma-corazon-vida/2014-06-12/los-secretos-de-los-centenarios-para-vivir-mas-whisky-cigarrillos-y-mujeres-salvajes_145084/

http://sociedad.elpais.com/sociedad/2013/09/16/actualidad/1379287519_416473.html

http://sociedad.elpais.com/sociedad/2013/06/27/actualidad/1372350264_427050.html

http://sociedad.elpais.com/sociedad/2013/06/12/actualidad/1371025246_006344.html

http://sociedad.elpais.com/sociedad/2012/12/05/actualidad/1354686824_520512.html

http://listas.20minutos.es/lista/las-personas-mas-ancianas-de-la-historia-254001/

http://actualidad.rt.com/sociedad/163973-mujer-escocia-secreto-longevidad-

http://esmateria.com/2013/05/31/los-secretos-del-unico-hombre-que-nacio-en-el-siglo-xix-y-sigue-vivo/

http://many-how.com/articulos/salud/salud-general/article-874.html

http://es.wikipedia.org/wiki/Sarah_Knauss

http://onlineathens.com/stories/123199/obi_old.shtml#.VWC6rtLtmko

http://www.grg.org/knauss119.htm

http://www.supercentenarian.com/oldest/sarah-knauss.html

http://www.genealogy.com/forum/surnames/topics/knauss/8/

http://www.supercentenarian.com/oldest/emilianodeltoro.html

http://elpais.com/elpais/2004/03/06/actualidad/1078559329_850215.html

http://elpais.com/diario/2004/03/07/agenda/1078614003_850215.html

http://en.wikipedia.org/wiki/Joan_Riudavets

http://www.elmundo.es/elmundo/2004/03/06/obituarios/1078535607.html

http://www.saberenvejecer.es/excepcionales_34.html

http://apuntesdedemografia.com/envejecimiento-demografico/longevidad-y-limites-del-envejecimiento-demografico/joan-riudavets-114-anos/

http://www.chinadaily.com.cn/english/doc/2005-12/17/content_504244.htm

http://en.wikipedia.org/wiki/Mar%C3%ADa_Capovilla

http://www.supercentenarian.com/oldest/maria-capovilla.html

http://en.wikipedia.org/wiki/Sakari_Momoi

http://www.ibtimes.co.uk/worlds-oldest-man-sakari-momoi-celebrates-112th-birthday-tokyo-1486692

http://www.ibtimes.co.uk/genetics-no-single-gene-identified-longevity-study-supercentenarians-1475528

http://www.ibtimes.co.uk/short-man-syndrome-men-shorter-52-live-longest-1448370

http://www.ibtimes.co.uk/supercentenarians-mystery-longevity-discovered-through-genetic-mutations-1445785

http://www.ibtimes.co.uk/chinas-oldest-woman-dies-homemade-rice-wine-secret-117-años-1437193

http://www.ibtimes.co.uk/centenarian-diet-worlds-oldest-person-misao-okawa-attributes-longevity-sushi-1438720

http://www.ibtimes.co.uk/greek-coffee-boosts-longevity-secret-university-athens-447798

http://www.ibtimes.co.uk/longevity-secret-diet-calories-low-fat-carb-412666

http://oldestpeople.wikia.com/wiki/Sakari_Momoi

http://es.ipcdigital.com/2015/02/05/el-hombre-mas-viejo-del-mundo-el-japones-sakari-momoi-cumple-112-anos/

http://internacional.elpais.com/internacional/2015/05/21/actualidad/1432202186_531906.html

http://en.wikipedia.org/wiki/Maria_de_Jesus

http://es.wikipedia.org/wiki/Geert_Adriaans_Boomgaard

http://derniersveterans.free.fr/napoleon1.html

http://www.irishcentral.com/roots/genealogy/syracuse-woman-the-longest-living-person-in-irish-history-239326091-239672021.html?signup-thank-you

http://www.irishexaminer.com/examviral/real-life/this-woman-turns-113-today-and-shes-about-to-become-the-oldest-irish-person-ever-312888.html

http://www.finbarrconnolly.com/kathleensnavely.htm

http://en.wikipedia.org/wiki/List_of_Spanish_supercentenarians

http://www.usatoday.com/story/news/nation/2013/04/03/michigan-woman-now-the-oldest-person-in-us/2048277/

http://newsfeed.time.com/2013/05/23/happy-114th-birthday-to-jeralean-talley-the-oldest-living-american/

http://www.freep.com/story/news/local/michigan/wayne/2015/05/22/jeralean-talley-turns/27784041/

http://www.nbcnews.com/news/us-news/jeralean-talley-worlds-oldest-person-celebrates-her-116th-birthday-n363831

http://www.today.com/health/want-be-105-check-your-genes-t11411

http://www.elmundo.es/ciencia/2014/04/04/533e860622601daf1b8b4575.html

http://www.lavozdegalicia.es/galicia/2011/10/06/0003_201110G6P11991.htm

http://noticiasburgos.com/M%C3%A1s/Hemeroteca/tabid/303/ctl/ArticleView/mid/777/articleId/9849/FRANCISCA-VILLAN-PEREZ-CUMPLE-110-ANOS-EN-LA-RESIDENCIA-DE-CORTES.aspx

http://elpais.com/elpais/2004/03/06/actualidad/1078559329_850215.html

http://elpais.com/diario/2004/03/07/agenda/1078614003_850215.html

http://news.bbc.co.uk/2/hi/europe/3539095.stm

http://www.feyc.org/prensa/ana-vela-usuaria-de-la-residencia-la-verneda-de-barcelona-la-mujer-mas-longeva-de-espana

http://www.quecursar.com/noticias/%C2%BFcuantos-anos-puede-llegar-a-vivir-una-persona-8086.html

http://www.tentudiadirecto.com/local/2014-12-15/comarca/ciudad/231/francisco-nunez-olivera-el-abuelo-de-espana.html

http://www.elmundo.es/espana/2015/04/07/5522b9fc22601d60148b4574.html

http://www.hoy.es/prensa/20070128/sociedad/hijos-perdido-respeto-padres_20070128.html

http://www.abc.es/madrid/20140309/abci-esta-puri-madrilena-anciana-201403081843.html

http://www.farodevigo.es/portada-o-morrazo/2015/01/28/siete-personas-cangas-son-centenarias/1173510.html

http://elpais.com/elpais/2015/06/05/ciencia/1433519805_219872.html

http://www.guinnessworldrecords.com/news/2013/7/salustiano-sanchez-confirmed-as-oldest-living-man-50056/

http://www.la-razon.com/index.php?_url=/sociedad/asi_va_la_vida/secreto-super-centenarios-sigue-oculto_0_2163383667.html

http://articulos.mercola.com/sitios/articulos/archivo/2014/01/25/centenarios.aspx

http://www.euskadinnova.net/es/innovacion-social/noticias/supercentenarios-2050/9208.aspx

http://www.dailymail.co.uk/news/article-1293156/Antisa-oldest-person-Earth-turns-130-doesnt-look-day-110.html#ixzz3ihQb8DtW

http://articles.philly.com/1998-11-20/news/25731263_1_sarah-knauss-oldest-person-kitty-sullivan